健康养老专业系列教材

老年人安宁疗护实务

主　编　黄玉莲　许景灿　程　亮
副主编　周志聪　李景秋　刘明慧　熊　薇

复旦大学出版社

本书编委（按姓氏音序排列）

陈　丽（湖南中医药高等专科学校）
程　亮（湖南中医药高等专科学校）
黄玉莲（广州卫生职业技术学院）
惠亚娟（山东医学高等专科学校）
李景秋（广东祈福医院）
刘明慧（中山大学附属肿瘤医院）
舒兆嫦（长沙市第一社会福利院）
王　平（湖南中医药高等专科学校）
王化明（舒宁港湾（珠海）健康管理有限公司）
王松韬（湖南中医药高等专科学校）
熊　薇（岳阳职业技术学院）
熊艺锦（广州医科大学）
徐佩禹（广州市老人院）
许景灿（中南大学湘雅医院）
袁玲玲（长沙市第一社会福利院）
曾朱玲（广州卫生职业技术学院）
赵　予（贵阳市第四人民医院）
周志聪（广州市老人院）

健康养老专业系列教材编委会

学术顾问 吴玉韶（复旦大学）
编委会主任 李 斌（长沙民政职业技术学院）

编　　委
唐四元（中南大学湘雅护理学院）
张永彬（复旦大学出版社）
黄岩松（长沙民政职业技术学院）
范　军（上海开放大学）
田奇恒（重庆城市管理职业学院）
杨爱萍（江苏经贸职业技术学院）
朱晓卓（宁波卫生职业技术学院）
罗清平（长沙民政职业技术学院）
王　婷（北京劳动保障职业学院）
高　华（广州卫生职业技术学院）
张国芝（北京青年政治学院）
陶　娟（安徽城市管理职业学院）
李海芸（徐州幼儿师范高等专科学校）
王　芳（咸宁职业技术学院）
罗　欣（湖北幼儿师范高等专科学校）
刘书莲（洛阳职业技术学院）
张伟伟（聊城职业技术学院）
朱建宝（复旦大学出版社）

石晓燕（江苏省社会福利协会）
郭明磊（泰康医疗管理有限公司）
邱美玲（上海九如城企业（集团）有限公司）
丁　勇（上海爱照护医疗科技有限公司）
关延斌（杭州暖心窝科技发展有限公司）
刘长松（上海福爱驿站养老服务集团有限公司）
李传福（上海瑞福养老服务中心）
谭美花（湖南康乃馨养老产业投资置业有限公司）
马德林（保利嘉善银福苑颐养中心）
曾理想（湖南普亲养老机构运营管理有限公司）

编委会秘书 张彦珺（复旦大学出版社）

目录

Contents

前言 ··· 001

项目一 认识安宁疗护服务 ·· 001

    任务1　认识家文化中的安宁疗护 ·· 001

    任务2　认识安宁疗护的历史与进展 ·· 004

    任务3　认识安宁疗护服务与规范 ·· 009

    任务4　认识安宁疗护伦理与法律 ·· 019

项目二 安宁疗护生命与生死观 ·· 024

    任务1　死亡教育 ·· 024

    任务2　认识生命的意义与价值 ·· 030

项目三 安宁疗护评估 ·· 034

    任务1　生理需求评估 ·· 034

    任务2　心理与精神需求评估 ·· 041

    任务3　社会需求评估 ·· 047

    任务4　生存期评估 ·· 051

项目四 安宁疗护特殊情境 ·· 058

    任务1　家庭会议实施 ·· 058

    任务2　坏消息告知 ·· 063

    任务3　预立医疗照护计划实施 ·· 071

    任务4　养老机构中的安宁疗护推广 ·· 077

项目五 安宁疗护症状照护 ·· 083

    任务1　终末期老年人的疼痛照护 ·· 083

任务2　终末期老年人呼吸系统症状照护 ··· 093
　　任务3　终末期老年人消化系统症状照护 ··· 100
　　任务4　终末期老年人神经系统症状照护 ··· 111
　　任务5　终末期老年人其他系统症状照护（水肿） ··· 120
　　任务6　终末期老年人其他系统症状照护（瘙痒） ··· 127

项目六　安宁疗护舒适照护 ··· 134
　　任务1　终末期老年人一般舒适照护 ··· 134
　　任务2　终末期老年人中医舒适照护 ··· 144

项目七　安宁疗护心理与精神照护 ··· 155
　　任务1　终末期老年人心理照护 ··· 155
　　任务2　终末期老年人精神照护 ··· 164

项目八　社会支持照护 ··· 170
　　任务1　终末期老年人社会支持梳理 ··· 170
　　任务2　终末期老年人社会支持照护 ··· 176

项目九　善后照护 ··· 180
　　任务1　终末期老年人濒死期症状照护 ··· 180
　　任务2　遗体护理 ··· 185
　　任务3　丧葬服务 ··· 189
　　任务4　居丧期照护 ··· 195

项目十　安宁疗护照护者支持 ··· 200
　　任务1　专业照护者支持 ··· 200
　　任务2　非专业照护者支持 ··· 204

项目十一　安宁疗护服务项目管理 ··· 210
　　任务1　安宁疗护服务项目规划与设计 ··· 210
　　任务2　安宁疗护服务个案管理 ··· 215
　　任务3　安宁疗护服务质量与绩效管理 ··· 220

主要参考文献 ··· 226

前 言

Preface

安宁疗护，又称为临终关怀，是一种聚焦于为身患癌症等严重疾病，处于生命终末期的患者及其家属提供全面照护的服务模式。安宁疗护是对"生命价值"的重新定义——它超越了单纯的生存时长，转而关注生命的质量与尊严。从个人到家庭，从医疗体系到社会文明，安宁疗护如同生命的"温柔终点站"，既为逝者送去安宁，也为生者留下慰藉，实现"生死两相安"，是现代社会不可或缺的重要照护模式。

随着日益加深的老龄化程度、人均寿命的增长，加之"842"为主的结构家庭（8个曾祖辈+4个祖辈+2个父辈+0～2个孩子）逐渐成为主流，使得家庭对终末期老年人的照顾力不从心。安宁疗护专业的照护流程能够有效提升照护效率，缓解家庭和社会的照护压力，应对"银发浪潮"带来的"照护赤字"挑战。自2009年起，国家陆续出台多项安宁疗护相关政策。《"健康中国2030"规划纲要》提出"为老年人提供……安宁疗护一体化的健康和养老服务"，提升了公众对安宁疗护的关注度。2017年，国家卫生计生委印发《安宁疗护中心基本标准（试行）》和《安宁疗护中心管理规范（试行）》《安宁疗护实践指南（试行）》，明确了安宁疗护中心的建设标准、管理规范及服务流程，推动服务规范化、专业化。同年起，国家卫生计生委（后于2018年3月更名为国家卫生健康委）分三个批次推行安宁疗护试点工作，并于2024年先后发布《老年安宁疗护病区设置标准》和《医养结合机构内老年人在养老区和医疗区之间床位转换标准》，以保障老年人能够得到及时、有效的医疗和安宁疗护服务。

为了服务于安宁疗护人才的培养，在最新的国家专业教学标准框架指引下，我们编写了这本《老年人安宁疗护实务》教材，供健康养老专业［智慧健康养老服务与管理、老年保健与管理、护理学（老年护理方向）等］使用。教材编写体现了以下几个特点。

1. 跨学科协作、产教融合

本教材由本科院校、职业院校、医院、医养结合机构、健康管理公司等不同主体中的骨干教师、医生、护士、社会工作师、安宁疗护机构管理人员等18位跨学科安宁疗护专家、学者、教师共同研讨制定目录及编写体例。从中南大学湘雅医院、中山大学附属肿瘤医院、贵阳市第四人民医院、广州市老人院、广东祈福医院、长沙市第一社会福利院、舒宁港湾（珠海）健康管理有限公司等机构的安宁疗护实际工作中遴选情境案例，并将中华优秀传统文化融入教材编写中，体现课程思政，且充分展现了安宁疗护的跨学科属性及优势。

2. 结构清晰、体系完整

本教材首先从老年人安宁疗护服务的主要对象出发，围绕终末期老年人进行安宁疗护及生命教育的普及、安宁疗护评估、特殊情境沟通、症状照护、舒适照护、心理与精神照护、社会支持照护及善后照护展开任务教学；同时，兼顾家属的居丧期照护、安宁疗护照护者的支持，以及安宁疗护服务的项目管理。内容覆盖老年人安宁疗护服务的全过程、全成员，构建了一套完整的老年人安宁疗护服务的知识及技能体系。

3. 任务驱动、对接岗位需求

云平台使用方法

本教材依据职业教育教材编写要求，采用项目式任务型编写模式。全书由11个项目35个任务组成，每个任务从任务情境中的实际问题出发，通过任务描述解构知识点，进而实施情境中的任务，并用"资料卡"形式拓展知识，再以任务练习形式进行巩固。以"问题—知识—技能"为环，环环相扣，形成学习闭环，从而帮助学生掌握岗位对应知识和技能。学生还可以通过扫描书中的二维码获取进一步的学习资料，或登录复旦社云平台www.fudanyun.cn，获取配套教学资源。云平台使用方法，请扫码查看。

本教材具体编写分工如下：项目一任务1、项目三任务4由广州卫生职业技术学院黄玉莲编写；项目一任务2、3由中南大学湘雅医院许景灿编写；项目一任务4由广州医科大学熊艺锦编写；项目二由湖南中医药高等专科学校王松韬编写；项目三任务1~3由湖南中医药高等专科学校程亮编写；项目四任务1、2由广州市老人院徐佩禹编写；项目四任务3、4由广州市老人院周志聪编写；项目五任务1由中山大学附属肿瘤医院刘明慧编写；项目五任务2由长沙市第一社会福利院舒兆嫦编写；项目五任务3由山东医学高等专科学校惠亚娟编写；项目五任务4~6由贵阳市第四人民医院赵予编写；项目六由广东祈福医院李景秋编写；项目七由湖南中医药高等专科学校王平编写；项目八由广州卫生职业技术学院曾朱玲编写；项目九任务1、2由长沙市第一社会福利院袁玲玲编写；项目九任务3、4由岳阳职业技术学院熊薇编写；项目十由湖南中医药高等专科学校陈丽编写；项目十一由舒宁港湾（珠海）健康管理有限公司王化明编写。此外，主编团队对框架、体例、情境案例进行了多次论证，并对书稿进行了多次修改。

最后，感谢所有为本教材编写付出辛勤工作的专家、教师和工作人员。由于老年人安宁疗护涉及多个学科的知识体系和能力框架，尽管我们已经组建了跨学科团队，并付出了最大的努力，但由于团队成员自身局限及安宁疗护学科尚在发展中，教材难免有疏漏和不足之处，敬请广大同行、读者在使用本教材时能积极反馈，我们将进一步修正完善。

编　者
2025年6月

项目一

认识安宁疗护服务

老年人安宁疗护，是为经医疗评估处于终末期癌症、其他疾病终末期或器官功能衰竭等的老年人提供的服务。核心在于控制症状，尊重老年人的意愿和价值观，避免过度医疗和无效治疗，让老年人在生命的最后时光获得身心的安宁。它的目的并非加速或延缓死亡，而是帮助老年人以更平和的方式面对生命的终结。通过安宁疗护，老年人能够减轻痛苦，老年人家属也能更好地接受和应对亲人的离世，从而实现"善终"与"善别"的目标。本项目系统梳理了安宁疗护的起源、发展历程，涵盖国际与国内的实践进展，深入探讨了服务对象、服务原则、团队建设、服务模式等核心内容，还剖析了其中的伦理要点与法律条件。

任务1 认识家文化中的安宁疗护

任务情境

马爷爷，86岁，确诊胃癌3个月。马爷爷在医院治疗的过程中，身体病痛不断，每天的生活就是抬头看着天花板，呆呆地望着忙碌的医护人员和家属们。他的心中越发渴望能回到多年未归的故乡，实现落叶归根。某一天，他向儿女们正式地表达了这一想法，然而儿女们却不理解，他们认为大城市的医疗条件更好，希望父亲能留在医院继续治疗。从此以后，马爷爷不愿配合治疗，身体每况愈下。看到马爷爷这样，儿女们陷入了沉思，他们意识到自己或许没有真正理解父亲内心深处对故土的眷恋和对安宁的渴望。

【任务】马爷爷为什么如此希望"落叶归根"？请你引导马爷爷进行人生回顾。

任务目标

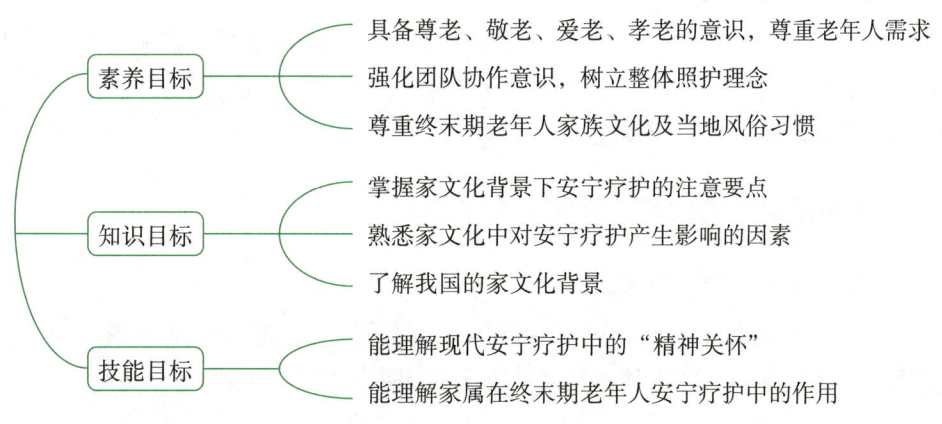

任务描述

一、传统文化中的家族伦理与终末期关怀实践

1. 民俗信仰与终末期心理支持

传统文化中的祖先崇拜和风水观念，赋予终末期老年人"生命延续"的精神寄托。例如，通过提前准备寿衣、选择墓地、修筑坟墓等仪式，帮助老年人接受死亡的自然性；借助"落叶归根"的观念，鼓励老年人在家乡故土度过最后时光，缓解对死亡的焦虑。这些实践暗含了现代安宁疗护中的"精神关怀"维度。

2. 宗族集体主义与责任分担

中国传统文化中的宗族集体主义以血缘为纽带，强调家族成员对生老病死的共同责任。终末期老年人的照护并非仅由直系亲属承担，而是通过宗族网络分工协作的，如由叔伯、姑嫂等分担陪护、经济支持或仪式筹备等任务。这种集体责任模式可视为一种本土化的"家庭—社区安宁疗护体系"，与现代安宁疗护倡导的"团队协作"理念不谋而合。

3. 传统医学与症状管理经验

中医药文化（如凉茶、针灸）和饮食疗法（如煲汤食疗），常被用于缓解终末期老年人的疼痛与不适。尽管需结合现代医学规范，但其"治未病""调和身心"的理念，可为安宁疗护的症状管理提供补充思路。

二、宗族与祠堂制度中的生命仪式与伦理规范

1. 祠堂作为精神归属的象征空间

祠堂是宗族成员生老病死的见证场所，承载着"慎终追远"的文化功能。终末期老年人常被接回祠堂附近的居所，在祖先牌位前完成生命告别，强化家族归属感。这种空间安排可转化为现代安宁疗护中"家庭病房"的设计灵感，通过布置家族符号（如族谱、祖先画像）营造安宁氛围。也就是说，将传统生命仪式（如祭祖、修谱）转化为终末期精神关怀工具。

2. 宗族伦理对终末期决策的约束与支持

古代宗族通过族规家训规范成员的终末期事务，如遗产分配、丧葬礼仪等。尽管现代家庭结构变迁，但宗族文化中的"长幼有序""家族共识"传统，仍影响终末期的决策模式。例如，是否放弃治愈性治疗常需家族长辈集体商议，这要求安宁疗护团队要重视家族沟通，尊重文化中的决策层级。利用好宗族网络构建社区支持体系，可以减轻核心家庭的照护压力。

3. 丧葬仪式对哀伤抚慰的功能

祠堂中的丧礼仪式（如守灵、祭拜）通过程序化的集体参与，帮助家属宣泄情感、重建生活秩序。现代安宁疗护可借鉴此类仪式的心理疗愈作用，设计符合家庭文化背景的哀伤辅导方案，如通过撰写家族回忆录、举行小型家祭等方式延续纪念。

三、家庭文化中的孝道伦理与家庭照护模式

1. "养老送终"作为孝道的终极实践

儒家伦理将"善终"视为子女尽孝的最高境界，要求子女亲自参与父母的终末期照护。《礼记》中"病则致其忧，丧则致其哀"的训导，与现代安宁疗护强调的"家属参与"高度契合。这种文化压

力虽可能加重照护者负担，但也为家庭内部动员照护资源提供了伦理动力，从而以孝道伦理推动家庭责任与情感表达的平衡。

2. 代际互助与家庭护理传统

传统大家庭中，多代人共居的模式形成天然的照护网络。例如，孙辈负责陪伴，子辈统筹医疗，配偶承担日常护理。这种分工可启发现代安宁疗护中的"家庭会议"机制，通过明确角色分工、协调代际冲突，提升家庭照护能力。

3. "家丑不外扬"观念的双重性

家庭文化中对隐私的重视，可能导致家属回避公开讨论死亡或拒绝外部帮助。安宁疗护需谨慎处理文化敏感性，如通过家族中有威望的长者作为沟通桥梁，或借助"家庭医生""社区志愿者"等本土化角色介入，减少文化隔阂。

四、总结

家文化中的安宁疗护实践需在尊重传统的基础上，结合现代医学伦理，构建"文化友好型"疗护模式，让老年人在家族纽带中获得有尊严的善终。

任务实施

表1-1 为老年人进行生命回顾

操作环节		操作程序	注意事项
操作前：回顾准备		① 来访人员个人做好准备 ② 环境准备：环境安全，温湿度适宜 ③ 老年人准备：老年人状态平稳，适合进行较长时间的对话	应选择安静、私密的空间，确保老年人感到被尊重与理解
操作中	（1）重温生命过程	引导老年人系统回忆人生重要节点（求学、婚育、事业等），帮助老年人处理早期未妥善处理的问题，解决长期心结，接受自己的生活	① 尊重老年人意愿与节奏，避免强迫或催促，让老年人以舒适的方式逐步展开回忆 ② 回顾中可能引发悲伤或遗憾的情绪，需及时提供情感支持，全力帮助老年人处理和化解强烈情绪反应
	（2）关注重要节点	聚焦重大事件（如婚姻、工作变迁）及其情感意义，特别注重一生中的正面和负面事件，察觉早期未察觉的问题，帮助老年人重新审视人生价值与意义	
	（3）发掘剩余价值	找出终末期老年人仍未完成的事并在能力范围内帮助其在余下时间完成，重温人生成就，鼓励老年人总结生活经验与感悟，将其转化为对后代的教诲或家族文化的延续	
操作后：整理记录		① 询问老年人对此次来访的满意度 ② 整理物品 ③ 洗手、记录	
风险防范		终末期老年人病情变化快，需要做好意外发生的紧急预案准备	

> **资料卡**
>
> **孔子家谱入选吉尼斯，被定为世界最长家谱**[1]
>
> 《孔子世家谱》共分为四集。一集，以孔子为卷一，以孔仁玉（孔氏中兴祖）为卷二，孔氏六十户则自大宗次第为60卷，每户一卷（有的一卷又分几册），共为62卷；二集则自孔仁玉以后流寓共为34卷，列入除六十户中兴祖流寓的孔裔；三集则自孔仁玉以前流寓共为十卷，每卷人数多少不等，列入中兴祖以前流寓的孔裔；四集则自上代失考者共为二卷，总共108卷。
>
> 《孔子世家谱》能够延续这么多年，被列入《吉尼斯世界纪录大全》"世界最长家谱"，是与中国传统文化的传承分不开的。孔子因创建儒家学说和多年的教学实践而被后人尊崇为思想家和教育家，他的家谱才能够得以一代代延续至今，这在表面看是孔家的事，实质上是中国特有的社会现象和文化现象。

任务练习

扫码完成在线练习。

任务2　认识安宁疗护的历史与进展

任务情境

赵奶奶，85岁，患有晚期肺癌，身体日渐衰弱，长期卧床，最近她的病情进一步恶化。工作人员提出可考虑转入安宁疗护病房。其家属不太理解什么是安宁疗护，认为安宁疗护就是"放弃治疗""等待死亡"。

【任务】请你为赵奶奶及其家属开展一次主题科普教育，介绍安宁疗护的起源及其在我国逐步发展的历程，引导其正确认识安宁疗护。

任务目标

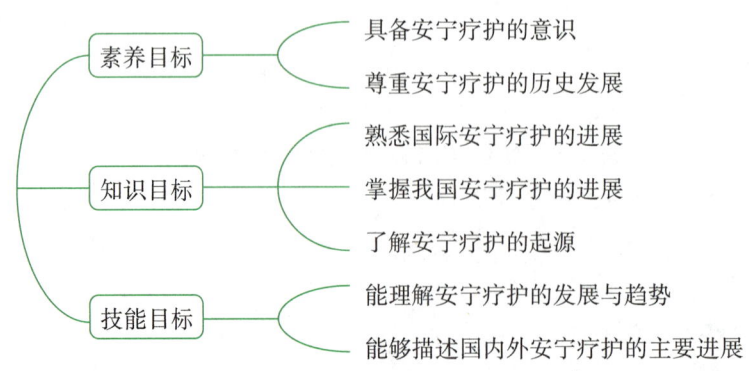

---

[1] 节选自孔德埔：《〈孔子世家谱〉不仅是血缘，更是文化》，"孔子研究院"微信公众号。

任务描述

一、安宁疗护的起源

"安宁疗护"一词源于英文"hospice"。"hospice"原意是指收容所、救济院，是一种早期的慈善服务机构，最初是为中世纪宗教人士或旅行者建立起来的用于休息或养病的庇护所。后引申其义，指为那些处在人生旅途最后一程的人提供生活照护和基本的情感慰藉。国际临终关怀学术界普遍认为，现代意义上的安宁疗护事业起始于1967年西西里·桑德斯（Cicely Saunders）博士在英国创办了世界上第一所临终关怀机构——圣克里斯多弗安宁院（St. Christopher's Hospice），这是第一家将专业的疼痛与症状控制、心理护理、教学和临床研究结合起来的安宁疗护中心，旨在为身患绝症、长期疾病和慢性疼痛的终末期患者缓解病痛，让其能舒适、安详、有尊严地走完生命的最后旅程，被誉为"点燃了临终关怀运动的灯塔"。

中国的安宁疗护理念最早可追溯到春秋时期儒家"仁爱"以及墨家"兼爱"的思想，后至唐朝的"悲田院"、北宋时期的"福田院"、元朝的"济众院"、明朝的"养济院"及清朝时期的"普济堂"等。这些机构的设置理念与西方临终关怀的思想异曲同工，专门照护没有依靠的孤寡老年人、残障人士和穷困人员，且这些人员大多在死亡后也能得到各种殡葬仪式服务，为现代安宁疗护的兴起和发展奠定了一定的基础。而中国内地现代安宁疗护事业开启的标志性事件，是1988年天津医学院（现天津医科大学）临终关怀研究中心的成立。这是中国内地第一家安宁疗护专门研究机构，该中心还建立了中国第一家临终关怀病房，成为中国安宁疗护发展史上重要的里程碑。

安宁疗护的概念被引入中国后，最初常常与临终关怀、缓和医疗、姑息治疗等相关概念混淆。为了更好地表述这一概念，2017年，国家卫生和计划生育委员会印发的《安宁疗护实践指南（试行）》中明确将临终关怀、缓和医疗、姑息治疗等统称为安宁疗护，并将安宁疗护定义为：以临终患者和家属为中心，以跨学科协作模式进行，主要内容包括疼痛及其他症状控制，舒适护理，心理、精神及社会支持等。2023年11月，人民卫生出版社的《常用临床医学名词》一书又作出修订，正名缓和医疗palliative care，又称姑息治疗；正名安宁疗护hospice care，又称临终关怀。

二、安宁疗护的进展

1. 国际安宁疗护的进展

（1）英国

英国的安宁疗护事业一直处于国际领先地位。继圣克里斯多弗安宁院成立之后，临终关怀在英国迅速崛起，各地纷纷参考其模式建立临终关怀院。英国卫生部制定了临终关怀指南以便于临床指导与操作，并逐步将其纳入国民医保体系，由此辐射欧洲地区。英国的安宁疗护教育培训开展也很早，并设有"死亡教育课"。1988年，英国将缓和医学定为医学专科，向不治之症患者提供一种积极、整体和人性化的医疗团队照护。其服务类型主要包括家庭安宁疗护、养老院安宁疗护、疗护院安宁疗护及医院安宁疗护。跨学科的团队成员有医护工作者、心理治疗师、宗教人士、社会工作者、营养师、造口师、志愿者以及其他相关人员。由于政府层面的重视，有可持续发展的政策和完善的制度与体系，其社会参与度、民众认知度较高，多学科多模式化的服务涵盖了英国社会的许多方面，故其成为世界安宁疗护的最早典范。截至2022年，英国已有超过200家经注册的临终关怀机构，每年为超过30万的患者及其家属提供服务，拥有至少12.5万名志愿者，且这个数字一直在增长。

(2)美国

1974年，在桑德斯博士的帮助下，美国第一家临终关怀医院在康涅狄格州的布兰福德成立。1982年，美国政府在医疗保险计划《老年人的卫生保健计划》中加入了安宁疗护的内容，为安宁疗护在美国的发展提供了财政支持，也奠定了基础。在政策支持下，各州市相继成立了安宁疗护服务机构。此时，美国的安宁疗护组织由小规模的自发组织发展到比较正规的营利和非营利机构，在处理复合性疼痛及症状管理方面的能力也得到增强。1996年，美国癌症死亡患者中接受安宁疗护服务的比例达到43.4%。1999年，美国50个州中共有43个州以及哥伦比亚地区将临终关怀纳入了医疗援助计划。2012—2019年，参议院和众议院先后10次商议通过及修订了《安宁疗护缓和医疗教育和培训法案》。如今，绝大多数的美国医院能提供专业安宁疗护服务，且有安宁疗护和姑息护理协会附设的培训认证机构对从事安宁疗护工作的护士进行资格认证，极大地保证了安宁疗护服务的质量。死亡教育课也已成为美国社会性的教育体系。同时，美国联邦医疗保障中心根据服务方式、地点和强度将安宁疗护服务分为四类，以供相对应的患者选择，并妥善处置。此外，为满足不同终末期患者的需求，其服务范围还纳入了医院急诊室。

(3)澳大利亚

澳大利亚早于19世纪初就提出了《国家慢性病策略》和《国家姑息治疗策略》，并建立慢性病自我管理系统，为慢性病患者及老年人实施安宁疗护提供政策保障。起初，澳大利亚主要是模仿英国模式，现已发展成独立的安宁疗护模式。其中，全人服务是澳大利亚慢性病安宁疗护最大的特点，即为慢性病患者提供"全人、全程、全队和全家"的"四全"服务。1994年，澳大利亚首次颁布《澳大利亚临终关怀标准》，之后又陆续出版多个指南，包括以循证为基础的缓和医疗指南。2000年，澳大利亚政府开始制定第一个国家安宁疗护战略，之后便一直致力于以战略形式推进安宁疗护快速、统一发展。此后，相继制定了"2010年安宁疗护战略"和"2018年安宁疗护战略"。其中，"2018年安宁疗护战略"是在2016年对"2010年安宁疗护战略"进行评估后制定的，内容非常全面，规定了安宁疗护若干战略目标及优先事项。2019年，澳大利亚发布《安宁疗护2030》，该文件从8个方面（政府、专业人才队伍、社区、数据技术、创新模式、筹资模式、丧亲支持、药品获取）对安宁疗护的优先事项进行了论述。澳大利亚完善的政策和制度极大地促进了安宁疗护的发展。

(4)日本

日本是较早开展安宁疗护的亚洲国家之一。20世纪70年代日本迈入老龄化社会，居家照护服务逐渐发展起来。1981年，日本最早的安宁疗护医院圣立三方医院在浜松成立，同年厚生省发布了《临床医生指引》，规范化指导安宁疗护实践。1990年，日本山口红十字会成立了安宁疗护研究会。1991年，日本成立了安宁缓和医疗协会并设立安宁疗护病房。2001年，日本、新加坡、马来西亚等15个地区及国家成立了亚太安宁缓和医学学会，这是全球第一个推动安宁疗护的国际组织。2007年，日本正式颁布了《癌症控制法案》，推动了安宁疗护的发展，其安宁疗护体系整体已进入良性循环的状态，生命终末期患者接受安宁疗护服务可达99%以上，国民对临终放弃抢救也已达成共识。目前，日本的安宁疗护形式有四种类型：①独立型，即提供独立的安宁疗护服务设施，专门提供临终关怀服务的医院；②病院型，在医院中建立临终关怀病房；③指导型，在门诊设立临终关怀咨询门诊或咨询室；④家庭型，即建立家庭病床为患者及家属提供临终关怀服务。

(5)新加坡

安宁疗护在20世纪80年代传入新加坡后，先后经过三大时期，逐步发展为日间安宁照护服务、居家安宁疗护、慈怀护理院安宁疗护、医院安宁疗护和亚急性安宁疗护服务等，现在安宁疗护已经被公认为是新加坡医疗卫生系统的重要组成部分。具体三大时期为：①初创期（1985—1993年）：以慈善机构为主导的安宁疗护服务；②发展期（1994—2006年）：预立医疗指示制度建成发展；③成熟期（2007年至今）：安宁疗护研究开始向纵深发展。新加坡不断建立健全安宁疗护政策文件和实施细则，为推动安宁疗护的高质量发展提供了坚实的基础和未来的指导方向。现在，安宁疗护已被纳入医学教育内容，通过对在校、在职人员进行安宁疗护教育培训，形成教育闭环，提升医疗从业人员安宁疗护的技能水平，使患者得到更为舒适的照护服务、更高的终末期生活质量。

2. 我国安宁疗护的发展

（1）中国香港

1982年，中国香港成立了第一个舒缓医学小组，有6张舒缓医学床位，主要为癌症晚期患者提供善终服务。1983年，舒缓医学机构开始提供家庭舒缓医学服务，包括为死者家属提供居丧服务。1986年，香港成立善终服务促进会，1987年创立善终服务会；1997年，香港舒缓医学会及香港善终服务护士会成立；2010—2019年间，香港医院管理局相继推出一系列政策，如《医院管理局成年人预设医疗指示医护人员指引》《不作"心肺复苏术"医护人员指引》《舒缓治疗服务策略》《预设照顾计划指引》等，为香港的安宁疗护发展提供了有效指引和政策保障。

（2）中国台湾

安宁疗护在中国台湾的发展始于20世纪80年代初，1983年康泰医疗教育基金会成立安宁居家疗护，被认为是台湾地区安宁疗护的开始。1988年，台湾地区马偕纪念医院的第一家安宁疗护病房成立；1990年台湾通过《安宁疗护法案》；1996年台湾实施《安宁缓和医疗条例》；2016年通过《病人自主权利法》，在更好贯彻临终病人自主决定权的同时，也进一步扩大了安宁疗护的适用范围，规范了安宁疗护的适用条件。同时，台湾地区自20世纪80年代引入死亡教育理念以来，到20世纪90年代，中小学已专门开设"生命教育课"；高中的生命课程被列为必修科目，并推出第一部高中必修生命教育课纲。自此，台湾地区的生命教育成为亚洲各地区争相观摩与学习的对象，其为安宁疗护的发展也起到不可或缺的基础性作用。

（3）中国大陆

我国大陆地区自1988年在天津成立第一个临床关怀研究机构以来，30多年间安宁疗护事业经历了早期探索阶段、进入政策视野后的发展阶段，以及全国安宁疗护试点持续发展阶段。2009年，中国老龄事业发展基金会发布《关于开展安宁疗护工作的意见》，这是我国首个针对安宁疗护工作的指导性文件。该文件从政策层面提出了开展安宁疗护工作的基本原则、服务内容、机构建设等方面的要求。2016年，"安宁疗护"首次出现在国家层面的文件《"健康中国2030"规划纲要》中；次年，国家卫生和计划生育委员会发布了《安宁疗护实践指南（试行）》，对中国的安宁疗护事业具有里程碑意义。2019年，国家卫生健康委员会、国家发展和改革委员会、教育部等联合发布的《关于建立完善老年健康服务体系的指导意见》中，明确将"安宁疗护"列为老年健康服务体系的一个重要方面，同时鼓励社会力量建设老年护理院、安宁疗护中心等，并给予政策补贴和财政补贴。2022年，国家卫生健康委员会等15部门联合印发《"十四五"健康老龄化规划》提出，稳步扩大全国安宁疗护试点，支持有条件的省市全面开展安宁疗护工作。2023年，国家卫生健康委员会又印发《国家卫生健康委办公厅关于开展第三批安宁疗护试点工作的通知》，规模扩大到全国180多个市（区）。这些政策明确了安宁疗护的概念和目标，规范了服务对象和内容，建立了相应的管理机制和质量控制体系，提出了具体的政策支持和指导建议，为推动我国安宁疗护事业的发展提供了政策保障。

据《我国卫生健康事业发展统计公报》统计，2020年我国设有安宁疗护科的医院有510家，服务主体涵盖市、县（区）、乡镇（社区）多层次服务体系，形成医院、社区、居家、医养结合和远程服务五种模式相结合的服务体系。

任务实施

表1-2 介绍安宁疗护的起源及其在中国的进展

操作环节		操作程序	注意事项
操作前：教育准备		① 操作者知识准备 ② 环境准备：环境安静，辅助讲解设施设备完好 ③ 老年人和家属准备：与老年人和家属做好沟通，老年人状态平稳，家属时间合适	① 选择合适的时机，并与老年人及家属提前沟通，老年人是否参与视情况而定 ② 可提前准备PPT或教育手册等辅助讲解，提升教育效果
操作中	（1）讲解安宁疗护的起源	① 介绍安宁疗护的起源和创始人 ② 介绍安宁疗护的内涵	① 讲解过程中注意语速不宜过快，并加强与老年人及其家属的互动 ② 注意观察老年人及其家属的反应，适时回应
	（2）讲解安宁疗护在中国的进展	① 着重介绍我国现代安宁疗护的重要发展节点与意义；国家层面对终末期生命质量的重视：明确将"安宁疗护"列入老年服务体系的重要方面，并且给予政策支持和财政补贴，如今已在全国多地开展试点和推广 ② 引入安宁疗护病房案例、视频或实地参观，提升老年人及家属的直观感受 ③ 介绍安宁疗护相关的公众号，指引老年人和家属进一步了解	
操作后：总结与讨论		① 小结，询问老年人或家属是否有疑问，酌情讨论 ② 就重点提问，了解老年人或家属掌握的情况 ③ 整理物品并记录	注意进行教育效果评价
风险防范		终末期老年人病情变化快，需要做好意外发生的紧急预案准备	

资料卡

英雄科学家西西里·桑德斯女士[①]

西西里·桑德斯女士（1918—2005），开创了现代临终关怀体系，使全世界开始关注并善待生命垂危者。她是一名护士、社工，也是一名医生，她建立了临终关怀体系——一个以疼痛控制新方法和多方位治疗相结合的全面照护体系。她推进了新医学的发展，尤其是缓和疗法和现代临终关怀的发展。

---

① 芭芭拉·菲尔德.英雄科学家西西里·桑德斯女士[J].癌症康复，2011（2）：99—104.

"我们必须关心生命的质量,一如我们关心生命的长度",西西里·桑德斯于1967年在伦敦郊外成立了第一家现代安宁院——圣克里斯多弗安宁院,并成立了西西里·桑德斯基金会以推动临终关怀进行相关的研究。她的哲学看似简单,然而诚如她对病人所说,"你重要,因为你是你;你重要,即使在生命的最后一刻。"

桑德斯一生都在探索和帮助临终者及其家属学会如何平静地、有尊严地、体面地面对死亡。她用毕生的实践,创立了现代医学的重要分支——"缓和医疗"理论,因此成为世界"缓和医疗"的先驱者,缓和医疗的创始人。

任务练习

扫码完成在线练习。

在线练习

任务3 认识安宁疗护服务与规范

任务情境

陈爷爷,87岁,确诊为肾癌伴随多处骨转移1年,由其女儿用轮椅推送至某综合医院安宁疗护门诊。老年人消瘦,面色苍白、贫血貌,近期全身疼痛难忍伴随血尿,诉乏力、食欲不振、夜间难以入睡。实验室检查:血白细胞11.68×10^9/L,血红蛋白60 g/L。

【任务】在为陈爷爷及其家属提供安宁疗护时应遵循哪些原则?应为陈爷爷提供哪些服务内容?如评估陈爷爷需入住医院安宁疗护病房,安排转介时应注意哪些基本事项?

任务目标

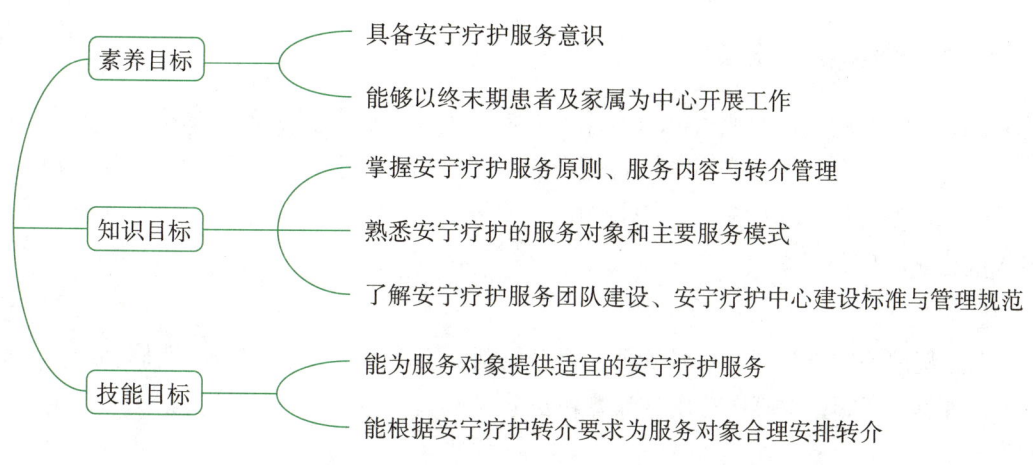

任务描述

一、安宁疗护服务对象

目前,关于患者进入安宁疗护的时间界定尚无统一标准,一般认为满足以下情况者为安宁疗护的服务对象:①经医疗机构执业医师明确诊断的终末期患者,经评估患者预期生存期在6个月以内或出现疾病终末期症状,拒绝接受进一步诊疗或仅接受缓和医疗对症处理;②有安宁疗护服务需求与意愿并同意接受服务约定或协议的终末期患者及其照护者。其中,安宁疗护服务需求的表现形式包括但不限于生前预嘱、口头说明、书面说明;安宁疗护患者的照护者包括但不限于家属和护理员等。

二、安宁疗护服务原则

1. 知情同意原则

在安宁疗护实践过程中,无论实施何种医疗护理决策,如是否接受安宁疗护、接受什么形式的安宁疗护(机构、门诊、居家等),患者或家属均有知情权和自主决定权,需向患者或家属告知并获得患者及家属同意后,才可实施。

2. 人道主义原则

安宁疗护是医学人道主义精神的具体体现。人道主义原则是指以救治患者的生命与缓解苦痛,尊重患者的权利和人格为中心的医学道德的基本原则之一。在安宁疗护实践过程中,医务人员应遵循关怀患者、尊重患者及以患者为中心处理问题的准则,敬畏生命,尊重患者的生命质量、生命价值和正当愿望,为患者提供生理、心理、社会、精神等全方位的照护,并在患者离世后对家属进行哀伤辅导。

3. 以照护为主的原则

安宁疗护主要服务于生命末期的患者,以提高患者末期生活质量为目的,应尽可能遵循患者和家属的意愿来实施安宁疗护,而不以延长患者生存时间为目的。

4. 全方位照护原则

安宁疗护旨在以患者及其家庭为中心,提供全人、全家、全程、全队、全社区的"五全"照护服务。帮助患者优逝和提高生命质量,同时将关怀延伸至患者的家庭和照护者,协助家属尽快走出居丧期的痛苦,顺利恢复正常生活。

三、安宁疗护服务团队建设

安宁疗护团队应由跨学科专业人员组成,主要是以医生、护士、社会工作者(专兼职)为核心组成的团队。同时,机构内可根据实际,配备适当的心理咨询(治疗)师、营养师、药剂师、康复治疗师、护理员及志愿者等人员协助参与安宁疗护服务。

1. 团队核心成员及职责

(1)医生

主要职责是病情评估与诊断、症状管理、疼痛控制、安宁疗护方案制定与病情告知等。医生应严格执行首问、首诊负责制,保障医疗质量和患者安全。

(2)护士

护士需具备扎实的理论基础和较高的专业技能,主要协同医生进行安宁疗护服务管理;动态评估患者的症状和身心需求,制订照护计划;为患者提供症状控制护理、舒适护理和人文护理;为患者和近亲属提供心理及情感支持等。

（3）社会工作者

社会工作者运用专业的知识与技能，有效改善患者社会生活环境，协助患者和亲属解决与疾病相关的社会问题，协调链接社会资源及申请公共服务，帮助患者获得相应的社会支持和经济援助等。

2. 团队辅助成员及职责

（1）心理咨询（治疗）师

承担心理疾病预防、支持及治疗的职责，负责评估患者及家属的心理状况，并为其提供心理支持；也包括缓解安宁疗护团队成员的心理压力等。

（2）营养师

负责配合医生进行营养筛查和评估，根据患者病情、年龄、身体等情况，制定个性化的营养支持方案；对患者及家属提供饮食营养等知识教育和咨询等。

（3）药剂师

负责对患者住院及居家用药进行审查并优化药物治疗方案；开展药学咨询、教育与培训，提高团队的药物治疗水平。

（4）康复治疗师

针对患者的具体情况进行康复功能评估、制定康复治疗计划并进行相应的康复训练等，以协助维持或恢复患者功能，预防并发症和提高生活质量。

（5）护理员

护理员负责基础生活照护，如协助患者饮食起居、管理个人卫生；进行症状观察与舒适照护，协助缓解不适、日常活动能力康复；协助患者及家属沟通，提供精神心理支持；维护环境安全，预防意外；注重尊重患者尊严与临终陪伴，协助家属处理丧葬事宜等。

（6）志愿者

志愿者逐步成为满足患者及家属安宁照护需求的重要人员。他们协助关怀、倾听及陪伴患者，协助患者完成终末期心愿；协助对患者进行身体照顾；协助促进患者及家属、团队成员之间相互沟通、交流；协助团队成员进行资料整理、活动组织、宣传推广等。

四、安宁疗护服务模式

我国从20世纪80年代开始探索安宁疗护服务模式发展，至今已衍生出多种安宁疗护服务模式，主要包括医院、社区、居家及医养结合机构的安宁疗护服务模式。

1. 医院安宁疗护

医院安宁疗护服务模式又可以分为病房服务、小组服务和门诊服务模式。

（1）病房服务模式

安宁疗护病房服务通常是基于医院设立的安宁疗护病房或安宁疗护病床开展，强调通过安宁疗护跨学科团队（Inter-Disciplinary Team，IDT）合作，给予患者或家属身体、心理、社会和精神全方位的照护服务。

① 适用对象。病房服务适用于已无治愈希望且病情不断恶化，预期生存期小于6个月，需要住院以控制复杂症状的患者；经医师、患者及家属共同决策，愿意住院接受安宁疗护服务的患者。

② 服务内容。主要服务内容包括五个方面：

一是症状控制。针对终末期患者的主要症状，如疼痛、呼吸困难、恶心呕吐等进行评估、观察和对症处理。

二是舒适照护。为终末期患者提供舒适护理是安宁疗护不可或缺的一部分,可鼓励家属参与,共同做好患者的生活照护,提升患者舒适度。舒适护理包括对患者的所处环境和床单位进行管理、身体清洁、异味控制、协助进食饮水、卧位护理、营养护理、管道护理和皮肤护理等。

三是心理、精神、社会支持。正确评估患者的精神心理状况,了解其需求和变化,尤其是对于死亡的态度和接受程度等,通过倾听、同理和冥想,帮助患者回顾生命,共同探讨生命意义等方法缓解患者的精神心理困扰,让患者逐渐接受和适应临终事件。同时,鼓励家属参与照护,多陪伴患者并表达对患者的关心,使其感受到外界的关心与支持。必要时可邀请心理咨询师、精神科医师等进行专业疏导。

四是健康教育。通过开展专题讲座、教育专栏,制作手册、视频、音频等方式,向患者及家属开展死亡教育,传播安宁疗护相关理念及知识。

五是哀伤辅导。评估家属的照顾负担及心理状态,予以针对性照护支持和心理疏导。患者离世后,为家属提供哀伤辅导,帮助其摆脱丧亲之痛,回归正常生活。

③ 服务流程:医院安宁疗护病房服务流程如图1-1所示。

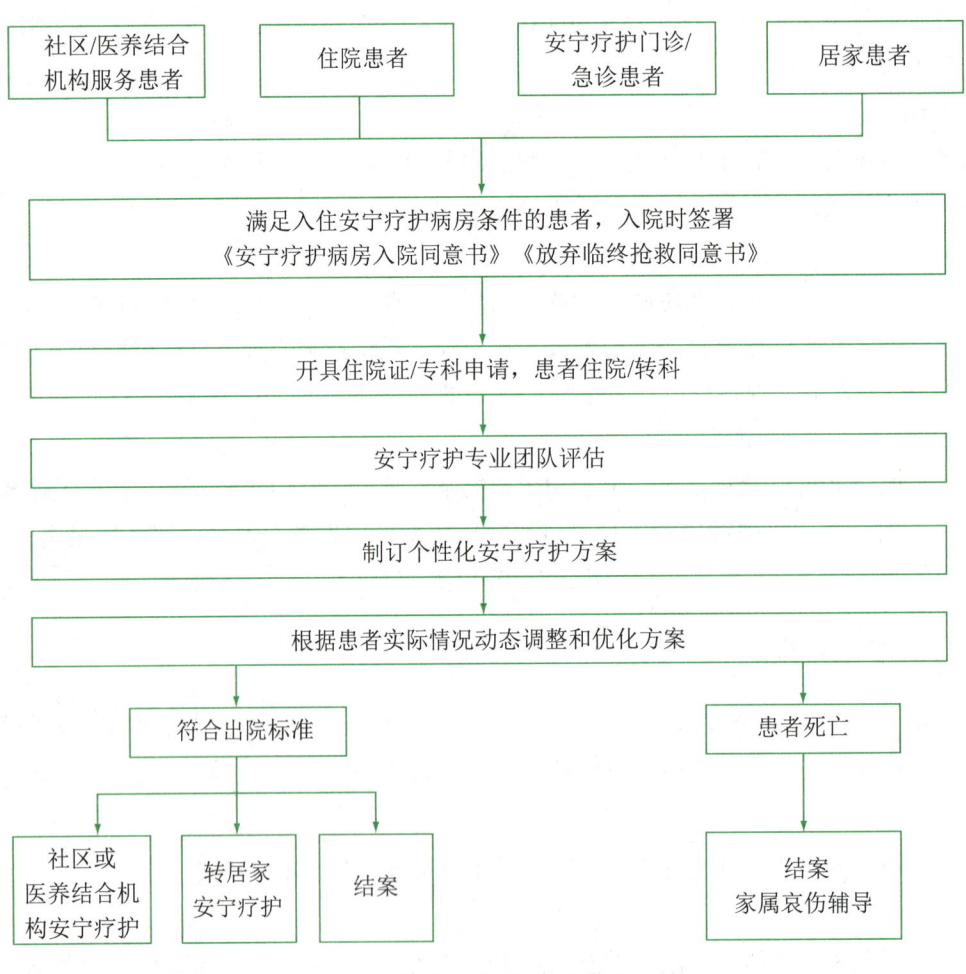

图1-1 医院安宁疗护病房服务流程

（2）小组服务模式

小组服务模式也称为共同照护模式,是应我国庞大且日益增长的安宁疗护服务需求而发展起来的,目的是建立全院化的安宁疗护理念,由院内安宁疗护共同照护小组,协同原病区诊疗医护团队共同为终末期患者及家属提供照护和相关咨询服务。

① 适用对象:经普通病房医护团队评估,疾病终末期患者及家属存在身体、心理、社会及精神方面的需求,且愿意接受安宁疗护团队的照护。

② 服务内容：首先需成立院内安宁共同照护小组，完善小组组织架构，可设立组长、核心成员及病区联络员等。组长可由系统接受过安宁疗护专项培训的护理管理者担任，核心成员应包括医生、安宁疗护专科护士、药剂师、心理咨询（治疗）师、营养师和康复治疗师等跨学科团队。具体服务内容同病房服务模式。

③ 服务流程：医院安宁疗护小组服务流程如图1-2所示。

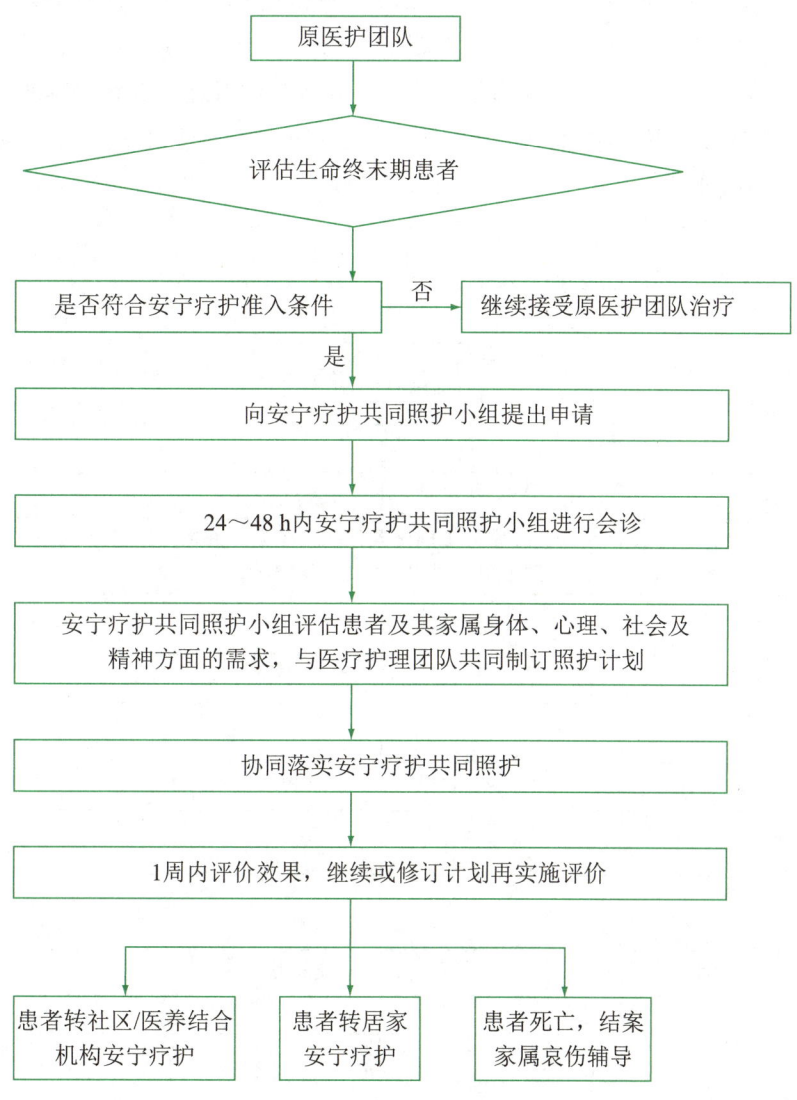

图1-2　医院安宁疗护小组服务流程

（3）门诊服务模式

门诊服务模式是由医院开设专门的安宁疗护门诊，由具有出诊资质的安宁疗护医护人员进行评估、诊疗、咨询和照护等于一体的一种模式，是安宁疗护全面综合照护的重要组成部分之一。

① 适用对象：有安宁疗护需求的终末期患者及其家属。

② 服务内容：症状控制、心理—精神—社会支持、健康教育及哀伤辅导等，内容同病房安宁疗护服务。在此基础上，可为患者建立档案，追踪后续服务效果；若患者症状难以通过门诊控制时，应帮助患者转诊至安宁疗护病房或机构进行集中照护。

2. 社区安宁疗护

社区安宁疗护是指以社区为基础，为辖区的终末期老年人提供病区、门诊及居家上门相结合的安宁疗护服务。

（1）适用对象

来自医院或医养结合机构转诊、社区卫生服务中心门诊、志愿者协助转诊及居家的符合当地社区安宁疗护准入标准的终末期老年人及其家属。

（2）服务内容

基本内容同病房安宁疗护服务。在服务形式上，社区安宁疗护除了病区服务外，还可提供上门服务，由跨学科团队根据终末期老年人及家属需要定期上门开展居家照护。部分社区开展了日间安宁疗护，设立日间安宁疗护活动室并配置相关资源，根据老年人病情及需求有计划地组织老年人及其家属到活动室或户外开展健康讲座、插花、绘画、书法等适宜的文娱和社交活动，在回归社会、回归家庭、回归自然的氛围中愉悦身心。

（3）服务流程

社区安宁疗护病区服务流程如图1-3。

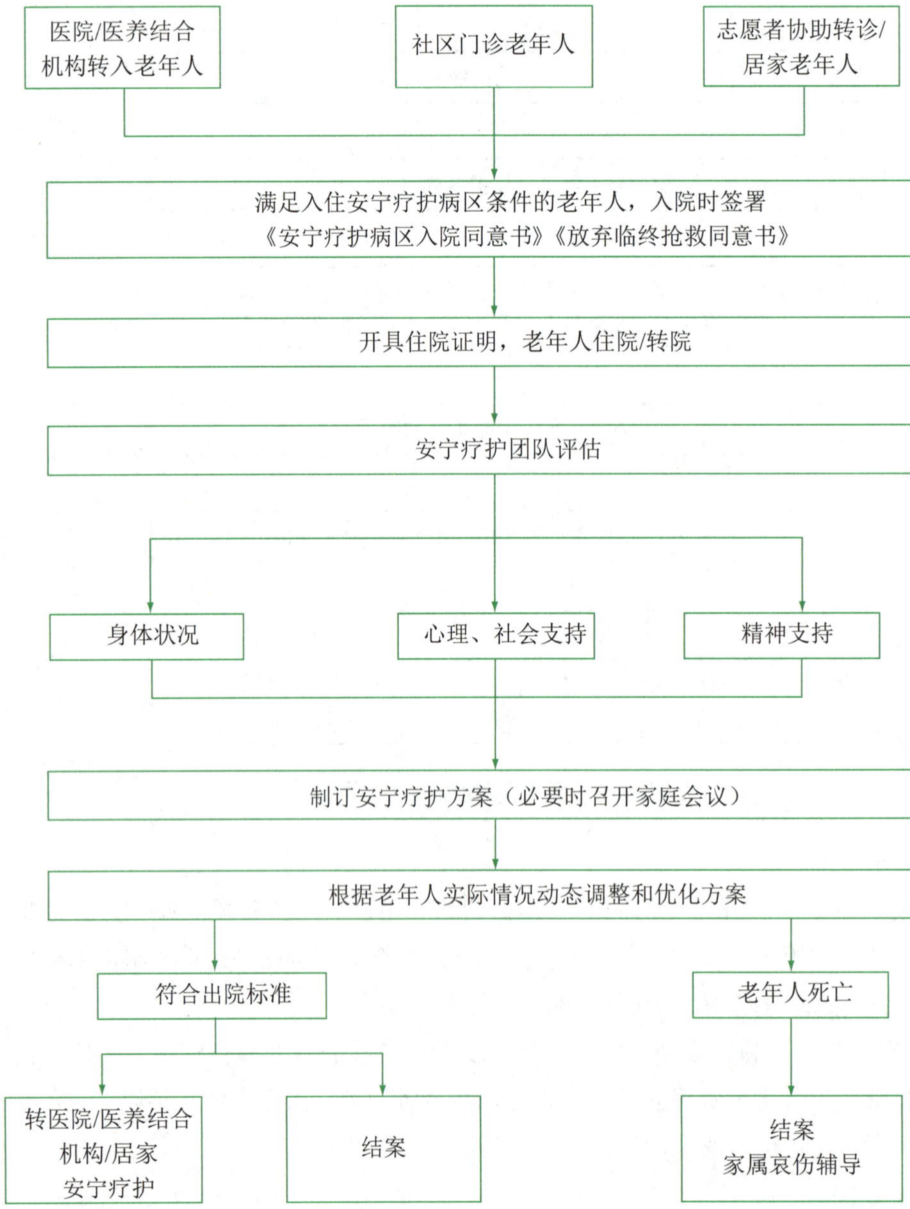

图1-3　社区安宁疗护病区服务流程

3. 居家安宁疗护

居家安宁疗护是安宁疗护的一种重要服务方式，指在家庭的环境中，为处于生命终末期的老年人及其家属提供服务，以满足老年人在家中接受照护和离世的愿望，让其能安详地度过人生的最后阶段。

（1）适用对象

愿意接受居家安宁疗护的终末期老年人。

（2）服务内容

①进行家庭环境的评估：关注老年人居家照护的生活环境，创造适宜的休养环境，应尽量选择老年人熟悉的日常生活房间作为主要照护居室，提供预防跌倒/坠床等居家安全指导。②症状控制，舒适护理，心理、精神、社会支持，哀伤辅导等基本内容同医院病房服务。需注意的是，在居家安宁疗护模式中，服务提供者对于症状控制的侵入性操作及相关药物治疗需秉承适宜照护原则，并做好药物服用、管道护理和日常生活照顾指导等；当症状难以控制时，适时提供转诊服务；评估老年人的社会支持系统，链接社工和社区等资源，为老年人和家属提供志愿者服务、法律咨询、经济援助等支持；可根据家属需求开展家属团体活动，提升家属照护能力并舒缓其焦虑。③濒死期护理、遗体处理：指导家属有效识别老年人濒死的症状，做好濒死期护理；尊重逝者和家属意愿及当地风俗，协助做好遗体料理，处理善后事宜。

（3）服务流程

居家安宁疗护服务流程如图1-4所示。

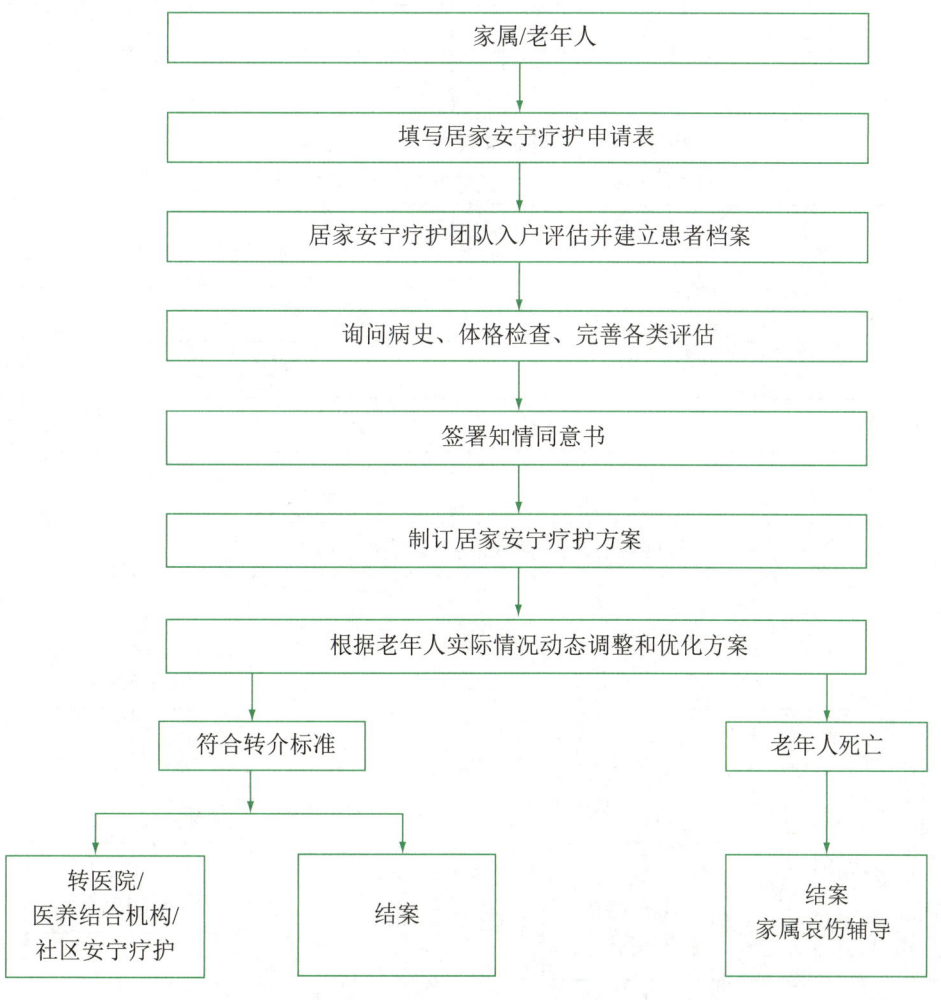

图1-4　居家安宁疗护服务流程

4. 医养结合机构安宁疗护

医养结合机构安宁疗护是指充分利用医养结合机构的医疗资源和养老资源来改善终末期老年人及其家属生活质量的照护模式。医养结合机构是指兼具医疗卫生资质和养老服务能力的医疗机构或养老机构，主要包括养老机构设立医疗机构、医疗机构设立养老机构或开展养老服务两种形式。

（1）适用对象

经评估处于生命终末期的老年人及其家属。生命终末期的老年人主要包括：①癌症晚期老年患者；②终末运动神经元病、严重器官功能衰竭等非癌症疾病老年患者；③重度衰弱老年人。

（2）服务内容

主要包括：①症状控制，舒适护理，精神、心理和社会支持，健康教育，内容同医院病房服务模式。②濒死期照护：注意评估和观察服务对象濒死期状况，采取相应的护理措施，并及时通知家属，做好善终和善后准备。③居丧照护：应尊重逝者，鼓励并指导家属参与遗体护理，保持遗体清洁，面部安详；重视家属的悲伤情绪反应，采取陪伴、倾听、交流等方式及适宜的悼念仪式，做好哀伤辅导，并对家属进行定期随访。

（3）服务流程

医养结合机构安宁疗护服务流程如图1-5所示。

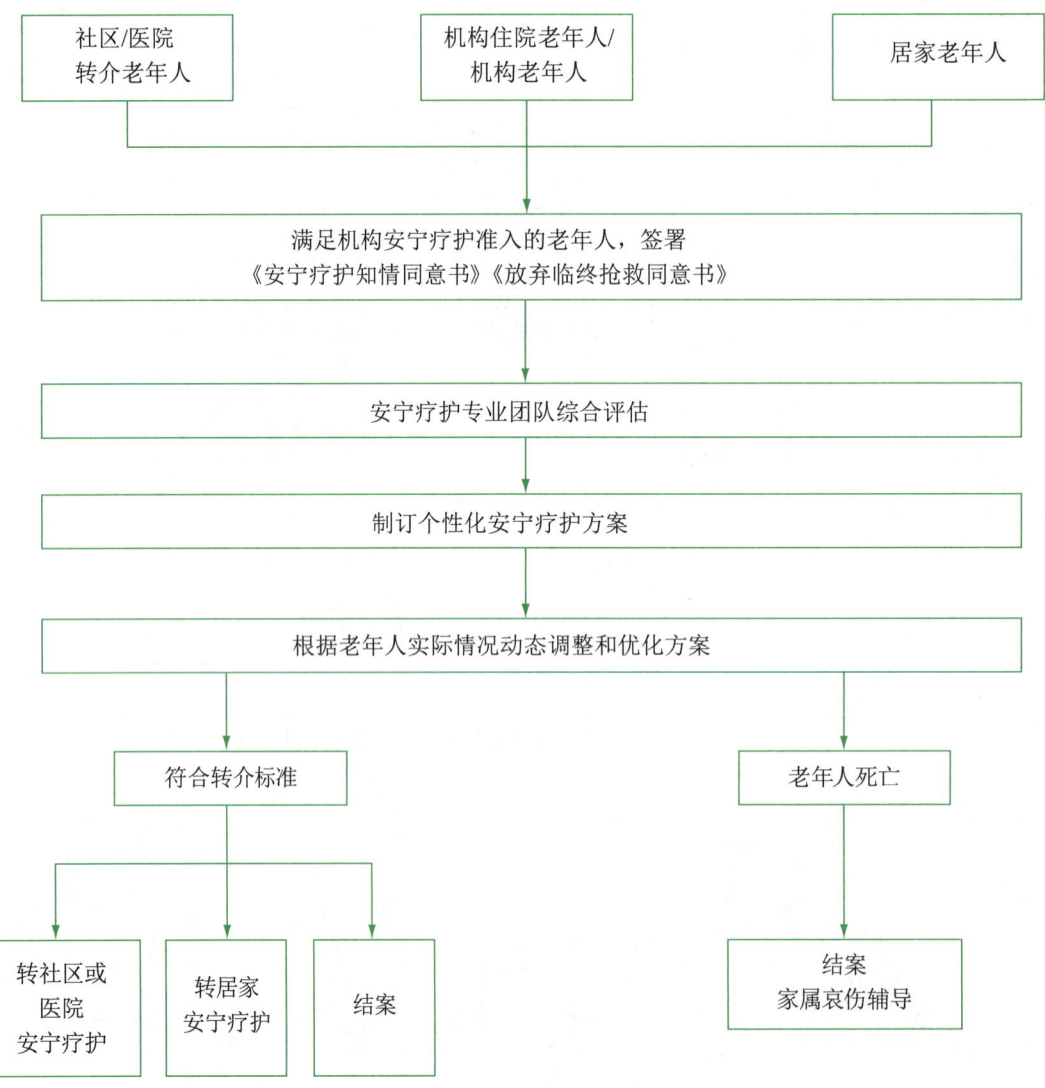

图1-5 医养结合机构安宁疗护服务流程

五、安宁疗护转介管理

根据病情进展、老年人及家属需求，安宁疗护团队可提供机构内、机构间或机构与居家间的转介服务。

1. 转介的目的

① 有效利用安宁疗护资源，通过转介使终末期老年人及其家属获得更适合其当前状况和需求的照护与支持。

② 更有效地控制老年人的症状，如疼痛、呼吸困难、恶心呕吐等，从而改善老年人的生活质量。

③ 确保照护的连续性，帮助终末期老年人平静、舒适、有尊严地离世。

2. 转介的基本形式

（1）院内转介

安宁疗护院内转介基于"跨场域、跨科别"的全院安宁疗护理念，联通安宁疗护病房和普通病房，或由原诊疗医护团队协同院内安宁共同照护小组，将有安宁疗护需求的老年人及时转介给安宁疗护病房或安宁共同照护小组。

（2）机构间转介

① 不同机构间的转介，如从社区卫生服务中心转至综合医院的安宁疗护病房，或从综合医院转介到医养结合机构。

② 医疗联合体内的转介，即通过医疗联合体的转诊绿色通道，实现不同级别医疗机构之间的双向转诊。例如，在医养结合养老服务共同体内，医养结合机构将需要接受诊疗服务的老年人转诊至医院，以及经医院诊疗后，将达到出院标准的老年人转至医养结合机构。

（3）机构与居家的转介

当老年人在居家环境中不能满足照护服务时，可以转介到专业的安宁疗护机构，如社区、医养结合机构或医院；而在专业医疗机构中急性症状得到控制且病情相对平稳的老年人，可以进行居家安宁疗护。

3. 转介的基本标准

① 卡氏功能状态评分（Karnofsky Performance Status，KPS）≤50分，且预期生存期<3个月的老年人，可由居家安宁疗护转介至符合条件的医疗机构，如社区、医养结合机构或医院，提供住院安宁疗护服务。KPS详见项目三任务4。

② 住院安宁疗护老年人急性症状得到控制、病情相对平稳，且制订好居家照护计划的老年人，或预期生存期短于1周，且有回家意愿的老年人，经老年人或家属同意，可转为居家安宁疗护服务。

③ 老年人及其家属有权选择转介或不转介，也可拒绝安宁疗护服务。

4. 转介的基本要求

（1）充分告知

在转介前，须与老年人及其家属进行充分的沟通，告知转介的原因、目的、预期效果及可能存在的风险和变化等，获得其理解与同意方可转介。

（2）加强转介过程中转诊信息与相关资料的有效传递

通过建立安宁疗护转介平台或电子病历系统等信息化手段，确保转出和接受的机构之间良好的信息沟通，如老年人的基本信息、病情资料、治疗方案、护理措施、转诊建议等，以便接收方能迅速了解老年人情况并提供连续的照护。

（3）严格遵守转介标准与流程

应制定明确的转介标准，并建立标准化的转介流程，包括转介申请、评估、审批、执行等环节，并严格遵守相关流程规范，确保转介过程的有序进行。

（4）加强对安宁疗护转介工作的质量控制与监督

应制定安宁疗护转介的治疗评价标准与指标，定期对转介服务质量进行评估和反馈。各级卫生健康行政管理部门和相关机构应加强对安宁疗护转介工作的监督管理，将其纳入工作考核体系，确保转介服务的规范性和安全性。

六、安宁疗护中心基本标准与管理规范

安宁疗护中心基本标准与管理规范有《安宁疗护中心基本标准（试行）》和《安宁疗护中心管理规范（试行）》两部文件，这两部文件由原国家卫生计生委于2017年颁布，可扫码查看，也可至复旦社云平台（www.fudanyun.cn）搜索书名下载（下同）。

标准

规范

任务实施

表1-3 为老年人实施安宁疗护门诊服务

操作环节		操作程序	注意事项
操作前：服务准备		① 工作人员做好个人准备 ② 环境准备：环境安静、安全，符合院感和隐私保护要求 ③ 老年人准备：老年人状态平稳，适合门诊服务	工作人员需具备安宁疗护门诊出诊资质
操作中	（1）沟通与评估	① 自我介绍、核对老年人信息 ② 介绍操作内容、目的、关键步骤、注意事项及时长 ③ 评估老年人综合情况	① 评估时，避免简单粗暴 ② 注意语言的沟通，做好人文关怀 ③ 避免一直追问 ④ 需遵守知情同意、人道主义、以照护为主及全方位照护原则 ⑤ 转介时，需与老年人及家属进行充分的告知，获得其理解和同意方可转介；注意完善转介信息与资料，以保障照护的连续性，并遵守转介标准与流程
	（2）提供安宁疗护服务	① 根据评估结果，提供针对性照护服务，如症状控制，舒适护理指导，心理、精神和社会支持，健康教育，等等，实时跟进处理 ② 为老年人建立档案，追踪后续服务效果 ③ 症状难以通过门诊控制时，可帮助老年人转介至安宁疗护病房或机构实行集中照护	

续表

操作环节	操作程序	注意事项
操作后：整理记录	① 询问老年人及其家属对服务的满意度 ② 整理物品 ③ 洗手、记录	客观、及时书写照护记录
风险防范	终末期老年人病情变化快，需要做好意外发生的紧急预案准备	

资料卡

远程安宁疗护模式[1]

远程安宁疗护是指安宁疗护团队通过互联网、移动通信等信息技术手段，从一个地区向另一个地区输送非实体医疗服务，为终末期患者及家属提供安宁疗护相关服务的一种模式。我国目前存在安宁疗护相关资源短缺和分配不均衡的问题，远程医疗模式为安宁疗护的实施与推广提供了许多便捷条件，是安宁疗护今后发展以及云会诊平台的有力补充。

远程医疗作为一种新型的医疗技术，突破了传统就医模式的局限，将安宁疗护服务从医疗机构和社区卫生服务中心转移到患者家中，既可以减轻患者症状和照护者身心负担，提高患者依从性与自我管理能力，减轻家庭经济负担，还可以缩短就诊距离和时间、及时解决安宁服务难题，提升偏远地区安宁疗护水平。但因临终期患者受到体力、精力等影响，而远程是非实质性接触诊疗，其操作过程中的细节、干预效果以及质控等难以把握，且缺乏面对面有温度的诊疗过程，效果和满意度可能受到一定程度的影响。

目前，远程安宁疗护模式在中国还处于起步阶段，在探索中，需要有强有力的互联网技术支持，开发出针对终末期患者特点的功能化软件、硬件技术，拓展其受众领域，提高实际效果。此外，远程诊疗面临诸多法律问题，尚需通过立法或制度来保障患者和医护人员的合法权益。

任务练习

扫码完成在线练习。

在线练习

任务4　认识安宁疗护伦理与法律

任务情境

黄奶奶，86岁，被诊断出肺癌晚期后开始接受化疗。然而，化疗的副作用让她备受煎熬，生活质量急剧下降。一天晚上，她告诉子女们不想再继续治疗，希望剩下的日子能够过得舒适一些。然而，

---

[1] 赵苇苇，郭辰阳，杨俊侠，等.安宁疗护实践研究新进展［J］.医学与哲学，2024，45（5）：32—37.

她的女儿情绪非常激动，认为应该继续积极化疗，争取哪怕一丝希望。

【任务】此时，安宁疗护团队应该怎么做？请组织一次家庭会议，与老年人及其家属沟通后续的照护方案。

任务目标

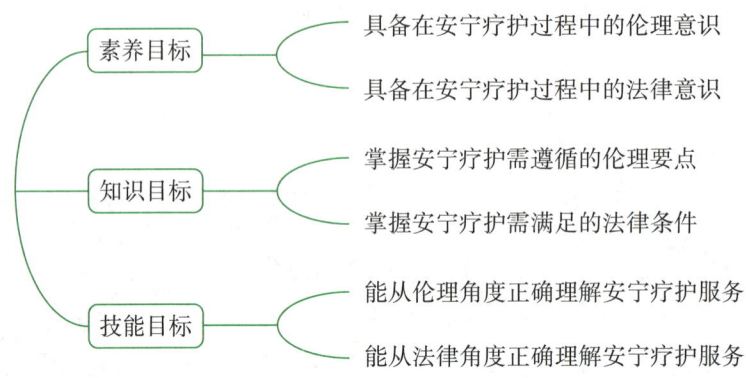

任务描述

一、认识安宁疗护伦理与法律的重要性

医疗技术的不断发展，使得大部分老年人可以通过医学干预手段延长生命。但对于终末期老年人而言，先进的治疗手段和设施设备只能保证生存，却无法保证生活质量，往往导致老年人以痛苦的方式度过生命的最后时段。因此，部分终末期老年人在病程后期更愿意选择安宁疗护，帮助其高质量地走完生命的最后阶段。

安宁疗护在具体实施过程中，工作人员常会面对较多的伦理困惑。例如，应由谁来为老年人做决策？维持还是停止对老年人的治疗？以及来自老年人或其家属的对于死亡的求助，如安乐死等。同时，医务人员在老年人或老年人家属提出希望实施安宁疗护时，也应该了解实施安宁疗护要满足的法律条件，以更好地保障老年人与其家属，以及工作人员的合法权益。

二、安宁疗护实践中的伦理要点

1. 遵循医学伦理的四项基本原则

医学伦理的四项基本原则是尊重自主权原则、不伤害原则、有利原则和公正原则。这些原则为医疗实践提供了道德指导，以确保老年人得到适当和人道的护理。

（1）尊重自主权原则

尊重老年人的自主权意味着尊重老年人在知情同意的基础上做出自己的医疗决策的权利。老年人有权了解自己的病情、治疗方案及其可能存在的风险和益处，并在此基础上做出选择。

（2）不伤害原则

该原则要求跨学科团队成员在治疗过程中避免给老年人带来不必要的痛苦和伤害。这不仅包括身体上的伤害，也包括心理和社会方面的伤害。

（3）有利原则

该原则要求跨学科团队成员积极行动，以促进老年人的福祉和利益。这意味着不仅要避免伤害，还要采取措施来改善老年人的健康状况和生活质量。

（4）公正原则

公正原则要求医疗资源和服务的分配应当公平合理，不应因老年人的种族、性别、经济状况等因素而有所偏颇。所有老年人都应获得平等的医疗机会和待遇。

2. 与老年人及其家属讨论实施安宁疗护的利弊

在老年人能够做决定的疾病早期，老年人和家属应参与对老年人照护措施和照护目标的讨论中；同时，工作人员应给老年人和家属提供关于安宁疗护的真实信息，并与之讨论是否适合老年人，然后进行选择。考虑到老年人和家属对于医学治疗方法往往缺乏足够认识，可使用可视化信息工具，如视频等，对老年人和家属进行教育，使其深入了解终末期治疗手段的利与弊，鼓励老年人家属多从对老年人有益的角度出发，做出最符合老年人利益的选择。

3. 转变传统医德观

传统医德观认为救死扶伤是医务工作人员的宗旨，医护人员应该尽最大努力、采用先进的医学技术保证老年人生命的延长。然而，死亡是自然的规律，是人生命过程必须经历的部分。让老年人无痛苦、有尊严地离世是对生命的尊重，也是对生命客观规律的尊重。同时，从现代医学目的和医学伦理原则出发，救死扶伤不再是医务工作人员的唯一职责，缓解终末期老年人的痛苦亦是医务工作人员应尽的职责，医务工作人员应尊重并理解老年人的选择，给予其全面照护，包括身体、心理、社会和精神方面的支持，确保老年人能够安详地走向生命的终点。

三、实施安宁疗护需满足的法律条件

1. 对象条件：对象需要是疾病终末期老年人

安宁疗护的服务对象一般仅限于疾病终末期老年人。尽管《安宁疗护中心基本标准（试行）》，没有对作为安宁疗护实施对象的疾病终末期老年人做出明确界定，但有学者认为，对方案中"安宁疗护中心"所下的定义看，文件里所说的疾病终末期老年人，大体上可以被解释为"罹患不可治愈疾病，病情的恶化已不可逆转和控制且预计将会于近期内死亡的老年人"，如预计生存期限不超过6个月的晚期癌症老年人和多器官重度衰竭的高龄老年人等。

此外，"预计将会于近期内死亡"中的"预计"应该是罹患重大疾病，经医生诊断为不可治愈和不可逆转（或对治愈性治疗已无反应或利益），不管是否施予维生医疗，预计都将会于近期内死亡。

2. 意愿条件：老年人及其家属已对此做出了有效的同意

在安宁疗护中，原则上应征得老年人的同意，这是一般法理，同时也是其获得法律正当性的根本依据。目前，我国尚未制定专门用来调整安宁疗护的特别法律，也没有建立起与之相配套的预立医疗指示制度。因此，在实践过程中要依据与之相关的一般法律来执行。

在就诊的老年人尚具备医疗决策能力时，即经过医生评估认为老年人有相应的理解能力、判断能力和表达能力。工作人员会与老年人及其家属进行沟通，在保证老年人对相关情况已有较为充分的知情的基础上，由老年人和至少一名家属共同签署相关的知情同意书，以明确表达其是否同意接受安宁疗护。一旦老年人及其家属明确表达了共同意愿，这种意愿一般都会得到医方的遵从。当然，老年人也可随时自行或由其代理人以书面形式撤回意愿。

如果老年人未签署预立医疗指示，且无法表达意愿，则应该由其家属做出决定。家属需在尊重老年人可能存在的意愿的基础上，综合考虑老年人的身体状况、家庭意见和社会伦理，做出是否接受安宁疗护的决定。若家属意见不一致，应优先考虑老年人可能的意愿，并在必要时寻求法律或伦理委员会的支持。

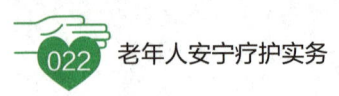 **任务实施**

表1-4 与老年人及其家属沟通照护方案

操作环节		操作程序	注意事项
操作前：沟通准备		①工作人员个人做好准备 ②环境准备：环境安全，温湿度适宜 ③老年人准备：老年人状态平稳，适合评估	
操作中	（1）介绍和开场	①人员及目的说明：向参与会议的老年人及其家属介绍参会人员身份及职责。明确告知本次家庭会议旨在共同商讨终末期老年人的照护方案 ②营造氛围：营造开放、包容、尊重的会议氛围，鼓励大家坦诚交流想法和感受，放心表达自身诉求	①注意语言的沟通，做好人文关怀 ②观察老年人生命体征变化 ③观察老年人表情变化并适时表达关心 ④始终保证照护过程符合老年人的意愿和利益，遵循伦理和法律原则
	（2）交换信息	①老年人个人意愿：在老年人具备完全民事行为能力并且意识清晰时，应首要尊重老年人意愿；若老年人失去自主决策能力，家属需在遵循老年人过往意愿和符合伦理的前提下共同做出决策 ②医护团队信息分享：医生结合老年人实际情况，解释采用安宁疗护方案的特点、优势与局限性，包括可能带来的身体反应、对生活质量的影响等 ③家属信息补充：邀请家属分享老年人的生活习惯、兴趣爱好等个人信息	
	（3）讨论	①发起照护方案讨论：引导家属和老年人围绕照护方案展开讨论，鼓励大家提出疑问和担忧。针对家属提出的问题，医护人员给予专业、耐心的解答，帮助家属理解各种方案的实际操作和可能后果 ②尊重意愿与协调分歧：重点关注老年人的自主权和意愿，若老年人能够清晰表达想法，应优先考虑其选择，并以此为基础进行讨论和调整。当家属之间出现意见分歧时，医护团队要耐心倾听各方观点，引导大家从老年人的利益和意愿出发，相互理解协商，尝试找到各方都能接受的平衡点	
	（4）结束	医护团队对会议讨论结果进行全面总结，明确最终确定的照护方案。若确定方案，由老年人和至少一名家属共同签署知情同意书，明确表达对照护方案的同意	
	（5）跟进	医护团队按照确定的照护方案严格执行，并密切监测老年人的身体状况、精神心理状态和照护效果，再择期组织家庭会议或与家属进行沟通，反馈老年人的照护进展情况，及时重新评估并调整方案	
操作后：联动其他支持系统		为老年人提供用药、饮食、运动等指导；联动社区、家庭等为老年人提供连续性安宁疗护服务	
风险防范		工作人员需要在维护老年人最大利益的基础上，尊重老年人的文化及价值观，减轻医护人员在治疗和护理过程中产生的心理、身体负担	

> **资料卡**
>
> **双重效应原则**[1]
>
> 　　双重效应原则是指一种对医疗措施和行为进行道德评价的原则,最早可以追溯到托马斯·阿奎那(Thomas Aquinas)在讨论自卫行为时提出的观点。阿奎那认为,当一个人在自卫时,其意图是保护自己的生命,虽然可能会导致攻击者的死亡,但这种死亡是一种附带的结果,而非行为的目的本身。
>
> 　　任何医疗措施都具有两重性或双重效应。某一个医疗措施的目的是好的,而且也可以带来明确的良好效应,这是医疗行为的直接效应,亦称第一效应;同时也会伴随着不可避免的技术性伤害,如药物的毒副作用、手术的并发症等,这是医疗行为的间接效应,亦称第二效应,但不是此行为的目的。

任务练习

扫码完成在线练习。

在线练习

---

[1] 朱贻庭. 伦理学大辞典[M]. 上海:上海辞书出版社,2011.

项目二

安宁疗护生命与生死观

人生是一场从起始到终局的旅程，而死亡，作为这一旅程中不可回避的终点，是无法抗拒的自然规律。在陪伴终末期老年人走完人生最后旅程中，工作人员运用科学而细腻的方法，深入评估老年人应对死亡的态度、能力，引导老年人理解死亡的分期、特点、价值，直面死亡；通过意义疗法，了解并满足老年人的精神需求，探索生命的意义，让老年人感受到尊严、平静、安详，使有限的生命在爱的滋养下，彰显其意义与价值。

任务1　死亡教育

任务情境

李爷爷，72岁，因肺癌晚期伴多发性转移（脑、骨、肝）入院，疾病已进展至终末期阶段。经跨学科团队综合评估，李先生的身体机能严重衰退，进一步实施治愈性治疗不仅缺乏临床获益，反而加重身心负担，生存期预估为3个月。面对无法逆转的病情，李先生陷入对死亡的极度恐惧，他经常反复诉说命运的不公，夜间频繁惊醒，拒绝使用镇痛药物，坚信"镇痛药物会加速死亡"。医疗团队多次解释其身体状况已无法耐受治愈性治疗，他仍坚持要求积极治疗，内心交织着对家庭经济负担的愧疚与对孤独离世的不安，流露出深深的无助与彷徨。

【任务】请提供死亡教育，帮助李爷爷面对死亡、有尊严地走完人生最后一程。

任务目标

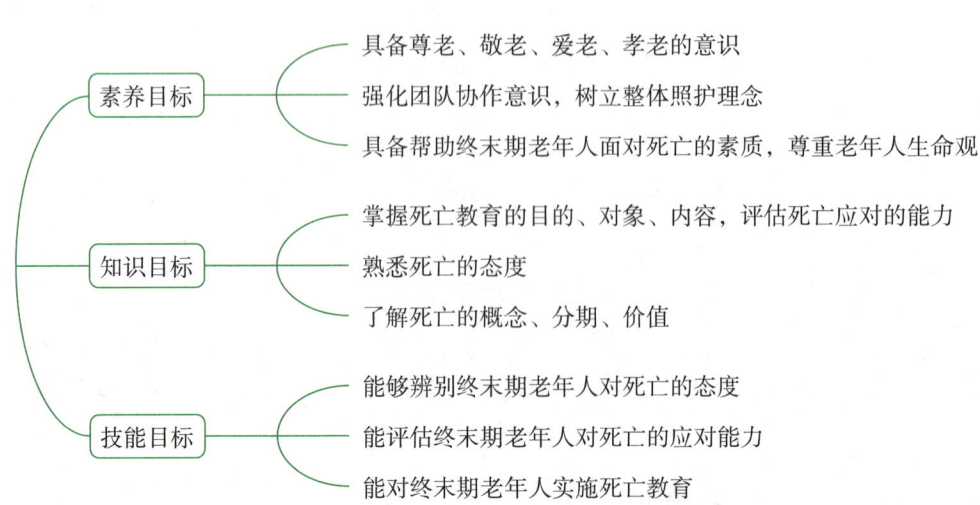

任务描述

一、死亡概述

人们对死亡的理解是一个逐渐发展和进步的过程。

1. 生物学死亡

生物学死亡是指有机体的生理功能完全、不可逆地停止,即呼吸心跳停止后大脑的死亡。标志着生命活动的彻底终结,是死亡过程的最后阶段。

2. 社会学死亡

社会学死亡是指个体处于临终阶段,因生理功能衰退、情感精神状态改变以及人际交往能力与范围缩减等,导致其参与社会活动的频次、深度以及在社会中产生的影响力等社会存在性指标逐渐降低。

3. 哲学死亡

哲学死亡是指个体对死亡现象进行全方位、深层次的思考,聚焦死亡的本质,探讨死亡的必然性与自然规律性,挖掘死亡对于人类的多重意义,从而平静地面对死亡,激发对生命的珍惜,探索生命的意义。

二、死亡的分期

1. 濒死期

个体脑干以上神经中枢功能丧失或深度抑制,犹存的脑干以下功能则处于紊乱状态,临床表现为出现意识模糊或丧失,呼吸、循环衰竭,各种反射迟钝,张力减退或消失。此状态可持续3~5天,短则数小时,若获得有效的抢救治疗,生命仍可复苏。

濒死体验感是濒死期的一种特殊的生理—心理反应现象,临床表现为对过往生活的快速回顾、仿佛穿越隧道的体验、意识与躯体分离的奇异感觉、对自身躯体的陌生感、失重般的漂浮感、时间停滞的错觉、情感丧失等异常感受。

2. 临床死亡期

个体的延髓深度抑制和功能丧失,呼吸、心跳停止,反射完全消失,循环已终止,但组织微弱代谢仍在进行,脑中枢尚未进入不可逆的损伤状态。持续时间为5~6 min,在低温或耗氧量低的情况下可延长至1 h或更久,及时采取积极有效的急救措施仍有复苏的可能。

3. 生物学死亡期

生物学死亡期是从大脑皮质开始,到整个神经系统及全身各器官的新陈代谢都相继停止,整个机体出现不可逆变化,无复苏可能性,是死亡过程的最后阶段。临床表现为体温逐渐降低,出现尸冷、尸斑、尸僵、尸体腐败等现象。

三、死亡的特点

通常生物体的死亡是指其一切生命特征的丧失且永久性终止,而最终变成无生命特征的物体。死亡具有如下特点。

1. 不可逆性

死亡作为客观事实,代表有限生命走向终结,这一过程不可逆转。

2. 不可避免性

生老病死是人之常情，更是自然规律，是每个人都必须要经历的过程。

3. 一切功能停止

死亡降临，身体各项功能均会停止，无法行动、呼吸，也没有感觉、情绪情感。

4. 因果性

死亡皆有成因，如疾病、意外、衰老、自然灾害等均可导致死亡。

四、死亡的价值

① 死亡是物种适应环境、实现优胜劣汰的关键机制，死亡推动有机体不断向更高级、更适应的方向进化。死亡的机体成为大自然能量循环的重要环节。死亡能够自然地调控人口增长速度，保证社会资源的充足供应和合理分配。

② 死亡高悬，凸显生命宝贵、人生价值。它警醒世人，生命有限，时光匆匆，激励人们珍惜分秒，积极筹划，为个人与社会价值全力拼搏，让生命闪耀璀璨光芒。

五、对待死亡的态度

对待死亡的态度是指个体在面临与死亡相关的情境时，所持有的一种具有评价性质的、相对稳定且根植于个体内部的心理倾向。

1. 对死亡的恐惧

对死亡的恐惧是个体对死亡或与死亡相关事物产生的过度、持续且难以控制的恐惧情绪。主要表现为无法预知死亡何时降临却又深知死亡终将到来，所产生的无力感、不安情绪。恐惧的对象是现实的、具体的。

2. 对死亡的焦虑

对死亡的焦虑是指个体对预期死亡、濒死过程及死亡对个体自身、重要之人造成影响所产生的负性情绪体验。焦虑的对象是不确定、不具体的，是模糊的、不易觉察到的。

3. 回避死亡

回避死亡是指个体尽可能回避思考和谈论与死亡相关的内容，避免可能引发死亡恐惧的象征物，对"死亡"字眼感到不自在或忌讳，并尽可能以其他用语来代替。源于对未知状态的担忧，对失去自我控制感的害怕，可减少对死亡的恐惧与焦虑。

4. 对死亡的态度

（1）主动型面对

个体把死亡当作生命拼图中不可或缺的一块，生与死恰似阴阳两极，相互映衬。把死亡视为生命自然进程里的必然一站，不害怕也不盼着到达，凭借对死亡必然性的认知，精心规划人生旅程，力求让这段旅程意义非凡。

（2）被动型面对

个体将死亡看作通往来生的钥匙，而非永久性死亡，且坚信来生更美好，不惧怕死亡降临。

（3）逃避型面对

当生命充满黑暗、艰辛、痛苦且无法摆脱时，对生的恐惧远超对死的恐惧，个体把死亡当作解除痛苦的良药，逃离黑暗的途径，解脱苦海的出口，对死亡又爱又恨。

六、死亡的应对策略

死亡应对策略是指个体应对和处理死亡的一系列技巧和适应性行为及相应的信念与态度。提高死亡的应对能力有助于人们面对死亡和接纳死亡。评估终末期老年人的死亡的应对能力是一项重要的专业能力。常见的死亡的应对能力评估量表有以下三种。

1. 死亡应对能力量表

死亡应对能力量表（Coping with Death Scale，CDS）可用于对个体的死亡应对能力评估和死亡教育效果评价。共30个条目，包含死亡接受能力、濒死处理能力、死亡思考表达能力、处理丧葬能力、生命省察能力、处理哀伤能力、谈论他人死亡能力和谈论自己死亡能力8个维度，采用7级评分，1分表示"完全不同意"，7分表示"完全同意"，得分越高表明死亡的应对能力越强。CDS能够较全面地评估死亡的应对能力，国内外应用广泛。

死亡应对能力量表（CDS）

2. 死亡应对自我效能量表

死亡应对自我效能量表（Death Coping Self-Efficacy Scale，DCSS）用于评估个体应对死亡的自我效能。共29个条目，采用5级评分，1分表示"确定不会"，5分表示"很确定会"，分数越高表示死亡应对自我效能越强。该量表涉及的死亡应对能力维度比CDS少，但考虑了终末期关怀自我效能。

死亡应对自我效能量表（DCSS）

3. 死亡工作自我能力量表

死亡工作自我能力量表（Self-Competence in Death Work Scale，SC-DWS）用于评估从事死亡相关工作专业人员的自我能力。共16个条目，采用5级评分，1分表示"完全不相符"，5分表示"完全相符"，分数越高代表死亡工作自我能力越强。

七、死亡教育

1. 概念

死亡教育是指围绕死亡认知与应对策略所开展的系统性教育活动，其核心主旨是引导人们树立对死亡的正确认知与态度。死亡教育以死亡学理论为指导，从医学、心理学、伦理学、社会学、法学、哲学等多学科视角出发，全方位、多层次地增加人们对死亡本质的认知。促使个体深刻认识到死亡在生命历程中的必然性与角色定位，进而引导人们深入探寻生命的真谛，形成健康、积极且富有韧性的生命观，为人生注入向上的动力与深刻的意义。

2. 目的

死亡教育宗旨是引导人们正确认知死亡和对待生死，掌握死亡知识，降低无效医疗费用，维护生命，尊重生命，提高生存质量。根本目的是改变社会文化的认知惯性，实现个体优生—优活—优逝，改善并提升生存质量、死亡质量。

3. 对象

（1）终末期老年人及其家属

终末期老年人（包括家属）是死亡教育的主要对象。死亡教育能帮助老年人以平和心态正确认识疾病，缓解对死亡的恐惧与焦虑，更从容地直面死亡。死亡教育也为终末期老年人家属提供心理慰藉，帮助他们坦然正视家人离世，平稳度过居丧期，开启新的生活。

（2）安宁疗护工作人员

安宁疗护工作人员是死亡教育核心主体，兼具死亡教育实施者与受教育者双重身份。接受死亡教育能提升工作人员应对死亡情境的能力和素养，进而为终末期老年人及家属提供更优质的安宁疗护服务。

（3）安宁疗护志愿者

志愿者一般由大学生、社会爱心人士及社区志愿者等组成。对志愿者进行死亡教育可以使其理解志愿者的角色和职责，为终末期老年人及其家属提供更好的爱心支持服务，也能帮助志愿者进行自我情绪调节而减轻心理压力。

4. 内容

（1）针对安宁疗护团队人员

① 死亡本质教育：涵盖死亡的相关议题，如定义、标准、过程、阶段等，死亡教育的相关议题，如意义、宗旨、目的等。死亡本质教育能帮助安宁疗护人员科学认知死亡，领悟开展死亡教育的意义。

② 死亡认知教育：涵盖儒释道生死观、西方国家生死观，以及我国不同地域死亡习俗、殡葬文化、殡葬礼仪等。多元文化死亡认知教育，有助于拓宽安宁疗护人员的死亡视野，丰富其认知和感悟，塑造更立体、包容的死亡观，更加客观、理性地看待死亡。

③ 死亡伦理教育：聚焦尊严死、安乐死、生前预嘱、遗体处置、尸体解剖、器官移植等关键议题进行伦理教育。为安宁疗护人员提供明确指引，使其在未来面对相关情境时，能对终末期老年人及家属给予正确引导，有效规避困境或纠纷。

④ 死亡心理教育：涵盖面对死亡时的恐惧、抑郁、悲伤、哀恸等心理行为特点、影响因素及心理反应机制。死亡心理教育有助于安宁疗护人员更好地理解终末期老年人及家属的情绪和行为，并提供有效的心理慰藉，获得内心平静。

⑤ 死亡照护技能教育：涵盖精准的终末期老年人症状管理与照护技术、家属照护技能、哀伤辅导、居丧辅导等。

（2）针对终末期老年人及其家属

① 认识死亡：向终末期老年人讲述临床死亡场景，激发其对死亡的理性思考。着重强调死亡是生命不可或缺的组成部分，其与生命具有同等重要的意义，进而搭建起深入探讨死亡话题的沟通桥梁。

② 面对死亡：向终末期老年人讲述面对死亡时常见的心理反应。死亡恐惧是人之常情，是珍惜生命、敬畏生命的有力体现。通过倾诉可有效减轻甚至消除恐惧。

③ 预备死亡：引导终末期老年人思索对自身临终时刻的期许，包括设想离世地点，期望陪伴身边的人，希望家人对待自己的态度，想传达给家人的心声，希望家人铭记的事项，预立生前预嘱，期望在临终时刻实施的治疗方案、抢救流程及操作方式等事宜，力求不留遗憾，有尊严地告别。

④ 超越死亡：通过死亡教育，引导终末期老年人深度思索死亡对生命的意义与影响，从而意识到生命有限性，可以激发出积极行动，超越死亡。实现超越死亡，一方面需要对终末期老年人坦诚告知死亡的必然性，帮助他们做好身心准备；另一方面，引导他们回顾人生，领悟生命价值，感恩过往，合理规划余生，全力活出向往生活，摆脱死亡恐惧，从容美好地走完生命最后一程。

⑤ 哀伤辅导：家属经历丧亲之痛，容易滋生恐惧、抑郁、焦虑等负面情绪，甚至会出现身体疼痛等躯体症状。安宁疗护人员应提供心理慰藉，指导家属认识悲伤，表达悲伤，鼓励参加社会活动，回归正常生活。

任务实施

表2-1 为终末期老年人提供死亡教育

操作环节	操作程序	注意事项
操作前：教育准备	①评估终末期老年人的死亡应对能力、死亡态度等 ②依据老年人的人生阶段，确立生命回顾模块 ③结合老年人特点，设置生命回顾主题 ④围绕主题，书写生命回顾体验表	保护终末期老年人自尊、隐私，取得信任
操作中 （1）建立信任关系 （2）评估心理状况 （3）实施生命回顾 （4）评价效果	①自我介绍、核对终末期老年人信息 ②建立信任关系，告知生命回顾的目的、过程、持续时间 ③帮助老年人回想人生故事，包括核心精神信念、实践经验、冲突事件等，表达真实想法，整合并重新解读负性事件，引导老年人重获生活的掌控感，内心安宁、平和 ④制订生命回顾纪念册 ⑤致谢	灵活运用生命回顾技术进行有效沟通，生命回顾符合规范标准
操作后：整理记录、跟踪总结	①询问终末期老年人对服务的满意度 ②约定下次生命回顾的时间 ③整理物品 ④洗手、记录	
风险防范	根据老年人的病情、心理特点选择合适的话题、时机、心理慰藉技术进行生命回顾，若出现不适，暂停生命回顾，安排心理专家随访	

资料卡

深圳立法确认"终末期决定权"的破冰意义

2022年6月23日，深圳市第七届人民代表大会常务委员会表决通过《深圳经济特区医疗条例》修订稿，在全国首次将老年人"终末期决定权"——生前预嘱写入地方性法规，该法规于2023年1月1日正式施行。

"终末期决定权"赢得立法支持，不仅是法制的革新，也是观念的革命。当然，立法只是迈出了生前预嘱制度的第一步，"终末期决定权"的真正落实，还需要更为细化的规则设计，需要多方专业力量的参与支持。这也正是法制探索和观念引领的长远价值之所在，在制度完善和实践演练中日趋成熟的"深圳样板"，或将激活更多地方立法的跟进，进而推动国家层面的相关立法。

任务练习

扫码完成在线练习。

在线练习

任务2 认识生命的意义与价值

任务情境

王先生，66岁，结肠癌终末期老年人。退休前为高级工程师，勤勉敬业，在行业内享有良好声誉。然而，突如其来的疾病打破了他对晚年生活的规划，王先生难以接受现实。常感慨自己半生奉献却未享受人生，陷入对生命价值的迷茫与质疑中。家庭方面，育有两女，大女儿幼时寄养于祖父母家，与王先生情感疏离，日常联系较少。小女儿婚姻破裂、工作动荡，生活陷入困境。妻子罹患心脏病与高血压，长期为小女儿生活操心，近期又因担忧王先生病情，血压波动加剧，身心俱疲。

入住安宁疗护病房后，王先生的躯体疼痛等生理症状得到有效控制，然而，心理层面的困扰却如影随形，挥之不去。他常愧疚于对大女儿成长陪伴的缺失，独自落泪；对小女儿与妻子的未来生活，忧心忡忡，情绪低落，难以自拔。

【任务】请帮助王先生评估心理困扰、精神需求的状况；请提供意义疗法，帮助王先生获得生命的意义感与价值感。

任务目标

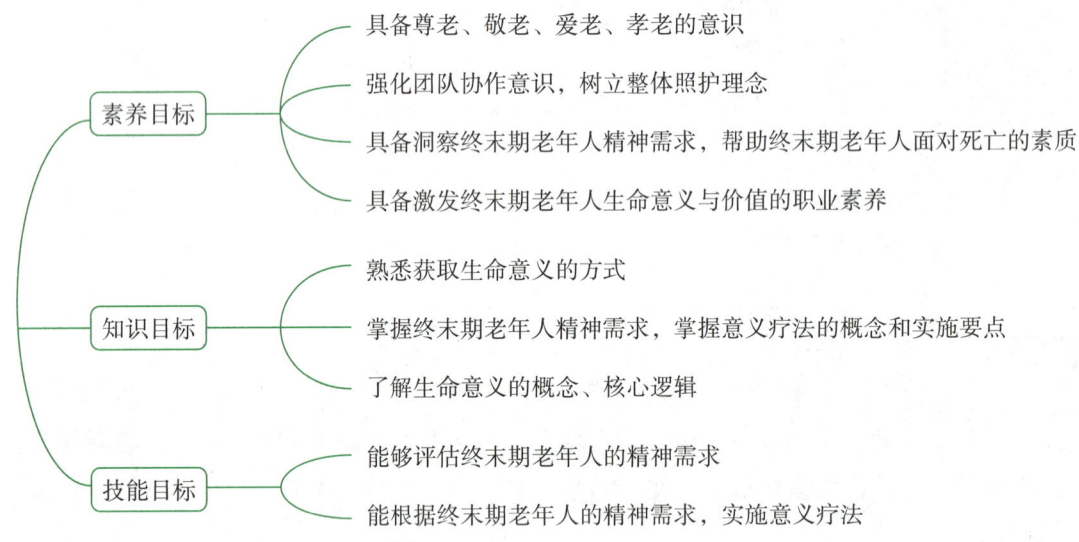

任务描述

一、生命的意义

生命是一种复杂的存在形式。从哲学角度看，生命是个体实现其意义和价值的载体。在积极心理学视角下，幸福生活不仅体现为即时的愉悦体验，更需蕴含深层的生命意义。奥地利心理学家维克多·弗兰克尔认为："人是由生理、心理和精神三方面的需求满足的交互作用统合而成的整体，生理需求的满足使人存在，心理需求的满足使人快乐，精神需求的满足使人有价值感。"对生命意义和价值的探索和追求是人类基本的精神需要，人所追求的是追求意义的意志。而终末期老年人常常会感到失去了生活目标，对生活的意义感到迷茫，出现"存在挫折"或"存在空虚"的心理困扰，表现为对生活的厌倦、悲观、失望或无所适从。解决这一心理困扰，就是找到生命的意义，发现生命的价值。意义疗法因此诞生。

二、生命意义的核心逻辑

1. 意志自由

即使身处困境，人依然拥有选择自己态度和行为的能力。无论身处何种境地，每个人都拥有发现生命意义的可能性。

2. 生命的意义需要去发现和创造

生命的意义是客观存在的，但需要去发现和创造。生命的意义并非由他人或社会赋予，而是蕴含于每个人独特的生命之中。每个人都有责任和能力去发现自己生命的意义。生命的意义并非一成不变，而取决于个体在特定情境下的选择和行动。生命的意义在于追求，而非拥有。

3. 寻找生命的意义是人生的根本动力

人天生有一种寻找生命意义的动力。当一个人找到生命的意义时，就会获得克服困难、战胜挫折的力量。即使在最艰难的时刻，他也能保持积极乐观的态度，并对未来充满希望。

三、获取生命意义的方式

1. 成就

生命意义，往往蕴藏在需要我们倾注心血去创造或达成的有价值之事中。通过创造或完成有价值的事物，实现自我价值，获得自我认同，是生命意义的重要源泉。

2. 体验

生命是一场充满惊喜与美好的旅程，积极地去体验生活的每一个瞬间，是发现生命意义的关键。积极体验生活的美好，感受生命的丰富多彩，在生活的点滴中感受生命的丰盈。

3. 态度

生活中难免会遭遇苦难与挫折，正是这些苦难，提供了领悟生命意义的契机。在每一次与苦难的抗争中，以积极的态度面对苦难，从苦难中汲取意义，跨越生命障碍，领悟生命真谛。

四、终末期老年人的精神需求

1. 精神需求的概念

精神需求是指个人寻找人生意义、目标和价值观的需求及期望。终末期老年人的精神需求是生命末期个体寻求终极意义、目的、超越，体验与自我、家庭、他人、社区、社会、自然以及重要事物的关系。

2. 终末期老年人的主要精神需求

（1）生命意义与价值需求

包括完成事业的需求，积极希望和感恩的需求，准备和接纳死亡的需求，创造生命意义、寻求目标的需求，寻求生命归宿的需求。主要体现在探索生命的意义和价值，希望重新诠释生活，把握每一天的生命价值，有意义地度过每一天。

（2）信仰及正能量的需求

包括省思信仰的需求，对抗死神的精神需求，接纳苦难的需求。主要体现在坦然地面对生命与生活，化解生存愿望和死亡现实的对立紧张状态，克服现实生活的困惑与焦虑，使有限的生命有意义。

（3）自然和谐的需求

包括体验自然的需求，欣赏美的需求，环境舒适、安全的需求。主要体现在与自然的和谐共融，体会和认识到人类是自然的一部分，人和万物一样接受生命的更迭，使生命发展更加健全。

（4）与他人关系融洽的需求

包括陪伴需求，"四道"（道谢、道爱、道歉、道别）人生的需求，家庭支持的需求，缓解孤独、抑郁的需求，反向关怀的需求。主要体现在与他人的融洽相处，需要亲人、朋友的陪伴和支持，需要与人交流，倾诉自己的情感。希望宽容与宽恕，重建及修复关系。

（5）自我圆融的需求

包括参与和控制的需求，内心矛盾冲突释放的需求，内心平和的需求，尊重与自决的需求。主要体现在自我的圆融，希望缓解身心痛苦，获得平静与舒适，希望获得关爱与尊重、重视与尊严，希望实现自我目标，达成圆满心愿。

五、意义疗法

1. 概念

意义疗法是一种引导个体寻找和发现生命的意义、树立明确目标、以积极的态度来面对和驾驭生活的治疗方法。意义疗法将意义、价值纳入心理治疗的范畴，根本目的是让终末期老年人面对生活中的痛苦，找到生命存在的意义，改善精神状况，提高生活质量。

2. 实施方法

（1）实施者

实施者需接受过培训，具备专业心理学知识，并且对意义疗法有透彻的理解，其角色是引导者和启发者，功能是开阔终末期老年人视野，使其意识到自己生命的意义和价值。

（2）实施对象

适用于失去生活目标、出现"存在空虚"、抑郁、意志消沉等精神困扰的老年人。

（3）实施流程

① 前期阶段：与终末期老年人建立信任关系，获取信息，了解情况。

② 干预阶段：访谈者在收集终末期老年人信息的基础上引出话题，并有目的地引导老年人探索生命的意义。具体时间可根据老年人身体和心理状况进行个体化设置，一般4～6次，每次30～80 min，间隔1～2 d。包括以下三个方面的内容。

一是认识现在，通过和终末期老年人沟通交流，缓解其负面情绪，提升关于死亡等敏感问题的接受度，通过增进社会支持来改变老年人自我封闭的状态。

二是意义回顾，帮助终末期老年人回顾生命，寻找意义，使老年人体会到爱和生命的价值。

三是正向引导，引导终末期老年人有勇气能够直面恐惧，体会到生命的意义，以达到一种平和感。

③ 后期评价：可从终末期老年人对疾病的态度转变、对生命无意义感的减轻、家属的感受以及老年人和家属对干预满意度等方面的评价入手，并进行跟踪总结。

3. 注意事项

① 引导而非主导。

② 关注终末期老年人内心变化。

③ 鼓励终末期老年人转变思维。

任务实施

表2-2 为终末期老年人提供意义疗法

操作环节	操作程序	注意事项
操作前：进行意义疗法前准备	① 照护者：情绪轻松、仪容端庄 ② 环境准备：心理环境安全，温湿度适宜 ③ 终末期老年人准备：状态平稳，适合意义疗法	保护终末期老年人的自尊、隐私，取得信任
操作中 （1）建立信任关系 （2）评估精神需求 （3）实施意义疗法 （4）评价效果	① 自我介绍、核对终末期老年人信息 ② 评估老年人的人格特征、精神困扰、精神需求、合作态度等 ③ 介绍意义疗法的内容、目的、需要时长 ④ 根据老年人状况确定意义疗法的次数、交谈时长、间隔时间、持续时长 ⑤ 对老年人实施意义疗法：认识现在、意义回顾、正向引导 ⑥ 观察老年人生命体征、心理状态 ⑦ 致谢	灵活运用意义疗法进行有效沟通，意义疗法符合规范标准
操作后：整理记录、跟踪总结	① 询问终末期老年人对服务的满意度 ② 约定下次意义疗法的时间 ③ 整理物品 ④ 洗手、记录	
风险防范	终末期老年人病情变化快，需要做好发生意外的紧急预案准备	

> **资料卡**
>
> **意义疗法的基本原则**[①]
>
> 关注生命的意义而非幸福：幸福是无法直接追求的，它是意义实现的副产品。只有当我们专注于寻找生命的意义时，幸福才会自然而然地降临。
>
> 从逆境中寻找意义：即使在最艰难的时刻，也能找到生命的意义。苦难可以成为个体成长的契机，帮助我们更加珍惜生命，并更加深刻地理解生命的意义。
>
> 通过行动实现意义：生命的意义并非抽象的概念，而是需要通过具体的行动来实现。我们应该将自己的价值观付诸实践，为他人和社会做出贡献。

任务练习

扫码完成在线练习。

在线练习

---
① ［美］维克多·弗兰克尔.活出生命的意义［M］.吕娜译.北京：华夏出版社，2018.

项目三

安宁疗护评估

评估是照护服务的第一步。在借助科学的方法和工具准确评估的基础上，梳理并分析问题，制订出个性化的整体照护方案，才能够为终末期老年人及家属提供针对性的照护服务。不同疾病状态的老年人，有不同的安宁疗护照护内容。因此，评估终末期老年人的生存期，可以帮助老年人及其家属更好地调整和适应。安宁疗护评估主要是对终末期老年人生理、精神心理、社会需求及生存期进行评估，也包括对生活环境、家人及照护人员身心状态的评估。

任务1 生理需求评估

任务情境

刘奶奶，87岁，因咳嗽、呼吸困难入院，在三甲医院诊断为肺癌并转移至胸椎、胰腺，因病情恶化，老年人拒绝放、化疗，经讨论并结合老年人意愿接受安宁疗护。目前，刘奶奶身体极度虚弱，体重42 kg，自诉腰背部疼痛、呼吸困难、夜不能寐、浑身乏力，加之长期卧床，生活不能自理，疾病的折磨让她情绪低落，焦虑不安。针对老年人的现状，照护团队需与老年人、家属进行沟通，以明确老年人的问题和需求，制订并实施护理计划，从而更好地预防并发症，促进舒适，减轻痛苦，帮助完成愿望。

【任务】刘奶奶存在哪些生理方面的护理问题？你会运用哪些方法对刘奶奶进行评估和支持？

任务目标

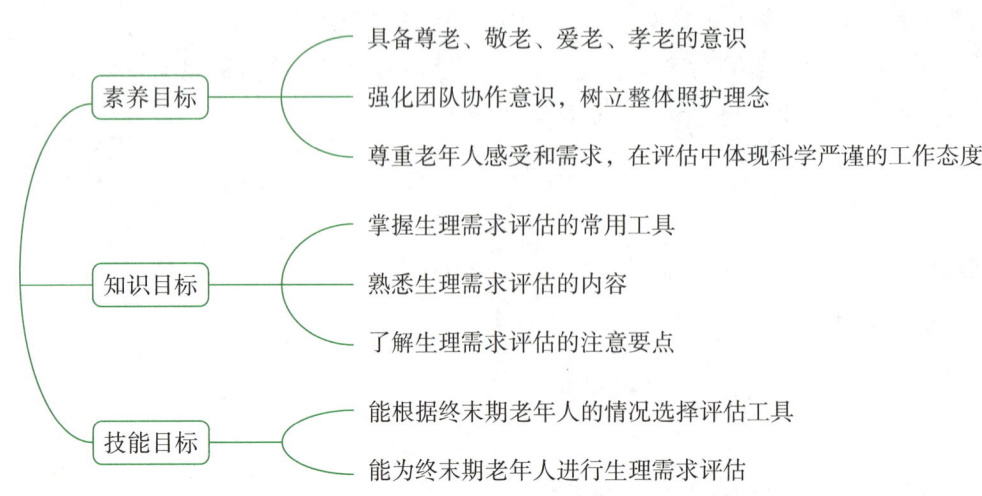

任务描述

一、终末期老年人生理需求评估内容

1. 基本生理功能评估

（1）呼吸功能

① 观察老年人的呼吸频率、节律和深度。正常成人呼吸频率为12～20次/min，呼吸节律规整，深度适中。终末期老年人可能出现呼吸过快、过慢、呼吸暂停、潮式呼吸等异常情况。例如，患有慢性阻塞性肺疾病（COPD）的终末期老年人，随着病情进展，可能会出现呼吸费力、呼气延长、呼吸频率加快等表现，这与肺通气功能障碍有关。

② 评估老年人的呼吸困难程度。可采用视觉模拟评分法（VAS），让老年人在一条10 cm的直线上标记自己呼吸困难的程度，0表示无呼吸困难，10表示极度呼吸困难。也可使用改良的Borg呼吸困难量表，从0～10分对呼吸困难进行分级，0分表示无任何呼吸困难感觉，10分表示最严重的呼吸困难，老年人无法忍受。

③ 检查老年人的痰液性状、颜色和量。痰液黏稠不易咳出可能导致气道阻塞，加重呼吸困难。例如，肺部感染的老年人可能咳出黄色脓性痰，量较多，而心力衰竭导致肺水肿的老年人可能咳出粉红色泡沫样痰。

（2）心血管功能

① 监测老年人的心率和心律。正常心率范围为60～100次/min，心律规整。终末期老年人可能因心脏疾病、电解质紊乱等原因出现心动过速、心动过缓、心律失常等情况。

② 测量老年人的血压。包括收缩压和舒张压，正常血压值为收缩压90～139 mmHg，舒张压60～89 mmHg。终末期老年人可能出现低血压，尤其是在循环衰竭阶段，血压持续下降，导致重要脏器灌注不足。

③ 评估老年人的外周循环状况，如皮肤温度、颜色和末梢毛细血管充盈时间。皮肤苍白、湿冷，末梢毛细血管充盈时间延长往往提示外周循环不良，可能是休克的早期表现。

（3）排尿功能

① 记录老年人的尿量、尿色和尿比重。正常成人24小时尿量约为1 000～2 000 mL，淡黄色，尿比重在1.015～1.025之间。终末期老年人可能因肾功能衰竭、脱水或液体过多等原因出现尿量异常。如急性肾功能衰竭老年人可能出现少尿（24小时尿量少于400 mL）甚至无尿（24小时尿量少于100 mL），而心力衰竭老年人在使用利尿剂后可能出现多尿现象。

② 观察老年人排尿是否困难，有无尿频、尿急、尿痛等症状。前列腺增生的男性终末期老年人常常会有排尿困难的问题，而泌尿系统感染老年人则可能出现尿频、尿急、尿痛等膀胱刺激征。

③ 检查老年人是否有尿失禁或尿潴留情况。神经系统疾病如脑卒中等可能导致老年人出现尿失禁，而脊髓损伤或某些药物副作用可能引起尿潴留，这都需要及时发现并处理，以预防泌尿系统感染和皮肤破损等并发症。

2. 症状管理评估

终末期老年人由于疾病恶化、肿瘤转移、药物不良反应等影响，往往会出现疲乏、疼痛、精神不振、虚弱和食欲不振等不适症状，严重影响其生活质量。因此，需要及时识别老年人不适症状，帮助其控制各种症状，缓解症状带来的不适，减轻痛苦，提高生活质量。

（1）疼痛评估

评估疼痛的性质，如刺痛、钝痛、胀痛、绞痛等，以及疼痛的部位、发作频率、持续时间和加重或缓解因素。了解疼痛性质有助于确定疼痛的病因。例如，胆绞痛通常为右上腹剧烈绞痛，可向右肩部放射，常因进食油腻食物而诱发。

（2）恶心与呕吐评估

① 询问老年人恶心的程度和频率，是否伴有呕吐。恶心程度可采用轻度、中度、重度描述。例如，化疗后的老年人可能会出现中、重度恶心，有时伴有呕吐。

② 观察呕吐物的性状、颜色和量。如果呕吐物为咖啡色，可能提示上消化道出血；若含有大量胆汁，则可能与胆道疾病或肠梗阻有关。

③ 评估恶心、呕吐对老年人饮食摄入和生活质量的影响。持续的恶心呕吐会导致老年人食欲减退，营养摄入不足，体重下降，严重影响老年人的身体状况和生活质量。

3. 虚弱评估

① 让老年人自我评估虚弱的程度，可采用0~10分的评分法，0分表示无虚弱，10分表示极度虚弱。虚弱是终末期老年人常见的症状，可能与疾病本身、贫血、营养不良、睡眠障碍等多种因素有关。

② 观察老年人的日常生活活动能力，如能否自行起床、穿衣、洗漱、行走等。疲劳严重的老年人可能会出现明显的活动受限，甚至长时间卧床不起。

4. 营养状况评估

① 测量老年人的身高、体重，计算体重指数（Body Mass Index，BMI）。BMI=体重（kg）÷身高的平方（m^2），正常范围为18.5~23.9。对于终末期老年人，由于疾病消耗，体重往往会逐渐下降，BMI低于正常范围，提示营养不良的可能性。例如，晚期艾滋病老年人因长期发热、腹泻等原因，可能出现严重的体重减轻，BMI可能低至15以下。

② 评估老年人的饮食摄入量和饮食偏好。了解老年人每日的主食、蛋白质、蔬菜、水果等各类食物的摄入量，以及老年人是否有特殊的饮食需求或禁忌。例如，某些宗教信仰者可能有特定的饮食规定，而一些消化系统疾病老年人可能对某些食物不耐受。

③ 检查老年人的人血清白蛋白、前白蛋白等营养指标。人血清白蛋白正常范围为35~55 g/L，前白蛋白正常范围为200~400 mg/L。这些指标降低往往提示老年人存在蛋白质营养不良，在安宁疗护中可作为营养支持效果的监测指标。

5. 皮肤完整性评估

（1）压力性损伤风险评估

观察老年人皮肤受压部位，如骶尾部、足跟、臀部、肘部等，是否有红斑、苍白、破损等早期压力性损伤迹象。早期发现并采取预防措施，如定时翻身、使用减压床垫等，可以有效降低压力性损伤的发生率。

（2）皮肤完整性评估

① 检查老年人全身皮肤是否有皮疹、出血、破损、溃疡等情况。某些药物过敏可能导致老年人出现皮疹、瘙痒，而糖尿病老年人由于神经病变和血管病变，容易出现足部皮肤破损、溃疡，且愈合困难，需要进一步护理和治疗。

② 评估皮肤的清洁度和卫生状况。保持皮肤清洁干燥对于预防皮肤感染和压力性损伤至关重要。对于不能自理的老年人，照护人员需要协助其进行皮肤清洁，如定期擦拭身体、更换衣物和床单等。

二、终末期老年人生理需求评估方法

1. 观察法

（1）直接观察

照护人员在日常护理过程中，直接观察老年人的面色、表情、呼吸状态、肢体活动等情况。观察老年人的表情是痛苦还是安详，有助于了解老年人的舒适程度和可能存在的症状。观察老年人的进食情况，如是否有食欲、进食量、进食速度、咀嚼和吞咽是否困难等。观察老年人的睡眠状态，包括睡眠时间、睡眠深度、是否有睡眠障碍（如失眠、多梦、易惊醒等）。

（2）间接观察

观察老年人的周围环境，如房间的温度、湿度、光线、声音等是否适宜。不适宜的环境因素可能影响老年人的舒适度和生理状态。观察老年人的家属或陪护人员的行为和态度。家属的陪伴和支持对老年人的心理状态有很大影响，同时也能反映老年人在家庭中的心理和照护需求。

2. 访谈法

（1）与老年人访谈

照护人员与老年人进行一对一的交流，询问老年人的主观感受，如疼痛程度、恶心呕吐情况、疲劳感受、口渴程度等。了解老年人的生活习惯和需求，如饮食偏好、睡眠习惯、个人卫生习惯等。

（2）与家属访谈

询问家属老年人在家中的生活情况，包括饮食、睡眠、活动能力等方面的变化。家属可以提供老年人在家庭环境中的一些信息，有助于全面了解老年人的病情和身心需求。了解家属对老年人疾病的看法和期望，以及他们在照顾老年人过程中遇到的困难和需求。

3. 测量法

（1）生命体征测量

生命体征包括体温、脉搏、呼吸和血压等，是反映老年人身体基本状况的重要指标。通过定期测量这些指标，可以及时了解老年人的病情变化，如体温升高可能提示感染，脉搏加快或减慢可能与心脏功能有关，呼吸急促或困难可能表示肺部有问题，血压的波动可能影响重要器官的血液灌注。因此，血压测量对于评估老年人心血管功能和循环状态非常重要。

（2）实验室指标测量

采集老年人的血液、尿液等标本，送往实验室进行检测。例如，检测血常规可了解老年人的红细胞、白细胞、血小板等情况，对于判断老年人是否有贫血、感染或凝血功能障碍有重要意义；检测肾功能指标如血肌酐、尿素氮等，可以评估老年人的肾脏功能状态，判断是否存在肾功能衰竭；检测肝功能指标如谷丙转氨酶、谷草转氨酶、胆红素等，有助于了解老年人的肝脏功能是否受损。

（3）问卷（量表）测量

运用标准化的量表、问卷，测量终末期老年人的身体健康状况。对终末期老年人进行评估时，应根据老年人自身情况选择适当的评估工具和方法，一般选择信度、效度较好的测量工具。

三、终末期老年人生理需求评估工具

1. 疼痛评估工具

（1）数字评定量表（NRS）

数字评定量表（Numerical Rating Scale，NRS）评分准确、简明，曾被美国疼痛学会视为疼痛评估的金标准。NRS有多个版本，其中最常用的是NRS 0～10分版（见图3-1）。老年人要在4种大类别，共11个分数（0~10分）中选择最符合自己疼痛情况的分数：即无疼痛（0分）、轻度疼痛（1~3分）、中度疼痛（4~6分）、重度疼痛（7~10分）。

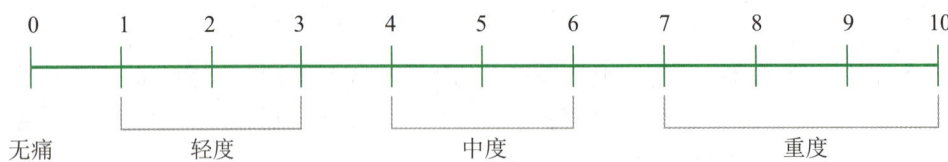

图 3-1 数字评定量表

NRS的分类比较清晰客观，可以对老年人进行准确的评估，从而提高不同老年人之间在评估上的可比性。NRS需要老年人有抽象的刻度理解能力，还有一定的文字阅读理解能力。因此，NRS比较适用于有一定文化程度的老年人。

注意：NRS用来比较一个老年人在不同时间的疼痛，而不是用来比较一个老年人和另一个老年人的疼痛。可以用来跟踪老年人的疼痛过程，评估治疗效果，也可以被老年人视为对疼痛的关注。

（2）面部表情疼痛评估法

最初的面部表情疼痛评估法（Faces Pain Scale，FPS）是为儿童疼痛测量开发的。后续经过修订，形成了FPS-R（见图3-2）。FPS-R提供了6种面部表情的卡通图片（从微笑、悲伤至痛苦的哭泣等）来形象表达分值区域所代表的疼痛程度。评估时，老年人指向表示与其疼痛程度相符的刻度或卡通面孔即可。

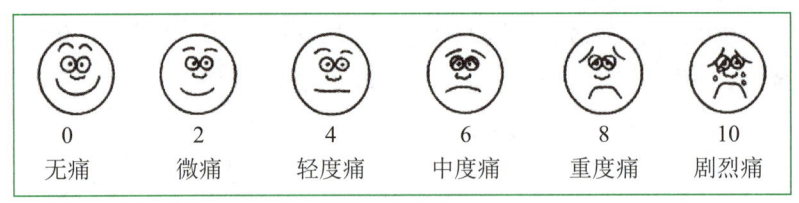

图 3-2 面部表情疼痛评估法（FPS-R）

面部表情疼痛评估法更适用于文化程度较低，甚至表达困难、意识不清及有认知功能障碍的老年人。有研究认为，面部表情疼痛评估法是老年人疼痛评估的首选，但面部表情疼痛评估法的一个缺点是，老年人需要在评估前仔细观察、辨识卡通表情。

2. 埃德蒙顿症状量表

埃德蒙顿症状量表（The Edmonton Symptom Assessment Scale，ESAS）是一种由老年人报告数值的评定量表，运用0~10之间的数字评估老年人自身的症状强度。0代表症状的最低程度，10代表症状的最严重程度。症状主要包括疼痛、疲劳、恶心、焦虑、抑郁、嗜睡、呼吸急促等常见症状。

埃德蒙顿症状量表（ESAS）

3. 营养评估工具

（1）主观全面评定量表

主观全面评定量表（Subjective Global Assessment，SGA）是一种通过详细询问老年人饮食摄入情况、体重变化、胃肠道症状等方面情况来综合评估老年人营养状况的量表。它将老年人的营养状况分为A（营养良好）、B（轻至中度营养不良）、C（重度营养不良）三个等级。例如，询问老年人"您最近食欲如何？是否有恶心、呕吐、腹泻等情况？您的体重在过去几个月内有什么变化？"根据老年人的回答进行综合评定，为制订营养支持计划提供依据。

主观全面评定量表（SGA）

（2）微型营养评定量表

微型营养评定量表（Mini-Nutritional Assessment，MNA）包括人体测量指标（如身高、体重、BMI），饮食评估，活动能力评估等多个方面，总分30分。根据得分将老年人的营养状况分为营养良好（24~30分）、存在营养不良风险（17~23分）和营养不良（0~16分）三个类别。该工具相对全面且简便易行，广泛应用于终末期老年人营养状况的评估，以便及时发现营养不良老年人并给予营养干预。

微型营养评定量表（MNA）

4. 皮肤完整性评估工具

（1）Braden压力性损伤评定量表

Braden压力性损伤评定量表通过对感觉、潮湿、活动、移动、营养和摩擦力/剪切力等多个因素的评估，为照护人员提供一个量化的风险评估结果，从而有针对性地采取预防措施，如为高风险老年人使用减压床垫、定时翻身、保持皮肤清洁干燥等，降低压力性损伤的发生率。

Braden压力性损伤评定量表

（2）Norton压力性损伤风险评定量表

该量表通俗易懂，可作为一般老年人及卧床老年人发生压力性损伤普查工具使用，评估内容包括一般状况、精神状态、改变体位能力、运动能力、大小便失禁5项。每项评分是1~4分，随分值的降低发生压力性损伤的危险度相应增加。评分范围为5~20分，总分≤14分为高危状态。其中，18~20分为轻度危险，14~18分为中度危险，10~14分为高度危险，10分以下属极度危险。

Norton压力性损伤风险评定量表

四、终末期老年人生理需求评估注意事项

1. 尊重原则

① 尊重知情同意权：评估前介绍评估的内容、方法和目的，以消除老年人的紧张情绪，得到老年人同意后方可进行。

② 尊重个体差异：不同老年人由于年龄、性别、基础疾病、文化背景、宗教信仰等因素的不同，其生理需求和对疾病的反应也存在差异。在评估过程中，应充分考虑这些个体差异，制定个性化的护理计划。

③ 尊重生命价值：在评估的过程中尊重老年人价值观和精神需求，关注终末期老年人对生命意义的理解。

④ 尊重老年人隐私：老年人的评估数据涉及个人隐私，评估人员应严格遵守保密原则。未经老年人或家属同意，不得将评估数据泄露给无关人员。

2. 适时原则

① 由于终末期老年人身体功能的退化，易产生疲惫感，在评估过程中无法全程保持高度注意力，工作人员应合理安排每次的评估时长。

② 评估是一个动态、持续的过程，需要逐步了解并在照护老年人的过程中进行分阶段、多次、连续的评估，让老年人可以有充分的时间进行反馈和回复。工作人员及时修正照护问题，不断优化干预措施或策略。

3. 规范性原则

① 过程规范性：评估过程需规范有序，尽可能选择安静、无干扰的环境，注意调节室内温度，老年人感觉舒适，条件允许可设立专门评估室。

② 操作规范性：严格遵循各项操作技术规范，在评估的过程中保持客观、严谨的态度，根据评估需求选择适宜的评估方法。

4. 全面性原则

① 在评估老年人生理需求时，要涵盖老年人的各个生理系统及功能，不能只关注某一个症状或体征。例如，对于一位呼吸困难的老年人，不能仅仅处理呼吸系统的问题，还要考虑到可能导致呼吸

困难的心血管、神经、营养等多方面因素。

② 评估多样性除了身体评估，还要对终末期老年人心理、社会、精神、生活质量等，从环境、人口、文化、语言等方面进行全面评估。

5. 充分告知原则

在评定之前，确保老年人理解整个量表的情况和具体的填写方法及每条问题的意义，然后做出独立的、不受他人影响的评定。

任务实施

表3-1 为老年人进行生理需求评估

操作环节		操作程序	注意事项
操作前：评估准备		评估人员个人做好准备 环境准备：环境安全，室内温度、湿度、光线适宜 老年人准备：老年人状态平稳，适合评估	评估过程中注意沟通的技巧，保护老年人隐私
操作中	（1）沟通与评估	① 自我介绍、核对老年人信息 ② 介绍操作内容、目的、关键步骤、注意事项及需要时长 ③ 为老年人进行一般情况、肢体活动和皮肤情况、老年人个人特殊情况的评估 ④ 询问老年人是否理解、是否可以配合操作 ⑤ 根据老年人情况选择合适的评估量表，必要时增加生活能力评估或疼痛评估量表	① 评估时，避免简单粗暴 ② 注意语言的沟通，做好人文关怀 ③ 避免一直追问 ④ 观察老年人生命体征变化 ⑤ 观察老年人表情变化并适时表达关心
	（2）评估实施	① 请老年人和家属进行量表评估 ② 观察老年人生命体征变化 ③ 观察老年人的心理状态	
	（3）评估干预	根据评估结果，持续改进照护计划，提出针对性干预措施，并实时跟进处理	
操作后：整理记录		① 询问老年人对服务的满意度 ② 整理物品 ③ 洗手、记录	
风险防范		终末期老年人病情变化快，需要做好意外发生的紧急预案准备	

资料卡

功能性健康型态模式①

功能性健康型态（Functional Health Patterns，FHPs）是马乔里·戈登（Marjory Gordon）于1987年提出的，由涵盖生理、心理、社会和精神不同层面的11个功能型态组成。该型态从独特的专业角度，充分体现了整体护理的理念，得到了广泛认可。

11个功能型态包括：①健康感知与健康管理型态；②营养与代谢型态；③排泄型态；④活动与运动型态；⑤睡眠与休息型态；⑥认知与感知型态；⑦自我概念型态；⑧角色与关系型态；⑨性与生殖型态；⑩压力与压力应对型态；⑪价值与信念型态。

任务练习

扫码完成在线练习。

任务2　心理与精神需求评估

任务情境

聂爷爷，64岁，阴囊恶性肿瘤晚期。老人一直有疼痛症状及入睡困难，遵医嘱每12 h口服吗啡缓释片30 mg，每晚9点给予口服阿普唑仑片0.8 mg改善睡眠。但随着病情的进展，老人自觉时日不多，整日沉默不言，夜间不寐，拒绝家人陪护，拒绝一切药物治疗，要求拔除氧气管、心电监测设备。值班工作人员耐心陪伴，得知老人一直以来都是家庭的顶梁柱，现在生病了，连累了一家人，儿子还没结婚，工作也被自己耽误了，他对家人非常愧疚。自己要强了一辈子，如今生活没有一点尊严了，没有活着的意义了。

【任务】聂爷爷存在哪些心理与精神方面的护理问题？你会运用哪些方法对聂爷爷进行评估和支持？

任务目标

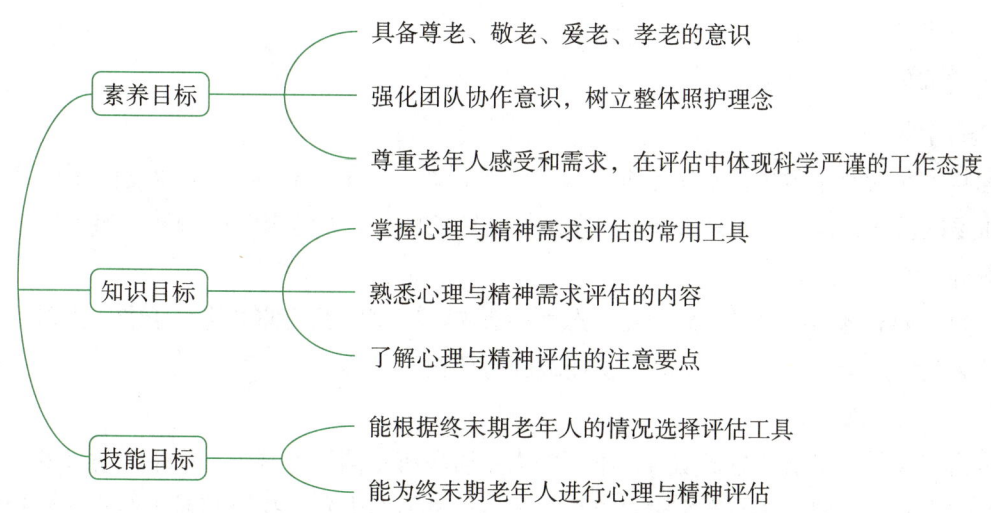

任务描述

当生命走向尽头，终末期老年人不仅面临着身体机能的衰退和各种生理不适，其心理与精神层面也承受着巨大的压力与挑战。心理上，他们可能因对疾病预后的担忧、对死亡的恐惧、对家庭的牵挂等而陷入焦虑、抑郁等情绪困境；精神上，可能会对生命的意义产生困惑，对过往的经历进行反思，或者在宗教信仰、文化传统等方面寻求慰藉与寄托。准确评估终末期老年人的心理与精神需求，是提

---

① 刘成方，佟玉荣.健康评估.5版［M］.北京：人民卫生出版社，2024.

供针对性心理支持和精神关怀的前提，有助于老年人在生命的最后阶段获得内心的平静与安宁。

一、终末期老年人心理与精神需求评估内容

1. 情绪状态评估

（1）焦虑评估

焦虑是终末期老年人常见的情绪反应。评估时需关注老年人是否存在过度的紧张不安、易激惹、惊恐发作等表现。例如，老年人可能会频繁询问关于病情进展和治疗效果的问题，对周围环境的变化过度敏感，难以集中注意力，时常伴有心悸、手抖、出汗等躯体症状。这些表现可能暗示老年人正处于焦虑状态，且焦虑程度可能因个体差异和病情阶段而有所不同。

了解焦虑产生的原因，如对死亡过程的恐惧（害怕疼痛加剧、呼吸困难等终末期症状），对家庭经济负担的担忧（担心医疗费用过高而耗尽家庭积蓄），对未完成事务的牵挂（如子女的婚姻、孙辈的教育等）。例如，一位癌症老年人，在得知自己病情恶化后，因担心子女为其治病背负巨额债务，而表现出极度的焦虑，茶饭不思，夜不能寐。

（2）抑郁评估

观察老年人是否有持续的情绪低落、失去兴趣和快乐感、自责自罪、绝望感等症状。老年人可能对以往喜欢的活动（如看电视、下棋、与朋友聊天等）失去热情，整天沉默寡言，面容愁苦，经常哭泣，甚至出现消极的自杀念头或行为。例如，长期患病且身体功能逐渐丧失的老年人，可能会觉得自己成为家庭的累赘，从而陷入深深的抑郁情绪中，拒绝与他人交流，对任何事情都提不起劲。

识别导致抑郁的因素，如身体疾病的折磨（慢性疼痛、长期卧床导致的生活质量下降），社交隔离（因疾病无法参加社交活动，与朋友和亲人的联系减少），对未来的无望感（认为自己的疾病无法治愈，生命即将结束且毫无意义）。

2. 精神信仰与价值观评估

（1）宗教信仰评估

询问老年人是否有宗教信仰（如是否信佛教、基督教、伊斯兰教等）。如果有，了解其宗教信仰的程度（如虔诚教徒、偶尔参与宗教活动）和宗教实践的内容（如是否定期祈祷、参加宗教仪式、阅读宗教经典等）。

探究宗教信仰对老年人面对疾病和死亡态度的影响。一些宗教信仰可能给予老年人对死亡的不同理解，如认为死亡后会通往另一个世界，从而减轻对死亡的恐惧。

（2）生命意义与价值观评估

寻求生命意义是人生活的主要动力，不同的人生阶段有不同的追求。寻找生命意义的过程，就是重新找到自我存在的价值，从而产生对自己生命的认同感。与老年人探讨其对生命意义的理解，如是否认为自己的一生有价值，在生命的最后阶段是否有未完成的心愿或遗憾。

二、终末期老年人心理与精神需求评估方法

1. 观察法

在老年人的日常生活中，观察其行为举止、表情神态、社交互动等情况。例如，观察老年人在房间的活动，是否主动与其他老年人或工作人员交流，交流时的表情是愉快、焦虑还是抑郁的；观察老年人的睡眠情况，是否存在入睡困难、多梦、早醒等睡眠障碍，睡眠障碍可能与心理压力有关；观察老年人的饮食行为，是否有食欲不振、暴饮暴食等情况，饮食变化可能反映老年人的情绪状态。

在老年人接受治疗时，观察其对治疗的依从性和情绪反应。例如，老年人是否按时服药、接受检查和治疗，在治疗过程中是否表现出紧张、恐惧或抗拒。观察老年人在康复训练中的表现，如是否有积极性、毅力和耐心。

2. 访谈法

（1）老年人访谈

与老年人进行一对一的深入访谈，通过营造轻松、信任的氛围，让老年人能够畅所欲言。访谈内容可以包括老年人对疾病的感受、对未来的期望、家庭关系、心理困扰等方面。例如，询问老年人"您现在最担心的事情是什么？"通过老年人的回答，了解其内心的真实想法和情绪状态。

（2）家属访谈

与老年人的家属进行交流，了解老年人行为变化、情绪波动等信息，这些信息有助于全面评估老年人的心理与精神需求。例如，家属可以告知老年人在家中的具体情况，是否经常发脾气、是否有过自杀的念头或言论、对家庭事务的关心程度是否改变等。另外，家属的情绪状态和应对方式也会对老年人产生影响，家属的过度焦虑可能会加重老年人的心理负担。

3. 心理测验法

（1）情绪评估工具

可以使用医院焦虑抑郁量表（HADS）、贝克焦虑量表（BAI）等量表对老年人的情绪进行评估，通过评估得分可以判断其是否存在焦虑或抑郁情绪以及程度如何。

（2）认知功能评估工具

可以使用简易精神状态检查表（MMSE）、蒙特利尔认知评估量表（MoCA）等量表对老年人的认知功能进行评估，通过评估得分可以快速筛查出老年人是否存在认知功能下降，以便进一步评估和干预。

三、终末期老年人心理与精神需求评估工具

1. 心理状态评估工具

（1）贝克焦虑量表

贝克焦虑量表（Beck Anxiety Inventory，BAI）包含21个自评项目，主要评估老年人在过去一周内的焦虑症状，如紧张、害怕、心悸、手抖等。每个项目采用0～3分的四级评分法，0分表示无，3分表示重度。老年人完成量表后，根据总分判断焦虑程度，一般总分越高，焦虑程度越严重。该量表能够较为详细地了解老年人的焦虑症状表现和程度，为制订有针对性的心理干预措施提供依据。

贝克焦虑量表（BAI）

（2）老年抑郁量表

老年抑郁量表（Geriatric Depression Scale，GDS）专门用于评估老年人的抑郁状态，共有30个问题，如"你对生活基本满意吗？""你是否经常感到生活空虚？"等。回答为"是"或"否"，不同的回答对应不同的分值，总分越高，抑郁程度越严重。该量表考虑了老年人的特殊心理和生活状况，能够更准确地筛查出终末期老年人的抑郁情绪。例如，对于一些身体功能受限、社交活动减少的老年人，GDS可以更好地捕捉到他们可能存在的抑郁症状，如失去兴趣、孤独感、无用感等，以便及时进行心理干预，如陪伴、心理疏导、兴趣培养等。

老年抑郁量表（GDS）

（3）心理痛苦温度计

心理痛苦温度计（Distress Thermometer，DT）是一种快速有效的心理痛苦筛查工具（见图3-3）。该工具以温度计的形式呈现，评估老年人近1周的心理痛苦水平，评分为0～10分，0分为没有痛苦，

10分为极度痛苦，DT≥4分的老年人需进一步评估。同时，还可以在问题清单中勾选导致心理痛苦的原因，如身体问题、情感问题、实际问题等（见表3-2）。

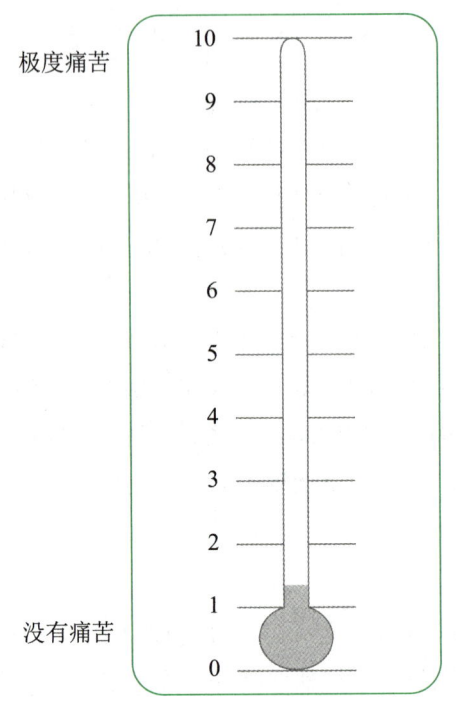

图3-3 心理痛苦温度计

表3-2 问题清单

请指出引起您心理痛苦的问题，勾选是或否。

具体问题	勾选 □		具体问题	勾选 □	
身体问题	是	否	实际问题	是	否
外表	□	□	照顾孩子	□	□
洗澡/穿衣	□	□	家务	□	□
呼吸	□	□	保险/经济问题	□	□
排尿改变	□	□	交通出行	□	□
便秘	□	□	工作/上学	□	□
腹泻	□	□	治疗决策	□	□
进食	□	□			
疲乏	□	□	家族问题	是	否
水肿	□	□	与孩子相处	□	□
发热	□	□	与配偶相处	□	□
头晕	□	□	生育能力	□	□
消化不良	□	□	家庭健康问题	□	□

续表

具体问题	勾选 ☐ ☐	具体问题	勾选 ☐ ☐
记忆力/注意力	☐ ☐		
口腔溃疡	☐ ☐	情绪问题	是 否
恶心	☐ ☐	抑郁	☐ ☐
鼻子干燥/充血	☐ ☐	恐惧	☐ ☐
疼痛	☐ ☐	紧张	☐ ☐
性	☐ ☐	悲伤	☐ ☐
皮肤干燥/瘙痒	☐ ☐	担忧	☐ ☐
睡眠	☐ ☐	对日常活动失去兴趣	☐ ☐
物质使用	☐ ☐		
手/脚麻木	☐ ☐		
		信仰/宗教问题	☐ ☐
其他问题 _____			

2. 精神需求评估工具

（1）精神需求评估问卷

精神需求评估问卷（Spiritual Needs Questionnaire，SNQ）旨在评估老年人在精神层面的需求，包括对生命意义的探索、与超自然力量的关系、内心的平静与和谐等方面。问卷包含多个条目，如"您是否思考过生命的意义和目的？""您是否从宗教或精神信仰中获得力量？"等，采用不同的评分方式来衡量老年人在各个精神需求领域的程度。通过该问卷，可以深入了解终末期老年人的精神需求特点，为提供个性化的精神关怀服务提供指导。例如，如果老年人对生命意义探索的需求强烈，则可以组织相关的生命回顾和意义重构活动。

精神需求评估问卷（SNQ）

（2）McGill生活质量量表

McGill生活质量量表（McGill Quality Of Life，MQOL）是专为终末期老年人设计的评估工具，旨在全面衡量老年人在生命末期的生活质量。MQOL共有16个条目，包含身体、心理、社会和精神四个维度，其中精神维度聚焦存在意义与内心安宁。各维度包含若干条目，通常取条目得分的平均值，高分（7~10分）：表示该维度状态良好（如"社会支持充足""内心平静"）；低分（0~3分）：提示需重点关注（如"严重孤独感""无意义感"）。

McGill生活质量量表（MQOL）

四、终末期老年人心理与精神需求评估注意事项

1. 共情与耐心

评估人员要具备高度的共情能力，能够站在老年人的角度去感受他们的痛苦、恐惧、焦虑等不适，理解他们的处境和需求。在评估过程中，要有足够的耐心，不催促老年人，允许他们有足够的时间表达自己，即使老年人的表达不清晰、重复或情绪激动。例如，当老年人因回忆起痛苦经历而哭泣时，评估人员应给予安慰和陪伴，耐心等待老年人情绪平复后再继续评估，而不是急于完成评估任务。

2. 宗教理解与尊重

对于有宗教信仰的老年人，评估人员要尊重其宗教信仰和习俗，了解不同宗教在老年人终末期关怀方面的教义和仪式，避免因宗教无知而冒犯老年人。例如，在与基督教徒老年人交流时，要尊重其祈祷和读经等宗教行为，在制定关怀计划时可考虑结合宗教元素；对于佛教徒老年人，要理解其对生死轮回的信仰，适时可以提供一些符合其信仰的精神引导，如关于慈悲、释怀等方面的交流。

任务实施

表3-3 为老年人进行心理与精神需求评估

操作环节		操作程序	注意事项
操作前：评估准备		① 评估人员个人做好准备 ② 环境准备：环境安全，室内温度、湿度、光线适宜 ③ 老年人准备：老年人状态平稳，适合评估	评估过程中注意沟通的技巧，保护老年人隐私
操作中	（1）沟通与评估	① 自我介绍、核对老年人信息 ② 介绍操作内容、目的、关键步骤、注意事项及所需时长 ③ 为老年人进行一般情况、肢体活动和皮肤情况、老年人个人特殊情况的评估 ④ 询问老年人是否理解、是否可以配合操作 ⑤ 根据老年人情况选择合适的评估量表	① 评估时，避免简单粗暴 ② 注意语言的沟通，做好人文关怀 ③ 避免一直追问
操作中	（2）评估实施	① 用量表对老年人进行评估 ② 观察老年人生命体征变化 ③ 观察老年人的心理状态	④ 观察老年人生命体征变化 ⑤ 观察老年人表情变化并适时表达关心
操作中	（3）评估干预	根据评估结果，持续改进照护计划，提出针对性干预措施，并实时跟进处理	
操作后：整理记录		① 询问老年人对服务的满意度 ② 整理物品 ③ 洗手、记录	
风险防范		终末期老年人病情变化快，需要做好意外发生的预案	

资料卡

精神的本质[1]

精神一词源自拉丁字母"spiritus"。精神的本质包括以下四个层面：一、达到自我认同，发现真正的自我；二、能够与他人的关系达到和谐的状态；三、激发想象力和创造力，热爱生活；四、具有感恩的心与高尚的情怀。

---

[1] 谌永毅，杨辉. 安宁疗护[M]. 北京：人民卫生出版社，2023：87.

任务练习

扫码完成在线练习。

任务3　社会需求评估

 任务情境

刘奶奶，87岁，确诊乳腺癌晚期1年余，手术、化疗治疗一年后，病情依然恶化，出现肺部、骨转移，双下肢已不能行走，大小便失禁，入住安宁疗护病房。长期的治疗已使整个家庭经济拮据。主要的照顾者是唯一的女儿，一个60岁的老年人，上周因意外跌倒导致骨折，近期都无法来探望和照顾老母亲，入住期间也少有其他亲属或朋友探望。一周以来，刘奶奶整日郁郁寡欢，沉默不语。

【任务】刘奶奶存在哪些方面的社会支持问题？你会运用哪些方法对刘奶奶进行社会需求评估？

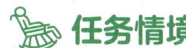 **任务目标**

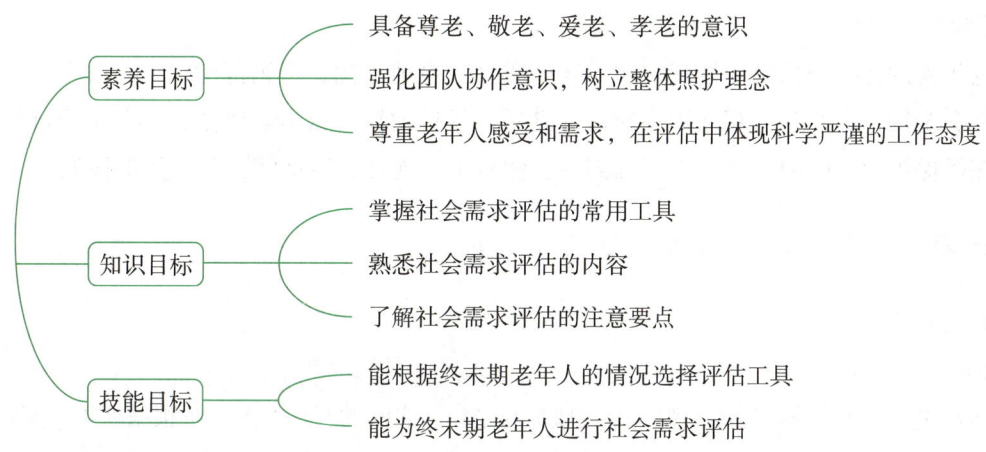

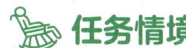 **任务描述**

当个体面临生命的终末期，其社会需求与健康状态相比发生了显著变化。终末期老年人不仅承受着身体的病痛与心理的压力，其社会角色、人际关系以及经济状况等方面的改变也给他们带来诸多困扰。准确评估终末期老年人的社会需求，有助于工作人员及老年人家属为其构建适宜的社会支持网络，提供针对性的帮助与服务，从而在一定程度上缓解老年人的痛苦，提高其生命末期的生活质量与尊严。

一、终末期老年人社会需求评估内容

1. 家庭与社会支持评估

（1）家庭支持状况

家庭成员的陪伴时间与质量是关键因素。观察老年人身边是否经常有家属陪伴，家属在陪伴过程

中的互动情况，如是否积极与老年人交流、倾听老年人的心声、给予情感上的慰藉等。例如，有的老年人虽然有家属在旁，但家属只是默默坐在一旁玩手机，缺乏真正的情感交流，这表明老年人在家庭情感支持方面可能存在不足。

家庭成员的健康状况与照顾能力也不容忽视。若家属自身身体欠佳或缺乏必要的照护知识与技能，可能影响对老年人的照护质量。比如，年迈的配偶想要照顾患病的另一方，但因自身患有慢性病而力不从心，这就需要外部力量的介入与支持。

（2）社会支持网络

评估老年人的朋友、邻居及社区组织对其的支持程度。了解是否有朋友定期探望、提供精神鼓励或实际帮助，如协助购物、接送就医等。例如，一些社区志愿者组织可能会为终末期老年人提供上门陪伴、做家务等服务。

宗教或社会团体的参与情况对部分老年人具有重要意义。对于参加社会团体（如老年协会、兴趣俱乐部等）的老年人而言，在患病期间这些团体仍保持联系并提供相应帮助，是重要的社会支持。

2. 经济状况评估

（1）收入来源与稳定性

了解老年人的收入渠道，如退休金（养老金）、工作收入（若仍在职或有兼职）、投资收益、子女赡养费等。分析这些收入来源是否稳定，是否会因老年人患病而受到影响。例如，一些老年人因患病无法继续工作，失去了主要的收入来源，而退休金又相对有限，这将严重影响其经济状况。

（2）医疗费用负担

评估老年人的医疗费用报销情况，包括医保类型、报销比例、报销范围等。了解老年人自付医疗费用的比例和金额，以及是否存在因高额医疗费用而导致的经济压力。例如，一些新型抗癌药物价格昂贵且不在医保报销范围内，老年人家庭需要全额承担，这对其经济状况是巨大的挑战。

二、终末期老年人社会需求评估方法

1. 观察法

（1）家庭与社交互动观察

在老年人的家庭环境或病房中，观察家庭成员与老年人之间的互动细节。可根据老年人家属的肢体语言、表情神态、言语交流的频率和内容等，判断家庭关系的亲疏与支持力度。例如，观察到老年人家属在与老年人交流时总是眉头紧皱、语气生硬，可能暗示家庭氛围紧张，老年人缺乏良好的家庭情感支持。

（2）生活环境与经济状况观察

查看老年人的居住环境，包括住房条件、家居设施等，可初步判断其经济状况。同时，观察家中是否有特殊护理设备或用品，也能了解老年人在医疗护理方面的经济投入情况。观察老年人的日常消费行为，如饮食质量、衣着打扮等，以辅助评估其经济状况。

2. 访谈法

（1）老年人访谈

询问老年人关于家庭关系的感受，如对家庭成员陪伴和照顾的满意度、是否存在家庭矛盾或困扰等。了解老年人的经济状况，如对医疗费用的支付能力、是否因经济问题影响治疗选择等。

（2）家属访谈

与老年人家属进行交流，了解家庭的整体经济状况，包括收入来源、支出情况、是否有债务等。询问老年人家属对老年人的照顾能力和意愿，以及在照顾过程中遇到的困难和压力。

3. 问卷调查法

（1）社会支持评定量表

该量表可用于评估老年人所获得的社会支持情况，包括客观支持（如实际的物质帮助、经济支持等），主观支持（如情感上的支持、被理解和尊重的感觉等）和对社会支持的利用度。通过老年人对量表中一系列问题的回答，计算得分，从而全面了解老年人的社会支持网络和支持程度。

（2）经济状况调查问卷

自行设计或选用已有的经济状况调查问卷，详细询问老年人的收入来源、金额、稳定性，医疗费用支出明细、报销情况，家庭资产与负债等信息。

三、终末期老年人社会需求评估工具

1. 家庭和社会支持评估工具

（1）家庭关怀指数问卷

该问卷主要评估家庭对老年人的关怀程度，涵盖家庭情感支持、经济支持、信息支持等多个维度。通过老年人或家属对问卷中一系列问题的回答，如"家人经常鼓励我积极面对疾病""家人会为我了解疾病相关信息并告知我"等，采用不同的评分方式来衡量家庭支持的水平。根据得分情况，可以判断家庭支持是强、中还是弱，从而为安宁疗护人员了解老年人家庭环境提供依据，以便在必要时提供家庭辅导或资源链接等服务。

家庭关怀指数问卷

（2）社会支持评定量表

中南大学肖水源教授设计的社会支持评定量表（Social Support Rating Scale，SSRS）共有10个条目，包括客观支持（条目2、6、7），主观支持（条目1、3、4、5）和对社会支持的利用度（条目8、9、10）3个维度，是目前国内最常用的社会支持评定量表。

社会支持评定量表（SSRS）

2. 经济状况评估工具

由老年人自行填写，内容包括对家庭经济状况的总体评价、对医疗费用支付的担忧程度、是否因经济原因影响日常生活质量等方面的问题。例如，"您觉得您家庭目前的经济状况是否能够承受您的疾病治疗费用？""您是否经常因为经济问题而减少必要的生活开支？"等。通过老年人的回答，综合评估其经济压力的主观感受，这种主观感受与客观的经济数据相结合，可以更全面地了解老年人的经济状况对其心理和生活的影响。

四、终末期老年人社会需求评估注意事项

1. 保护隐私和尊重意愿

在评估过程中，涉及老年人及其家属的许多个人信息，如家庭经济状况、家庭矛盾、老年人的内心想法等，评估人员必须严格保护这些隐私信息。同时，也要充分尊重老年人及其家属的意愿，尤其是在涉及一些敏感问题或干预措施时，要先征求老年人和家属的意见，确保计划与措施符合他们的意愿和需求，而不是强行推行。

2. 注意文化与社会背景差异

不同文化背景下的老年人和家属在家庭观念、社交礼仪、死亡观念等方面存在差异，评估人员要充分考虑这些文化因素。老年人的社会阶层、职业、地域等社会背景因素也会影响其社会需求。例如，高社会阶层的老年人可能更关注医疗服务的品质和个性化，对社交和娱乐活动也有较高的要求；而低社会阶层的老年人可能更担忧经济负担和基本生活保障。

任务实施

表3-4 为老年人进行社会需求评估

操作环节		操作程序	注意事项
操作前：评估准备		① 评估人员个人做好准备 ② 环境准备：环境安全，室内温度、湿度、光线适宜 ③ 老年人准备：老年人状态平稳，适合评估	评估过程中注意沟通的技巧，保护老年人隐私
操作中	（1）沟通与评估	① 自我介绍、核对老年人信息 ② 介绍操作内容、目的、关键步骤、注意事项及需要时长 ③ 为老年人进行一般情况、肢体活动和皮肤情况、老年人个人特殊情况的评估 ④ 询问老年人是否理解、是否可以配合操作 ⑤ 根据老年人情况选择合适的评估量表	① 评估时，避免简单粗暴 ② 注意语言的沟通，做好人文关怀 ③ 避免一直追问 ④ 观察老年人生命体征变化 ⑤ 观察老年人表情变化并适时表达关心
	（2）评估实施	① 对老年人及其家属进行量表评估 ② 观察老年人生命体征变化 ③ 观察老年人的心理状态	
	（3）评估干预	根据评估结果，持续改进照护计划，提出针对性干预措施，并实时跟进处理	
操作后：整理记录		① 询问老年人对服务的满意度 ② 整理物品 ③ 洗手、记录	
风险防范		终末期老年人病情变化快，需要做好发生意外的紧急预案	

资料卡

社会支持系统理论[①]

社会支持系统理论认为社会支持是一个复杂的多维体系，包括主体、客体和介体，主体是包括正式和非正式的各种社会关系网络，客体是社会上所有需要帮助的个体和群体，介体是联结社会支持主体和客体的纽带和桥梁，如物质、行为、情感支持等。社会支持系统理论认为社会支持包括：物质帮助，如提供金钱、实物等有形帮助；行为支持，如分担劳动等；亲密的互动，如倾听，表示尊重、关怀、理解等形式。来自政府、社区等正式的社会支持让老年群体有基本的生存经济保障。而来自亲人、社工、志愿者等个人的非正式社会支持给老年群体生活照料和精神慰藉，也同等重要。依据社会支持系统理论的观点，困境形成的本质是社会联结网络的断裂。因此，群体或个体得到的来自社会支持主体的物质、行为和情感互动等支持越多，就能够越好地应对生命末期的困境。

[①] 谌永毅，杨辉. 安宁疗护[M]. 北京：人民卫生出版社，2023：160—161.

任务练习

扫码完成在线练习。

任务 4　生存期评估

 任务情境

张奶奶，79岁，高血压病史20年，5个月前确诊胰腺癌。最近感觉身体越来越虚弱，下床活动都需要人协助；疼痛症状由原来的腹痛，逐渐扩大到背部、臀部等身体其他部位。近几天奶奶只能卧床，嗜睡状态，近期血压波动在85～90/45～55 mmHg，心率在110～125次/min，呼吸25～30次/min，体温37.8 ℃，下肢水肿，24 h尿量在400～500 mL，恶心呕吐明显，暂禁食。除身体不适外，她还放心不下家里患严重心脏病的老伴，一直希望能够为老伴找一家好的养老院，但因为自己身体原因不能到现场为老伴挑选，心里很着急。

【任务】根据目前的情况，请为张奶奶进行生存期评估，并引导家属做后续安排。

任务目标

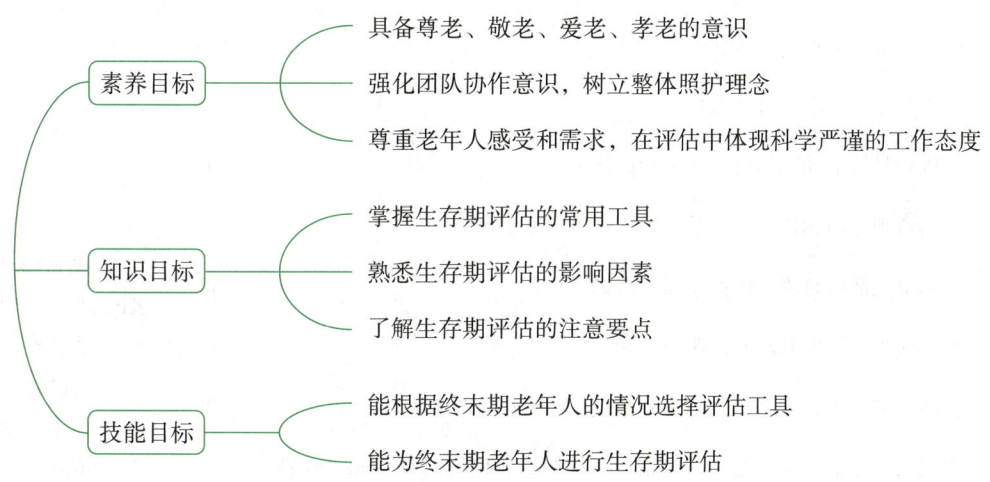

任务描述

一、生存期评估

老年人面临死亡时其健康状态随着时间的推移发生改变，不同疾病基础的老年人，死亡过程会有所不同。晚期癌症老年人表现为开始健康状态控制平稳，之后数周或数月逐渐变差，乃至死亡，健康状态与死亡之间会有比较突然的转变。慢性非传染性疾病老年人通常在遭受急性病变后病情恢复平稳，反复多次发作后身体逐渐衰弱、死亡，如慢性阻塞性肺病、心力衰竭老年人等。长期健康状态不良的老年人，会随着时间推移逐渐出现身体机能的下降，如认知症老年人。

二、影响生存期评估的因素

1. 疾病诊断与分期

如肿瘤晚期、原发灶无法明确的转移性腺癌、病理显示未分化的癌症，一般预后较差。进展性疾病在终末期出现功能下降时，也往往提示预后不良。

2. 症状

癌症老年人出现厌食、吞咽困难和体重下降，往往是终末期的表现。特别是呼吸困难和谵妄，是濒死状态有效的临床评估指标。死亡前1个月，呼吸急促、嗜睡、烦躁、食欲缺乏和疲劳等症状通常会频繁出现。

三、生存期评估工具

1. 卡氏评分表

卡氏评分表（Karnofsky Performance Status，KPS）是一种常用于评估癌症老年人的功能状态的评分系统，其目的是量化老年人的健康状况，以便医生可以根据老年人的具体情况来决定最适合的治疗措施和治疗目标。评分＞80分者状态较好，存活期较长，为非依赖级，即生活自理级；50～70分为半依赖级，即生活半自理；＜50分为依赖级，即生活需要别人帮助。

表3-5 卡氏评分表（KPS）

条目	问题	评分	生存期评估
1	一切正常，无不适或病症	100	
2	能进行正常活动，有轻微病症	90	
3	可进行日常活动，但有一些症状或体征	80	
4	生活自理，但无法维持正常活动或强度大的劳动	70	
5	大部分生活可自理，但偶尔需要帮助	60	若癌症末期老年人KPS评分＜50分，则预计生存期不会超过8周，但KPS评分≥50分时，其评估预后的准确性会降低
6	需要较多的帮助和经常的医疗照护	50	
7	生活不能自理，需要特别照顾和帮助（卧床时间＞50%）	40	
8	严重失去生活能力，必须住院接受医疗照护，但暂时没有死亡威胁（几乎卧床不起）	30	
9	病重，需要住院并积极进行支持治疗（完全卧床不起）	20	
10	垂危（昏迷或很少能唤醒）	10	
11	死亡	0	

2. 姑息功能评价量表

姑息功能评价量表（Palliative Performance Scale，PPS）是在KPS基础上修订制成的，目前已被广泛运用于接受姑息治疗的癌症晚期老年人的生存期预测。PPS≤60%预测生存期小于6个月；PPS≤40%预测生存期小于3个月。

表3-6 姑息功能评价量表（PPS）

PPS水平	行动	活动及疾病情况	自理情况	进食情况	意识水平
100%	完全	正常活动或工作；无疾病证据	完全	正常	正常
90%	完全	正常活动或工作；有一些疾病证据	完全	正常	正常
80%	完全	经努力保持正常活动；有一些疾病证据	完全	正常或减少	正常
70%	减少	无法正常工作；有明显疾病	完全	正常或减少	正常
60%	减少	无法做嗜好的事务、家庭工作；有明显疾病	偶尔需要协助	正常或减少	正常或意识错乱
50%	大部分时间坐位或卧床	无法进行任何工作；有多方面疾病	需要大量协助	正常或减少	正常或意识错乱
40%	大部分时间卧床	无法进行大部分活动；有多方面疾病	大部分时间需要协助	正常或减少	正常或嗜睡±意识错乱
30%	完全卧床	无法进行任何活动；有多方面疾病	完全被照顾	正常或减少	正常或嗜睡±意识错乱
20%	完全卧床	病重，需要住院并积极进行支持治疗（完全卧床不起）	完全被照顾	最小限度	正常或嗜睡±意识错乱
10%	完全卧床	垂危（昏迷或很少能唤醒）	完全被照顾	只有口腔护理	嗜睡或昏迷±意识错乱
0	死亡	死亡	—	—	—

3. 姑息预后评分表

姑息预后评分表（Palliative Prognostic Score，PaP Score）通过KPS评分、临床症状和实验室检查结果对短期生存风险作出预测，适用于癌症和非癌症终末期老年人，具有较高的敏感性和特异性。

表3-7 姑息预后评分表（PaP Score）

条目	评分指标	分级	评分	生存期预测
1	呼吸困难	否	0	A（30天生存可能性＞70%）0～5.5
1	呼吸困难	是	1	A（30天生存可能性＞70%）0～5.5
2	缺乏食欲	否	0	B（30天生存可能性30%～70%）5.6～11
2	缺乏食欲	是	1.5	B（30天生存可能性30%～70%）5.6～11
3	卡氏评分（KPS）	≥30	0	C（30天生存可能性＜30%）11.5～17.5
3	卡氏评分（KPS）	10～20	2.5	C（30天生存可能性＜30%）11.5～17.5

续表

条目	评分指标	分级	评分	生存期预测
4	临床预测生存期（CPS）	≥30	0	
		11~12	2	
		7~10	2.5	
		5~6	4.5	
		3~4	6	
		1~2	8.5	
5	白细胞总数（×10^9/L）	≤8.5	0	
		8.6~11.0	0.5	
		>11	1.5	
6	淋巴细胞比例（%）	20~40	0	
		12~19.9	1	
		<12	2.5	

4. 姑息预后指数

姑息预后指数（Palliative Prognostic Index，PPI）是在PPS基础上制定的症状评估量表，PPI得分越低，老年人的功能状态越好。

表3-8 姑息预后指数（PPI）

条目	评分指标	分级	评分	生存期预测
1	姑息功能评价量表（PPS）	10~20	4.0	
		30~50	2.5	
		≥60	0	
2	经口摄入量	严重减少	2.5	≥6分，预测生存期3周（敏感性80%，特异性85%）≥4分，预测生存期6周（敏感性80%，特异性77%）
		中等减少	1.0	
		正常	0	
3	水肿	存在	1.0	
		无	0	
4	休息时呼吸困难	存在	3.5	
		无	0	
5	谵妄	存在	4.0	
		无	0	

5. 终末期病人病情评估表

是由我国毛伯根等研制的一种终末期老年人病情评估体系，与国外常见的姑息功能评价表（PPS）、姑息预后指数（PPI）等相比，所涉及的临床症状指标更全面，评分更细致，能更准确地反映老年人的终末期状态。

表3-9 终末期病人病情评估表

序号	评估项目	级差比例					评估时间		
		100%	50%	30%	20%	10%			
1	摄入	平时正常量 18	平时半量以下 9	少量流质 5	少量啜饮 3	*仅口唇囫 1			
2	体能生活	自主行走 全自理 18	搀扶走 大部分自理 9	大多卧床 自行用餐 5	卧床能坐靠 能交流 3	*仅能肢体徐动、吞咽 1			
3	年龄（岁）	<50 10	50~69 5	70~79 3	80~90 2	>90 1			
4	呼吸（次/分）	正常 10	活动后气促 5	平卧时气促 3	*>30或<10 2	#张口点头样 1			
5	神志	正常 10	淡漠眼神呆滞 5	嗜睡或烦躁 3	*浅昏迷 2	#深昏迷或见"回光返照" 1			
6	血压 收缩压	正常 6	<平时值20% 3	<100 mmHg 2	*<80 mmg 1	#<70 mmHg 0.5			
7	脉搏（次/分）	正常 6	>100或不齐 3	>120或<60 2	*>160或<50 1	#<45 0.5			
8	营养状态	无消瘦 6	略有消瘦，体重下降>10% 3	轻度消瘦，体重下降>20% 2	中度消瘦，体重下降>30% 1	重度消瘦，体重下降>40% 0.5			
9	脏器状况	无损伤 4	非重要脏器损伤 2	一个重要脏器损伤 1.5	二个重要脏器损伤 1	三个以上重要脏器损伤 0.5			
10	体温腋下（℃）	正常 4	>37.1 2	>38 1.5	*>39或<36.3 1	#>40或<36 0.5			
11	尿量（mL/日）	正常 4	略减>700 2	减少>400 1.5	*少尿<400 1	#无尿<100 0.5			
12	水肿	无 4	下肢水肿 2	全身水肿 1.5	伴胸、腹水 1	胸、腹水伴呼吸限制 0.5			
	共计								

说明：① 上表中的"*""#"为限定警示指标内容，符合"*"内容3项以上者或符合"#"2项以上者，可确定病情已进入濒临死亡阶段，预计生存期约在3天。

② 重要脏器指对生命延续有明显影响的脏器，如心、肝、肺、肾、脑，损伤包括脏器转移和/或功能衰（减）竭。

③ 血压的平时值指发病以前，血压在同样条件下的平均（3次以上）测值。

④ "回光返照"指患晚期癌症或其他衰竭性疾病的病人，在终末期弥留时，出现短期的"食欲增加、精神亢奋、神志转清、开口说话、思维清晰、肢体徐动"等现象，约1～3天后病情急转，出现死亡。

⑤ "下肢水肿"指腿、足部任一侧、段的水肿，"胸、腹水伴呼吸限制"指大量胸、腹水时引起呼吸困难。

⑥ 某些病人，病情尚不稳定如颅内内压增高、严重感染、高热，需待急症病况得到控制，方能比较准确地评估，本评估所得结果建立在安宁护和缓和医疗的基础之上。

⑦ 评分＜25分，每3分预计生存时间为1天；评分25～35分，每2.5分预计生存时间为1天；评分36～50分，每2分预计生存时间为1天；评分＞50分，每1分预计生存时间为1天。

⑧ 评分多适用于非癌症老年人，癌症老年人请参考癌末老年人评分对照表（见表3-10）。

表3-10　癌末老年人评分对照表

评分	天数	评分	天数	评分	天数	评分	天数
20	4	30	7	40	13	50	24
21	4	31	7	41	14	51	26
22	4	32	8	42	15	52	28
23	5	33	8	43	16	53	29
24	5	34	9	44	17	54	31
25	5	35	10	45	18	55	33
26	5	36	10	46	19	56	36
27	6	37	11	47	20	57	38
28	6	38	11	48	21	58	40
29	6	39	12	49	23	59	43

说明：根据评分结果，预测生存时长。

四、生存期评估注意点

① 为终末期老年人进行生存期评估时，要根据终末期老年人的疾病表现和精神心理特点，采用适宜的评估工具，为老年人做出正确的评估。

② 对终末期老年人的生存时间评估要尽量准确，同时还要协助调整终末期老年人面对死亡的心理状态，确定安宁疗护的介入时机，制订最优照护方案，改善终末期老年人生存质量。疾病终末期老年人有较多情感和心理需求，要尽早认识到病情的恶化，对其需求做出评估，设法缩小其期望值和现实之间的差距，从而改善心理压力和焦虑情绪、获得安宁。

③ 虽然确切死亡的时间无法预测，但标志着接近死亡的症状和体征比较容易识别。因此，还需要对老年人家属提供信息和教育，指导参与照护，并注意引导家属和照护者疏泄情绪，提供情感支持。

任务实施

表3-11 为老年人进行生存期评估

操作环节		操作程序	注意事项
操作前：评估准备		① 评估人员个人做好准备 ② 环境准备：环境安全，室内温度、湿度、光线适宜 ③ 老年人准备：老年人状态平稳，适合评估	评估过程中注意沟通的技巧，保护老年人隐私
操作中	（1）沟通与评估	① 自我介绍、核对老年人信息 ② 介绍操作内容、目的、关键步骤、注意事项及需要时长 ③ 为老年人进行一般情况、肢体活动和皮肤情况、老年人个人特殊情况的评估 ④ 询问老年人是否理解、是否可以进行配合操作 ⑤ 根据老年人情况准备合适的评估量表，必要时增加生活能力评估或疼痛评估量表	① 评估时，避免简单粗暴 ② 注意语言的沟通，做好人文关怀 ③ 避免一直追问 ④ 观察老年人生命体征变化 ⑤ 观察老年人表情变化并适时表达关心
	（2）评估实施	① 根据老年人情况，通过资料收集的形式，请老年人和家属进行生存期量表评估 ② 评估结果为1～2周，10天左右	
	（3）评估干预	① 告知家属评估结果，必要时安排家庭会议，了解家属后续安排，并作出恰当的指引 ② 根据家属意见，调整照护计划，提出针对性干预措施，并实时跟进处理	
操作后：整理记录		① 询问老年人对服务的满意度 ② 整理物品 ③ 洗手、记录	
风险防范		终末期老年人病情变化快，需要做好发生意外的紧急预案	

资料卡

《黄帝内经》中"天年"的概念

在《黄帝内经》中，有关"天年"的概念有如下内容。

昔在黄帝，生而神灵，弱而能言，幼而徇齐，长而敦敏，成而登天。

乃问于天师曰：余闻上古之人，春秋皆度百岁，而动作不衰；今时之人不然也，年半百而动作皆衰者，时世异耶？人将失之耶？

岐伯对曰：上古之人，其知道者，法于阴阳，和于术数，食饮有节，起居有常，不妄作劳，故能形与神俱，而尽终其天年，度百岁乃去。

【翻译（大意）】黄帝询问岐伯关于人类寿命的问题。岐伯回答说，上古时期的人们如果能遵循自然规律，合理饮食和作息，可以活到百岁且动作不衰，这被称为"天年"。

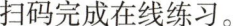

任务练习

扫码完成在线练习。

项目四

安宁疗护特殊情境

沟通是为终末期老年人及其家属提供高质量安宁疗护服务所必需的技能之一,没有沟通就没有情感链接。在安宁疗护情境中,工作人员通过与终末期老年人家属及照护者进行家庭会议、坏消息告知,制订预立医疗计划制订,帮助老年人及其家属了解目前的病情及老年人状态,让老年人感受到被重视和尊重,为安宁疗护工作创造良好的人际工作环境。在养老机构中,安宁疗护的科普及推广可以让老年人和家属更好地理解和接纳安宁疗护,从而有利于安宁疗护的实施。

任务1 家庭会议实施

任务情境

陈爷爷,83岁,确诊肺癌,预期生存期为3个月。陈爷爷有一儿一女,儿子为主要监护人,儿子想将老年人送进养老机构接受安宁疗护服务,女儿想接老年人回家度过人生最后阶段,儿女双方就此争执不断。陈爷爷对自身病情不完全知情,看到儿女不和,心里很着急。儿女考虑后续安排需要尊重老年人意愿,决定告知陈爷爷真实病情。

【任务】请以家庭会议的形式,告知陈爷爷真实病情,并商量后续安排。

任务目标

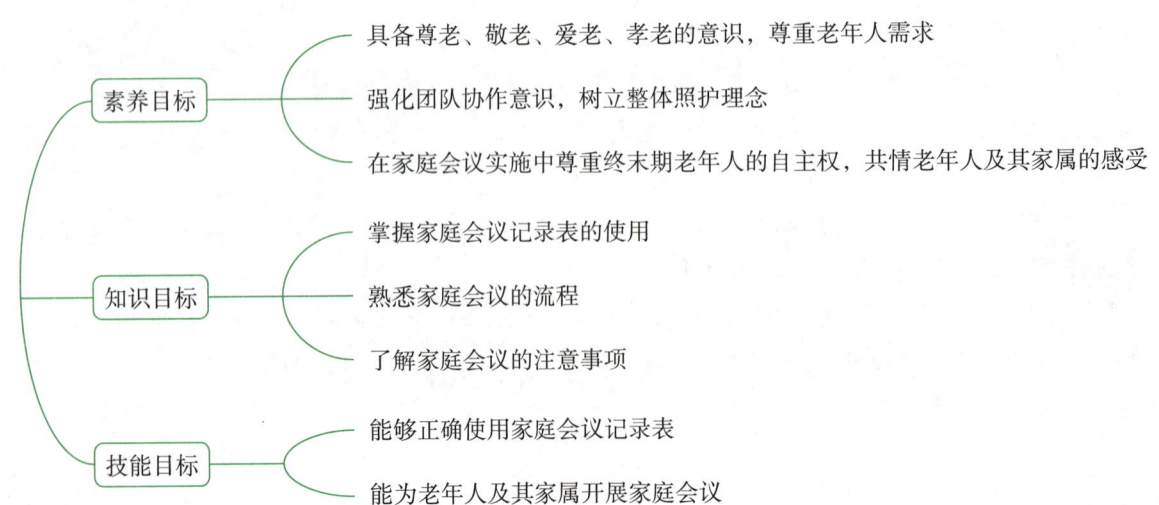

任务描述

终末期的老年人常被较多的症状困扰，且面临死亡威胁等，老年人的生活质量较低。家庭会议可以加强老年人、老年人家属及医护团队的沟通，避免误解；讨论症状的控制、治疗方案和照护的目标，并引导老年人及其家属积极决策；促进家属分享对老年人病情的感受，避免因沟通不良，造成误会；同时，还有利于减轻生理、精神负担，提高终末期老年人安宁疗护质量。所以，举行家庭会议被认为是安宁疗护工作人员必备的技能。

一、家庭会议的定义

家庭会议是一种由安宁疗护团队组织，向老年人及其家属传递老年人疾病相关信息，评估老年人及其家属的需求，给予情感支持，讨论照护目标和照护策略并达成共识的有效方法。

二、家庭会议的目标

家庭会议的核心是为了和终末期老年人、老年人家属进行更好的沟通，给予老年人及其家属支持，从而提供更优质的照护服务。在家庭会议开展前，必须有明确的目标和合适的计划。家庭会议目标主要包含以下内容：

① 做好病情告知。告知老年人目前的健康状况，公开难以接受的诊断信息（坏消息），解释安宁疗护的目的，确定家庭主要照顾者和医疗决策代理人。

② 说明老年人病情进展及可能的预后。讨论疾病给老年人及其家属带来的负担、症状困扰、治疗计划、疾病预后。

③ 协助老年人或老年人家属处理情绪问题。了解家庭成员及老年人相互之间的感受，表达老年人的需要、家属的角色、感受和愿望，为哀伤辅导做准备。

④ 协助老年人与其家人沟通，整合家属意见。与家属沟通老年人在安宁疗护病房接受的照护事宜、营养问题、治疗的决策、预立医疗照护计划等，解决冲突或争议。

⑤ 提供可选择的诊疗手段及利弊分析，共同确定照护计划方向。

⑥ 讨论出院或善后事宜准备，制定出院（回家）计划。

三、会议前准备

1. 时机准备

一般来说，召开家庭会议有以下三种情况。

① 常规召开家庭会议，如入院时、入院2天内、制定出院准备计划时，或出院前2~3天。

② 老年人或家属需要或要求时。

③ 老年人出现复杂状况时，包括但不限于：老年人的症状难以控制；病情发生变化，公布难以接受的诊断信息，制订预立医疗照护计划；老年人的家庭社会情况较为复杂，难以在治疗方案上达成一致，或是老年人的合并症较多，伦理上有冲突；老年人的照护目标具有挑战性，需要对老年人的生活质量或者终末期的事宜做艰难的决定等。

2. 人员准备

召开家庭会议前，先联络老年人及其家属，确认参与会议家属的意愿、人数和时间、地点、形式。

（1）人员组成

包括老年人的家属、主管医生、责任护士、责任护理员、社工等，可视老年人诊疗方案邀请多学科团队中其他成员。受邀参会的人员应在会议召开前充分了解老年人的病史及现状。

① 老年人：老年人本人是否参加家庭会议，存在较大的争议，可征求老年人家属和/或老年人本人意愿后决定。

② 老年人家属：参加会议的家属必须是老年人家庭的核心成员，是老年人的主要照顾者或老年人的医疗决策代理人。

（2）人数控制

参加家庭会议的安宁疗护团队的成员人数必须控制为必要的最少人数，工作人员的数目最好与老年人家属的数目相当，以免因为安宁疗护人员人数太多，导致老年人及其家属感到不自在或者感受到压制。

3. 场地准备

家庭会议应该在一个安静、独立、不被打扰的房间内进行，关闭手机。最好是以圆桌会议的方式举行，以便参与者能面对面交流。房间内应该准备足够多的椅子，让参与者能随意选择自己的座位。最好能配备视频设备，这样可以让不能到场的其他重要家属或者跨学科团队成员通过电话或者视频的形式参加会议。

4. 会议议程及其他物品准备

会议开始前要制定会议议程，包括会议的主要目的、内容、持续的时间、地点、参加的人员，并分发给参加会议的人员。准备家庭会议记录表，形成团队共识。确定会议主持及记录人员，以预定的会议目标展开讨论。

表4-1　家庭会议记录表

时间：	地点：		
主持人：	其他参与者：		
老年人姓名：	性别：		出生年月：
入院时间：	医疗诊断结果：		
参会的老年人家属的基本信息	姓名：	年龄：	与老年人关系：
	姓名：	年龄：	与老年人关系：
	姓名：	年龄：	与老年人关系：
	姓名：	年龄：	与老年人关系：
病史及当前病情简述：			
当前诊疗状况：			
主管医生建议：			
老年人当前意愿：			
老年人家属当前意愿：			
当前主要问题与需求：			
家庭会议目标：			
具体会议记录：			
会议结果： 目标是否达成：□是　　□否　　□部分达成 具体结果：			
记录者签名：			

同时，需要为老年人及其家属准备健康教育资料，以作为口头信息的补充，这些资料应该包括机构安宁疗护服务介绍、治疗和药物信息的宣传册等。

四、家庭会议流程

家庭会议流程分为5个步骤：介绍和开场、交换信息、讨论、结束与跟进。

1. 介绍和开场

由参加会议的工作人员向老年人及其家属进行简短的自我介绍，并请老年人家属进行自我介绍；然后介绍会议的目标、持续的时间（一般不超过1 h）、基本要求（如每位参与者都有发言和提问的机会，每位参与者发言时其他人不要打断等）。

2. 交换信息

了解老年人家属对老年人疾病现状的了解程度，回顾老年人的病情、目前的治疗方案及预后，与老年人及其家属讨论老年人的照护目标、期望的治疗方案等，了解老年人及其家属遇到的问题并探讨解决方式，对老年人及其家属的情绪反应（如生气、焦虑、伤心等）给予疏导。

3. 讨论

家庭会议参与者各自发表自己的意见，工作人员逐渐引导家属站在老年人角度思考，并提出可供选择的建议；经过充分讨论，让所有参与者达成共识。

4. 结束

简要总结会议内容，询问是否还有其他问题，感谢和肯定老年人家属的参与并共同决策，对接下来的工作做简要计划，将会议记录存入病历。

5. 跟进

对于未参加会议的老年人，工作人员应至老年人床旁告知其会议的内容；同时，应该跟踪会议中制订的计划的执行情况，必要时再次召开家庭会议。

五、家庭会议的注意事项

① 在实施会议的过程中，工作人员必须用平实易懂的语言向老年人及其家属解释老年人的病情及治疗措施，并且要适时确认老年人及其家属是否听懂。

② 工作人员应积极地聆听，并且要有同理心，能及时察觉到老年人或老年人家属的情绪变化并给予安慰、疏导。

③ 工作人员应该充分尊重老年人及其家属，使用开放性的问题，认真对待老年人家属及老年人提出的问题，注意照顾到每位参加会议的家属，鼓励他们说出自己的想法和感受，多给老年人及其家属提问和发表感想的机会。

④ 工作人员的表述应该直接且清晰，不要给老年人及其家属不切实际的希望，允许会议过程中出现沉默或哭泣，要与老年人及其家属站在一起，共同面对问题和挑战。

六、文本记录

家庭会议常会谈论老年人进一步治疗的决策，如选择住院治疗或者居家安宁疗护；解决家庭内部的争议，并达成一致意见。这些都是对老年人非常重要的信息，避免以后再次出现争论或纠纷。基于此，家庭会议必须进行文本记录。记录的内容包括：参加的人员，老年人所存在的问题，老年人症状评估信息，老年人家属对老年人现状的了解程度，老年人家属的担忧，达成的共识和接下来的计划。会议记录需分发给老年人的照护团队。另外，要向老年人或老年人家属提供会议主要内容的副本，同时在老年人的病历中提交1份副本。

任务实施

表4-2　为终末期老年人召开家庭会议

操作环节		操作程序	注意事项
操作前：会议准备		① 时机准备 ② 人员准备：老年人及其家属、安宁疗护团队 ③ 场地准备：场地安静，配圆桌、足够的椅子、视频设备 ④ 议程及其他物品准备	参加家庭会议的安宁疗护团队的成员人数必须控制为必要的最少人数
操作中	（1）介绍和开场	① 参会者简短自我介绍 ② 工作人员说明老年人现在的健康状况，说明这次会议的目的、持续的时间、会议的基本要求	① 使用平实易懂的语言，并且要适时确认老年人及家属是否听懂 ② 应积极地聆听，并且要有同理心，能及时察觉到老年人或家属情绪变化并应对 ③ 使用开放性的问题，鼓励参会者说出自己的想法和感受 ④ 表述应该直接且清晰，允许会议过程中出现沉默或哭泣。
	（2）交换信息	① 了解老年人家属对老年人疾病现状的了解程度 ② 回顾老年人的病情、目前的治疗方案及预后 ③ 与老年人及其家属讨论老年人的照护目标、期望的治疗方案等 ④ 了解老年人及其家属遇到的问题并探讨解决的方式 ⑤ 对老年人及其家属的情绪反应（如生气、焦虑、伤心等）给予疏导	
	（3）讨论	① 引导家属站在老年人的角度思考，而不是家属独自决定 ② 安宁疗护团队提出恰当的建议 ③ 争取所有参与者达成共识	
	（4）结束	① 简要总结会议的内容 ② 询问是否还有其他问题 ③ 感谢和肯定家属的参与并对其决定有同理心 ④ 对接下来的工作做简要的计划，将会议记录保存入病历	
操作后：跟进		① 对于未参加会议的老年人，工作人员应至老年人床旁告知其会议的内容 ② 应该跟踪会议制订的计划的执行情况，必要的时候再次召开家庭会议	

续表

操作环节	操作程序	注意事项
文本记录	记录的内容包括：参加的人员，老年人所存在的问题，老年人症状评估信息，老年人家属对老年人现状的了解程度，老年人家属的担忧，达成的共识和接下来的计划，并分发给老年人的照护团队	要向老年人或老年人家属提供会议主要内容的副本，并在老年人的病历中提交1份副本

资料卡

家谱图的基本组成元素[①]

① 符号。我们使用不同的符号来代表各个家庭成员、描述各种家庭结构。此外，那些与家庭成员共同生活，或为家庭提供支持、照料的重要他人也应被包含在家谱图中。

② 家庭互动模式。工作人员可自行决定是否将表示家庭关系的标识符呈现在家谱图中，抑或将有关家庭模式的信息记录在另外的表单中。这部分信息的准确程度可能较低，但它们却是家庭模式最重要的反映形式，治疗师应对其给予高度关注。

③ 病史和病历。因为家谱图注定是一种具有导向性的家庭图谱，所以应将重要的因素优先列出。如果可能，最好将家庭成员的重大疾病或慢性病的名称及发病时间在家谱图中标识出来。如果可行，可根据DSM-Ⅳ诊断标准将疾病以缩写的形式在家谱图上标出（例如：癌症-CA；中风-CVA）。

④ 其他家庭信息。家庭的其他重要信息也应在家谱图中被标识出来，如家庭种族背景信息、宗教信仰、教育程度、职业、不良嗜好、特殊的生活经历等。

任务练习

扫码完成在线练习。

在线练习

任务2　坏消息告知

任务情境

谢奶奶，73岁，确诊慢性充血性心力衰竭晚期，预期生存期不超过1个月。老人对自己的病情不完全知情，家属此前担心影响老人身心健康，一直"欺骗"老人她很快会痊愈，到时候就接她回家。但随着身体逐渐衰弱，身体不适症状加重，老人开始怀疑自己的病情。家属因此考虑要向老人详细告知病情，以便了解谢奶奶是否有未了心愿，以帮助老人更好地安排后事。

【任务】请与家属一起向谢奶奶告知病情，并商讨后续安排。

[①] [美]莫妮卡·麦戈德里克，[美]兰迪·格尔林森，[美]苏艾丽·佩特里.家谱图：评估与干预（第三版修订本）[M].谢中圭译.北京：当代中国出版社，2024：230—231.

任务目标

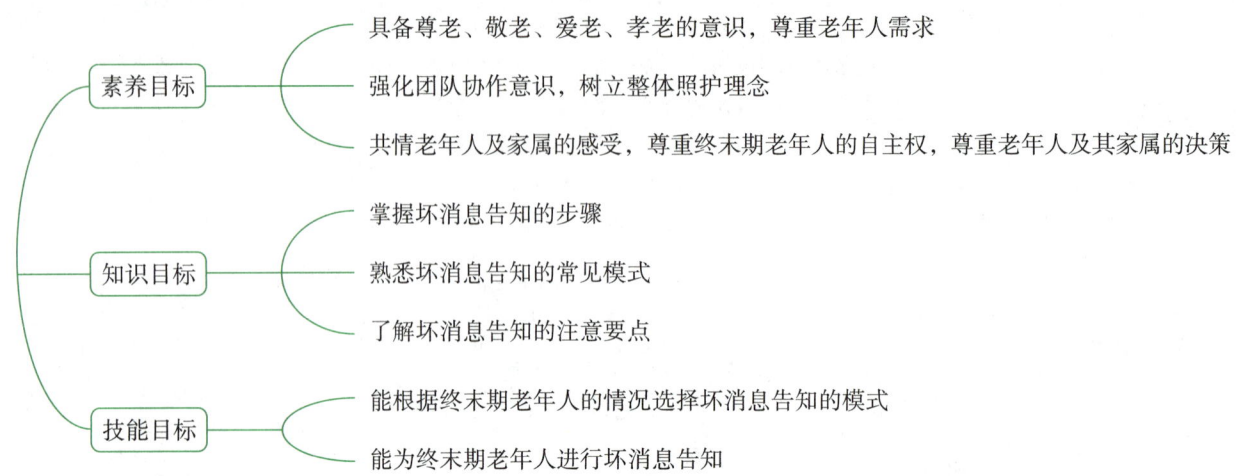

任务描述

一、坏消息告知的目的

① 帮助终末期老年人及其家属了解目前病情及老年人状态，以及下一步需要采取的最合适的医疗手段。

② 在老年人了解自己病情及自身状态的基础上，对下一步计划作出规划，减少遗憾。

③ 让老年人感受到被重视和尊重，与安宁疗护人员建立互相信任、开放性的关系，为安宁疗护工作创造良好的人际工作环境。

④ 为了更好地实施安宁疗护。建立在公开、坦诚的沟通基础上的良好人际关系，有利于调整老年人的情绪、心态，更好地了解老年人的身心需求，提供针对性、个体化的照护服务。

二、坏消息告知的意义

在安宁疗护实践中，坏消息告知是一种科学的工作方法，也是一门艺术，是安宁疗护工作中一个至关重要的环节。实际上，在生命的最后阶段，绝大多数老年人愿意知道真实病情，不愿意知道、不愿意面对和不能承受打击的老年人仅占少数。在信息交流快捷、医学知识逐渐普及的今天，要做到对老年人完全隐瞒病情是不太现实的事情。因为老年人可以通过多种渠道知晓或了解病情，如从家属沉痛的心情、突变的表情和支支吾吾的言语中，从医师查房时不经意的言语流露中，从各种辅助检查申请单、报告单的描述或结果中，从来访探视人员不自然的神情和惊讶的神态中以及自身的种种不适等。尽管有些家属为了不让老年人知晓病情，故意撕掉药品标签或说明，甚至不带老年人到安宁疗护病房，但这些行为更会引起老年人的猜疑，引发焦虑情绪，加重心理负担，甚至影响老年人对医务人员及其家属的信赖，其结果将会与保护老年人身心的良好初衷相违背。

安宁疗护人员告知老年人及其家属疾病的实际情况，让双方能坦诚地针对疾病的治疗、预后及未来计划进行沟通。这样能让老年人感到被尊重和重视，更重要的是，让老年人对自己的疾病有一个明确的认识，从而能规划下一步的计划，完成自己未竟事宜，减少遗憾。

三、常见的告知坏消息模式

1. SPIKES模式

2000年,美国临床肿瘤学会提出包括6个基本步骤的SPIKES模式。

S(Setting up)设定沟通场景:创造一个隐私的且使老年人舒适的告知环境,以表示对老年人和老年人家属的尊重。

P(Patient's perception)评估老年人认知:医护人员要在告知病情前掌握老年人对病情的知晓程度与想法。

I(Patient's invitation)获得老年人许可:询问老年人的意愿,并明确他们想了解的信息内容与信息量,在此基础上提供进一步的说明。

K(Knowledge)医学专业信息告知:尽量用通俗易懂的方式告知老年人病情和照护计划等信息,避免使用医学术语。

E(Exploring/Empathy)关注老年人情绪:具备同理心,认同老年人的情感反应并给予适当的支持。

S(Strategy/Summary)策略与总结:总结病情并提出治疗对策,工作人员通过对老年人及其家属进行相关询问后,将信息汇总,给出相应的诊疗照护方案。

SPIKES模式融合了交流与咨询的原则,为工作人员收集老年人信息、告知病情、情感支持以及制定治疗计划提供了一个系统、全面、结构化的沟通框架。该模式强调老年人的自主权及告知时的六个步骤,要求工作人员在告知坏消息时需严格按照先后顺序实施,并为老年人及其家属提供详尽的信息,缓解坏消息给老年人和家属带来的紧张感和压力,常用于癌症复发等困难情境的沟通。一般来说,完整告知病情约需1个小时。

2. SHARE模式

日本心理肿瘤医学学会在2005年对SPIKES模式进行本土化改良后形成SHARE模式,即通过深入研究对恶性肿瘤老年人的真实病情告知后得以发展。该模式包含4个部分:S(Supportive environment)支持的环境、H(How to deliver the bad news)坏消息告知方式、A(Additional information)提供附加信息、R&E(Reassurance and Emotional support)保证与情绪支持。

SHARE模式重点强调告知时需要家属陪伴、语言婉转、提供老年人及其家属情绪上的支持等,强调工作人员应诚实、清晰地使用老年人能够听懂的方式告知,避免提及"绝症""生命末期"等字眼,鼓励老年人说出自己的困惑;提供附加信息时,要求工作人员根据老年人及其家属的需求和情绪反应来明确信息,包括后续的治疗方案、疾病对老年人生活的影响及预后情况等;坏消息传递后,工作人员应鼓励老年人及其家属表达情绪。

3. PEWTER模式

PEWTER模式由美国学者在2006年提出,最初是作为学校辅导员的沟通工具而创建的,现已有效应用于临床情境。该模式分为六个阶段。

P(Prepare)准备工作:包括了解即将要交流的信息以及组织清晰的日常语言来表达,还包括与被告知者进行安静、持续的见面准备。

E(Evaluate)评估:对老年人进行坏消息知晓度和接受度的评估,包括老年人的认知和心理状态,以及对个人情绪、身体姿势和面部表情的判断。

W(Warning)预警:给老年人发出即将告知坏消息的信号,此时允许老年人稍作停顿,以便老年人在坏消息接收前能在心理和情绪上做好准备。

T（Telling）讲述：以直接、非歉意和冷静的方式，分段给出传递信息。工作人员一次最多给出三段信息，在给出下一段信息之前需先确定老年人已经理解上一段相关信息。

E（Emotional response）情绪反应：要求工作人员评估老年人对坏消息的反应。如果老年人不知所措，有必要再一次召开会议来讨论坏消息。

R（Regrouping）重组：这个阶段通常被认为是最重要的，因为它涉及老年人和工作人员的合作，需要双方共同完成，确保老年人在知晓病情后仍对生命保持积极态度。然而，在生存希望较为渺茫的生命末期阶段，工作人员应注意适度引导讨论的方向。

四、告知坏消息的实施

在安宁疗护工作中，大多数的病情告知都是要告诉老年人及其家属一些不好的消息，如治疗方法无效或疾病进展不可逆等。工作人员可以应用"告知坏消息的八项原则"开启老年人病情告知及进一步的讨论：①使用简单易懂的语言；②先问问自己"这个诊断对老年人意味着什么"；③保持冷静，告知坏消息前先了解老年人和疾病情况；④等待对方提出问题；⑤面对对方的否认不要争论；⑥提出您的问题；⑦不要摧毁一切希望；⑧实事求是。

在实践中，告知坏消息已经成为安宁疗护从业人员的一项职责和必备技能。因此，建立一套能真实、有同情心、能给予希望的告知坏消息的程序对工作人员会有很大的帮助（对老年人来说更重要）。鉴于SHARE模式相对符合我国安宁疗护环境及家属参与决策的文化背景，坏消息告知可参照SHARE模式进行。

1. 会谈前的准备

① 保障隐私空间并当面交流：尽量避免在大房间的床边以及用围帘遮掩的房间的一角进行谈话，而应该使用谈话室。

② 确保有充足的时间：避开繁忙的时间。预先将手机交给他人保管。提醒在场的各位会谈开始。在不得已的情况下，需先向老年人道歉，才能接打电话。

③ 与老年人预约下一次会谈：如"7天左右，全部的检验报告将会出来。7天后的×月×日，我们再一次会谈，您看可以吗？"

④ 向老年人传达下一次会谈的重要性：如"下一次会谈我们将要告诉您检验结果，这是一次非常重要的会谈。您可以一个人参加，也可以邀请家人或者朋友一起。"

2. 会谈开始（从老年人进入会谈室到传达坏消息为止）

① 通过提及身边的事情、天气，或者老年人关心的事情来缓解气氛，并通过表情等进行非语言的交流："最近天气越来越炎热，晚上睡得安稳吗？"

② 就症状和病情的发展经过、本次会谈的目的等进行回顾，确认老年人对于病情的了解程度："在以前看病的医院，医生是怎样对您说的？""对于上一次我们会谈的内容，您有不理解的地方吗？""关于治疗效果，您感觉如何？"

③ 对老年人亲友也要给予同样的关照，既要照顾老年人又要照顾到亲友：与亲友要有目光交流；亲友临时发言时，要向亲友传达稍后会对他的问题有详细的回答。

④ 其他工作人员一同在场时，要征得老年人的同意："××护士也一起参加可以吗？假如会谈后有什么不明白的地方，不管是哪一方面，可以问我也可以问××护士（指上面提到的这位护士）。"

3. 坏消息告知

① 在传达坏消息之前，请给予老年人足够的心理准备：如"这是件非常重要的事情。""也许与

您料想的结果一致……""您有足够的时间参加会谈吗？""下面我要谈的一些内容，可能会让大家很失望……"

② 传达坏消息时，既要通俗易懂又要明确无误：如"那我就直说了吧！"

③ 接纳老年人的情感，给予适度沉默；等待老年人的回应；询问对方此刻的心情；进行开放式提问，如"您能把现在的想法告诉我吗？"

④ 安抚由于告知坏消息而引起的情绪：如"心里很难受吧！""这样吧，我们一起来看看拍的片子（此时，使用拍的片子和检验报告进行解释说明）。""您脑子里一团糟吧？""出乎您的意料吧？""您不要紧吧？"

⑤ 在解释说明的同时，对老年人的理解程度进行评估：如"我说的这些，您能理解吗？""如果有疑问，还可以向我或者向护士咨询。"

⑥ 就现在的谈话进展征询意见：如"您认为我们现在的谈话速度合适吗？""如果觉得进度太快，不管什么时候您都可以提出来。"

⑦ 传达病情（如进度、症状、症状的起因、癌细胞转移的部位等），询问有无疑问和需要商讨的地方。在使用专业术语时，询问老年人是否能够理解。可以将要点在纸上写下来，并加以说明。

4. 就包括治疗在内的今后的方向进行协商

① 在说明老年人今后标准化的治疗方案、有哪几种选项、治疗的危险性和有效性的基础上，传达所推荐的治疗方案。

② 就疾病治疗的预后进行说明，如"治疗是一个很艰难的过程，如何保持现有的生活质量，是我们今后需要努力的目标。"

③ 向老年人说明可以向其他医生征求意见。

④ 询问老年人在作出治疗选择时，是老年人自己做决定，全权委托亲友，还是亲友和医生一起做决定。

⑤ 给老年人留有一线希望，既要传达治疗上有哪些目标是无法实现的，又要传达有哪些症状是可以努力改善的。如"我们与其想着去打败癌症，还不如将重点放在如何减轻痛苦方面，您看如何呢？"

⑥ 给老年人提供可以利用的服务和支援信息，如关于医疗咨询、高额医疗费的负担、上门护理服务、社工帮助、医疗顾问等信息。

⑦ 就老年人今后的生活和工作事宜进行协商，如"除生病以外，您在日常生活和工作方面，还有哪些放心不下的？"

5. 对会谈进行回顾总结

① 对会谈的要点进行总结，并将有关解释说明的书面材料交给老年人。

② 告知老年人，今后我们也将尽职尽责做好治疗和照顾，绝不会抛弃老年人。如"为了您的好转，我们会一如既往地努力。""今后我们也将尽职尽责，对您治疗和照顾负责到底。""如果您需要的话，我们也可以介绍您到其他医院进行治疗。"

③ 接纳老年人的情绪。如"您不要紧吧？""我们一起努力，好吗？"

在实施过程中，SHARE模式的四个步骤在每一个阶段中的使用顺序并非一成不变，而是根据"起、承、转、合"的需要反复循环使用。

会谈中的注意事项主要包括：①对待老年人要礼仪端庄。第一次见面时，要进行自我介绍；看见老年人进入谈话室，要主动打招呼；②与老年人要有目光的交流。鼓励老年人主动发言，对老年人的疑问进行详细解答；③在回答老年人的问题时，切忌心不在焉。不要中途打断老年人的发言，不要抖腿、转笔或手握鼠标，等等。

五、坏消息告知应关注的要点

1. 情感的全盘接纳

在整个会谈中，应将情感的接纳贯穿其中。在重要的谈话前，老年人通常很紧张，应通过聊一些轻松的话题的方式来缓和气氛。在即将进入坏消息的内容时，为了让老年人有足够的心理准备，应再次给予一定的铺垫说明。在谈到坏消息内容时，要一边确认老年人当前的情感状态，一边慰藉其由于被告知坏消息而引起的情绪变化。在会谈结束时，也要对老年人担心被抛弃的恐惧感进行充分的接纳，并发出邀请："我们一起好好努力，好吗？""今后我们也将尽职尽责，一直治疗和照顾您！"以免老年人产生绝望的心态。

2. 安全有保障的环境的设定

会谈要在谈话室里进行，而不是在安宁疗护人员办公室诊室、病房或者医护办公室。参加的工作人员预先将手机交给他人保管。接打电话时，务必事先征得老年人的许可。其他工作人员需一同在场时，要事先征得老年人的同意。这样既保证了会谈的安全有序，又处处体现以老年人为中心的思想。

3. 逐段告知

每进行一小段告知后，通过情感接纳、沉默以及等待回应的停顿，给老年人一个接受和反馈信息的缓冲时间，并观察老年人理解和接受的程度，评估是否适宜继续告知。有了一定的心理准备以后，老年人最后听到坏结果时才不至于过度惊吓。

4. 有规范化的发言格式

规范化的意义在于减少个体在执行中出现的偏差。模仿是学习的基础，通过模仿规范化操作，保持该模式的核心，在熟练掌握和对知识融会贯通的基础上，才能推陈出新。尤其是对于缺少这方面训练的工作人员来说，更有启示意义。

六、坏消息告知中常见的提问方式

1. 老年人知道哪些

① 您怎么看待您的疾病？
② 您如何形容您的病情？
③ 您担忧过您的症状吗？
④ 医生告诉了您的病情和病程吗？
⑤ 最初出现症状时，您认为是什么？
⑥ 什么时候您认为严重的问题会出现？

2. 老年人想知道哪些

① 如果病情恶化，您会想知道病情吗？
② 您想让我告诉您全部细节吗？如果不是，您想知道哪方面的信息？
③ 有些人真的不想被告知他们身体出了什么问题，而是宁愿告知他们的家人，您更偏向于什么？
④ 对这些问题我应该跟谁说？

3. 病情信息

① 我不得不告诉您，肿块的生长显示是癌症。
② 恐怕不是好消息，活检显示您有癌症。
③ 不幸的是，测试结果毫无疑问：这是癌症。
④ 报告回来了，这并不是我们所希望的。结果表明，您的结肠有一个肿块。

4. 对感受的回应

① 我想这是很难接受的消息。
② 您好像生气了，您能告诉我您是什么感觉？
③ 这个消息吓到您了吗？
④ 听完我说的内容，您的感觉是什么？
⑤ 您最担心什么？
⑥ 这个消息对您来说意味着什么？
⑦ 我会尽量帮助您。
⑧ 您有没有想给谁打电话？
⑨ 我会帮您告诉您的家人。

5. 预后的交流

① 您希望发生什么？
② 您有与类似疾病的人打交道的经历吗？
③ 您有跟那些已经过世的癌症老年人打交道的经历吗？
④ 您最希望发生什么？

任务实施

表4-3 与家属一起告知老年人坏消息

操作环节		操作程序	注意事项
操作前：会谈前准备		① 场地准备：保障隐私空间并当面交流、使用谈话室 ② 时间准备：确保有充分的时间	会谈前需要提前与老年人预约好时间，并强调会谈内容的重要性
操作中	（1）会谈开始	① 通过简单地提及身边的事情来缓解气氛，并通过表情等进行非语言的交流 ② 回顾老年人的症状和病情的发展经过，确认老年人对病情的了解程度 ③ 与亲友要有目光的交流；亲友临时发言时，要向亲友传达后面会对他的问题有详细的回答	① 其他工作人员一同在场时，要征得老年人的同意 ② 对待老年人要礼仪端庄。第一次见面时，要进行自我介绍并主动打招呼 ③ 与老年人要有目光的交流。鼓励老年人主动发言，对老年人的疑问进行详细解答 ④ 在回答老年人的问题时，切忌心不在焉

续表

操作环节	操作程序	注意事项
（2）坏消息告知	① 在传达坏消息之前，给予老年人足够的心理准备 ② 传达坏消息时，既要通俗易懂又要明确无误 ③ 接纳老年人的情感，给予适度沉默；等待老年人的回应；进行开放式提问 ④ 安抚由于告知坏消息而引起的悲伤情绪 ⑤ 在解释说明的同时，评估老年人的理解程度 ⑥ 就现在的谈话进展征询意见 ⑦ 传达病情（如进度、症状、症状的起因、癌细胞转移的部位等），询问有无疑问和需要商讨的地方	⑤ 每进行一小段告知后，通过情感接纳、沉默以及等待回应，给老年人一个接受和反馈信息的缓冲时间，并观察老年人理解和接受的程度，评估是否适宜继续告知 ⑥ 有规范化的发言格式
（3）协商治疗及预后	① 说明老年人今后标准化的治疗方针、有哪几种选项、治疗的危险性和有效性。在此基础上，传达所推荐的治疗方案 ② 就病情的预后进行说明 ③ 向老年人说明：可以向其他的医生征求意见 ④ 针对医疗决策，明确决策人 ⑤ 给老年人留有一线希望，既要传达治疗上有哪些目标是无法实现的，又要传达有哪些症状是可以努力改善的 ⑥ 给老年人提供可以利用的服务和支援信息 ⑦ 就老年人今后的生活和工作事宜进行协商	
操作后：总结	① 对会谈的要点进行总结，并将有关解释说明的书面材料交给老年人 ② 告知老年人，今后我们也将尽职尽责治疗和照顾他们 ③ 接纳对老年人的情绪	

> **资料卡**
>
> **舒兹三维人际关系理论**
>
> 舒兹三维人际关系理论是由美国心理学家威廉·C.舒兹（William C. Schutz）提出的，该理论认为人际关系的形成、发展和变化主要取决于三种基本的人际需要，即包容需要、控制需要和情感需要。
>
> ① 包容需要：指个体想要与他人建立和维持一种满意的相互关系的需要，即个体希望与他人接触、交往并建立和谐关系的需求。
>
> ② 控制需要：指个体控制他人或被他人控制的需要，涉及对权力、权威和影响力的追求或接受。
>
> ③ 情感需要：指个体爱他人或被他人爱的需要，包括对亲密、温暖和深厚情感关系的渴望。
>
> 舒兹认为，这三种人际需要是人类共有的基本需求，每个人都有这三种需要，只是在不同的情境和人际关系中，这三种需要的强度和表现方式可能会有所不同。这三种需要的满足程度和方式，直接影响着人际关系的质量和发展。当双方在这三种需要上能够相互匹配、相互满足时，人际关系往往较为和谐、稳定；反之，则可能会出现人际冲突或关系破裂。

任务练习

扫码完成在线练习。

任务3　预立医疗照护计划实施

任务情境

秦奶奶，70岁，已婚，有同龄的丈夫和两名成年女儿，两年前患上结肠癌，做了切除手术，半年后转移至肺部。她向医护人员表达自己并不害怕死亡，不愿意苟延残喘，不作任何侵入性治疗，但家人和自己有不同的意见，家人都不舍得自己，希望尽一切治疗手段延长自己的生命。

【任务】请约见秦奶奶和她的三位家人一起商讨预立医疗照护计划，确保大家知道她的价值观、意向。

任务目标

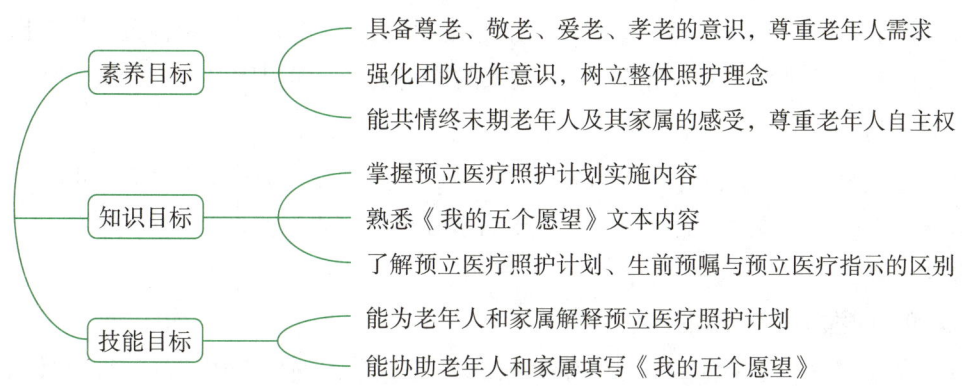

任务描述

预立医疗照护计划（Advance Care Planning，ACP）是指支持任何年龄或健康阶段的成年人理解和分享他们的个人价值观、生活目标和未来医疗照护偏好的过程。

一、生前预嘱、预立医疗指示与预立医疗照护计划

1. 生前预嘱

生前预嘱（Living Will，LW）是预立医疗指示（Advance Directives）的前身，最初由美国一名律师于1969年提出，认为个人有权利提前对身体是否接受某种医疗措施做出计划安排。生前预嘱描述了在何种情况下施行（如处于疾病末期、持续植物人状态或不可逆转的昏迷），以及在不同情况下终末期患者对医疗措施的偏好。该文件通常涉及个人对维持生命治疗措施的选择偏好，包括是否使用心肺复苏术、人工辅助呼吸、输血、心脏起搏器及血管升压素、特定疾病的治疗（化疗或透析治疗）、抗生素，以及肠内肠外营养支持等。我国台湾地区的《病人自主权利法》发布的内容还包含其他照护

与善终选项，如照护地点、器官遗体捐献、事后安排、宗教信仰等。

2. 预立医疗指示

在英美等西方国家，预立医疗指示发展较为成熟，具有法律效力，已在临床和社区等场所广泛使用；预立医疗指示指个人在意识清醒并具备决策能力的情况下，预先以文件形式陈述其将来失去决策能力时所接受或拒绝的医学治疗与个人价值观、信仰，和（或）个人指定的医疗选择代理人；该文件需由两位见证人见证和签名后，才有法律效力保障（原件放置于患者病历内），在个人决策能力不足并被诊断为生命末期、不可逆转的昏迷或持续植物人状态时生效。该指示是建立在人们对生命临终、死亡思考和理解的观念上，帮助终末期老年人家属和工作人员在老年人生命末期，作出符合老年人价值观和生死观的医疗选择决定，体现了对老年人知情权和自主权的尊重。在中国大陆，由于该指示引进时间不久，大众认识度有限，且此观念与中国传统文化和思想不尽一致，因此还需要时间的考验。

3. 预立医疗照护计划

预立医疗照护计划（ACP）是指患者在意识清醒的情况下，根据个人生活经验和价值观，通过与医护人员、患者家属和其他相关人员的交流和沟通，表明对进入严重疾病后期或临终时的医疗护理意愿的过程。在此过程中，终末期老年人的价值观、生死观和选择意愿得到表达，家属和工作人员得以了解其对临终阶段要或者不要某种治疗的意愿，有利于在老年人无法自主选择的情况下作出符合其意愿的决定，保障了老年人的自主权，体现了对其价值观和生命观的尊重。

预立医疗指示文本模板提供了个人在详细的假设情境下希望选择的医学治疗和（或）照顾方式。北京生前预嘱推广协会的"选择与尊严"网站发布了《我的五个愿望》，其中涉及个人对医疗措施偏好和终末期意愿的五个问题，包含医疗措施和代理人的通用指令，可以随时修改或撤销。

《我的五个愿望》

4. 概念关系辨析

由此可见，生前预嘱、预立医疗指示和预立医疗照护计划均和保护终末期老年人的知情权和个人自主权，维护老年人终末期尊严有关。目前，因尚属实践和推广的初级阶段，我国安宁疗护领域对这三个概念还存在理解的分歧和概念的混淆。

（1）生前预嘱与预立医疗指示的关系

生前预嘱是预立医疗指示的前身，它是继我国2013年生前预嘱协会成立后，被积极推行的预立医疗指示文件形式，在我国常与预立医疗指示替换使用，但实际上二者之间有一定的区别。从定义可以看出，生前预嘱属于指令型预立医疗指示，用于明确记录老年人对未来终末期医疗护理方式的决定，如是否想要手术、插管进食、使用呼吸机维持生命等医疗措施指令。而预立医疗指示是对生前预嘱和持久性医疗授权委托书的统称。个人可以在个人自主权保护下签订生前预嘱，但在未通过预立医疗指示相关立法的情况下，在施行老年人偏好的医疗措施时，工作人员仍需要获取老年人法定监护人的同意，此时授权委托书的作用则突显出来。

（2）预立医疗指示与预立医疗照护计划的关系

预立医疗照护计划是为促进预立医疗指示签署而产生的概念。研究表明，预立医疗指示在实际落实老年人意愿时发挥的作用较小，这种过分强调老年人自主权的法律文本并未有效改变终末期老年人的治疗照护质量，而针对终末期治疗意愿，促使老年人思考并与工作人员、家属沟通的过程，更能够使老年人的治疗意愿得到实现，因而提出了预立医疗照护计划，鼓励老年人表达自己的意愿，鼓励工作人员与老年人及其家属反复沟通，最终形成能真实反映老年人终末期选择需求的预立医疗指示。

两者的区别主要在于：

① 预立医疗照护计划涵盖的内容较预立医疗指示更广。个人签署的预立医疗指示通常基于一定

的文件模板，相比预立医疗指示，预立医疗照护计划讨论的内容则更加广泛且灵活，预立医疗照护计划中涵盖的内容不仅包括预立医疗指示的签署，还包括个人、亲属及工作人员之间沟通讨论价值观、信仰、照护目标等问题。

② 预立医疗照护计划和预立医疗指示的侧重点不同。预立医疗指示签署是为老年人的医疗意愿授予法律保护，而预立医疗照护计划的实施重点在于其讨论过程，此过程帮助老年人及其家庭为老年人生命的最后阶段做好准备，确定老年人的终末期照护目标，并在此过程中促进家庭及医患沟通。

③ 预立医疗照护计划更能促进工作人员和家属理解老年人意愿。通过预立医疗照护计划沟通、文件记录及定期复核，个人得以公开讨论他们的终末期医疗照护意愿，工作人员和老年人家属更确切了解老年人的意愿，并与老年人对所预设的预立医疗指示达成共识。目前，国内外学者对个人自主决策终末期医疗照护方式的理解已经不再单纯强调书面文件的重要性，而更加关注预立医疗照护计划作为医患交流的过程，这标志着安宁疗护以老年人为中心的重要转变。

二、预立医疗照护计划的目标

① 提供目标一致的照护。当老年人无法作出决策时，确保终末期照护符合老年人的偏好。
② 促进共同决策。以老年人的偏好为指导，促进老年人、工作人员和代理人之间的共同决策。
③ 改善生存质量。通过避免过度治疗和治疗不足以改善老年人的生存质量。

三、预立医疗照护计划的实施

1. 参与人员及其角色

表4-4 预立医疗照护计划参与人员及其角色

参与人员	角色功能
工作人员	商讨过程中，工作人员一般都会担负起主持及指导角色，并会： ① 提供疾病的预后，各种可提供的治疗方案及其利与弊，还有相关医疗实证资料，包括生命末期有可能发生的状况 ② 以良好的沟通技巧，引导老年人表达个人的价值观和对治疗的取向，过程以老年人为中心，提升老年人自主性 ③ 鼓励家属倾听老年人的感受，促进家属表达意见 ④ 调解不同意见，处理可能诱发的情绪，从而寻求共识，达成大家认同的"预立医疗照护计划"
老年人	① 老年人是讨论的主角，可以向工作人员及其家属表达自己的想法、价值观和需要，如有困难，工作人员会从旁协助 ② 表达的范围包括对医疗照顾和个人护理照顾的期望，工作人员及家属如何配合。老年人亦可选择在垂危时希望接受的治疗手段，包括心肺复苏术
老年人家属	受到中国传统文化影响，家庭因素和家属的意见亦占分量，家属可能担当以下角色： ① 理解有决策能力老年人的意愿，日后治疗方案中配合老年人的决定 ② 当老年人没有决策能力时，向医护人员提供老年人以往所表达过的意愿作为参考。工作人员与家属会基于老年人的最佳利益，谋求共识，制订医疗照顾计划 ③ 家属是老年人重要的支持者，同时，亦应理解家属面对的压力。家属如需要协助，也可向工作人员提出

2. 商讨内容一览表

表 4-5 预立医疗照护计划商讨内容表

类目	具体内容
疾病	病情发展及预后
治疗	可选择的治疗方案及优缺点
老年人意向及价值观	对治疗的期望 对治疗程度的意向 对个人照顾的意向 希望达成的个人目标
家属	家属价值观及关注方向 无能力决策的老年人事先表达的愿望或意向
其他	去世后的安排，如殡葬事务、器官捐献等

3. 实施时机

先了解老年人病情及预后，把握商讨预立医疗照护计划的时机。太迟启动商讨预立医疗照护计划，老年人的心智或精神状态可能已不适宜参加讨论；反之，太早商讨，老年人及其家属对病情未有深入的体会，心理准备不充分。以下是一些建议：

① 老年人身体功能及活动能力明显减退，或因此要入住长期照护机构。

② 疾病已为老年人带来较多不适，如身体、心理症状和社交困难等。

③ 疾病明显进入晚期，如入院频繁、多次急性加重，又或者一度濒临生死关头。

④ 工作人员认为针对疾病的治疗已无效，建议由根治过渡至缓和医疗为主。

但以下情况需要在确诊后尽早商讨，如：

① 认知症老年人要把握心智还健全的初期。

② 癌症老年人确诊时，已广泛转移。

③ 严重疾病如运动神经元性疾病老年人，诊断后很快要面临病情恶化。

4. 跟进事项

① 可能要多次商讨。预立医疗照护计划可以是持续的，并非一次商讨就能达成共识。此外，老年人的意向也可能随着病情变化而有所改变，预立医疗照护计划亦因此需要更新。

② 记录商讨内容及决定。在商讨后，工作人员应把商讨内容记录下来，包括老年人的意向和选择。讨论结果填写在预立医疗照护计划表格内。当老年人病危不能决策时，这些记录会成为工作人员的参照，用以提供尊重老年人意愿的医疗照护。

③ 可引导能够自主决策的老年人签署预立医疗指示。

5. 可能遇到的困难及建议

商讨预立医疗照护计划时可能遇到的困难及建议，见表 4-6。

表4-6 可能遇到的困难及建议

困难	建议
实在难以启齿，还是晚些再讨论吧	老年人和老年人家属可能会感到拙于言辞和技巧，也怕讨论沉重话题而引发情绪失控，这一点工作人员要协调沟通、处理情绪。传统上，中国人比较含蓄，期盼别人会领会，但医疗决定比较复杂，不宜蹉跎至疾病晚期，错失老年人为自己作主的时机
医护人员太忙了	繁忙的临床工作环境，往往不便商讨预立医疗照护计划。需要特别安排，商讨目标亦可能并非一次达成，老年人、家属及工作人员要把握时机，多次会面协调
令老年人意志消沉？	家人可能会担心老年人会因讨论而产生负面情绪，但很多研究指出老年人都希望自己的知情权被尊重，谎言和隐瞒反会令老年人感到不安，亦无助于研究老年人面对疾病及安排自己往后的日子。再者，医护人员会运用技巧灵活沟通，不会强行商讨
医生会因为我放弃治疗而放弃我吗？	医护人员不会放弃老年人，这是不必要的忧虑。如果疾病无法医治，已达末期阶段，死亡不可避免，医疗目标从"治愈"转为"提高生活质量"，工作人员会积极地为老年人应对症状和痛楚，目的是让老年人可以平安和有尊严地走好人生最后一程

四、预立医疗照护计划的好处

表4-7 预立医疗照护计划的好处

好处	体现
尊重老年人知情权	老年人需要医护人员提供足够资料，包括疾病的预后和治疗的利弊，厘清对"放弃治疗"的意义，才能作出选择。这是让老年人及其家属深入了解病情的好机会
体现老年人自主权	现代医疗注重患者的参与，精神上有能力作出决定的老年人都具有其医疗决策的法定权益，包括拒绝或接受特定治疗手段。预立医疗照护计划为终末期老年人提供自主选择的机会，老年人可以充分表达个人价值观和意向，选择治疗方案，在后续治疗中，该决定会得到工作人员及家属的尊重
符合老年人最佳利益	老年人的最佳利益不单从医疗角度考量，他们的意愿也是十分重要的考量因素；如老年人无法自主表达，可参考老年人家人和照顾者的意见，综合老年人的价值观、文化及宗教信仰等以推定老年人最佳利益
避免日后争议	工作人员、老年人、老年人家属和照顾者，大家对生命及治疗的看法都可能有所不同。透过坦诚的沟通和协商，及早处理矛盾和冲突，确认老年人的意愿，就能避免工作人员和家属在老年人生死徘徊之际，因抉择而发生冲突和矛盾，也让老年人可以安然离世
促进家庭和谐	在讨论过程中，工作人员会鼓励和引导老年人表达自己的价值观及意向。这些看法，老年人在家中可能甚少或无机会谈及。促进家属和老年人相互了解，得知老年人的意愿后，家属可以更配合和安心地提供适宜的照顾

任务实施

表4-8　与老年人家属一起为老年人制订预立医疗照护计划

操作环节		操作程序	注意事项
操作前：会谈准备		① 时机准备 ② 人员准备：老年人及其家属、医护人员 ③ 环境准备：环境安全，室内温度、湿度、光线适宜	把握商讨预立医疗照护计划的适当时机
操作中	（1）介绍与开场	① 自我介绍 ② 解释预立医疗照护计划的概念、说明制定预立医疗照护计划的重要性	① 以良好的沟通技巧，引导老年人表达个人的价值观和对治疗的取向，过程以老年人为中心，尊重老年人的自主性 ② 鼓励家属倾听老年人的感受，促进家属表达意见 ③ 调解不同意见，处理可能诱发的情绪，寻求共识
	（2）商讨预立医疗照护计划	① 对老年人疾病的病情预测及预后进行说明 ② 说明目前可提供的医疗方案好处和风险 ③ 了解老年人的意向和价值观：对治疗的期望、对治疗的意向、对个人照顾的意向、希望达成的个人目标 ④ 了解老年人家属的价值观及关注点 ⑤ 其他事项：包括逝后安排，如身后事、器官捐赠等	
	（3）制定预立医疗照护计划	① 记录讨论内容当中包括老年人的意向和选择。这些讨论结果填写在预立医疗照护计划表格内 ② 邀请老年人和老年人家属签署医疗选择相关知情同意书	
操作后：跟进		① 可能要商讨多次，此外，老年人的意向也可能随着病况的变化而有所变更，预立医疗照护计划亦需要更新 ② 把商讨内容及决定记录在案，以确保延续照顾	

资料卡

我国《民法典》意定监护实施对医疗行为的影响

我国《民法典》第三十三条规定："具有完全民事行为能力的成年人，可以与其近亲属、其他愿意担任监护人的个人或者组织事先协商，以书面形式确定自己的监护人，在自己丧失或者部分丧失民事行为能力时，由该监护人履行监护职责。"《民法典》将原来规定的"老年人"修改为"成年人"，进一步扩大了意定监护的适用范围，将意定监护制度适用于具有完全民事行为能力的成年人。意定监护作为一种确定监护人的方式，是相对于法定监护人而言的，法律设立意定监护制度就是要尊重成年人自己的意愿，当然具有优先适用的地位。因此，在医疗服务中，不宜或者不能取得患者本人的同意时，如患者的意定监护人与法定监护人意见不一致的，意定监护的意见优先于法定监护人。

任务练习

扫码完成在线练习。

在线练习

任务 4　养老机构中的安宁疗护推广

任务情境

每年在 A 养老院离世的老年人有 150 人，其中绝大多数老年人和老年人家属从未听说过安宁疗护。为了普及安宁疗护知识，A 养老院准备在今年 10 月的第二个星期六——世界安宁缓和医疗日到来之际，在院内举办一场针对老年人、老年人家属及工作人员的安宁缓和医疗日推广活动。

【任务】请在 A 养老院策划一场安宁缓和医疗日主题活动。

任务目标

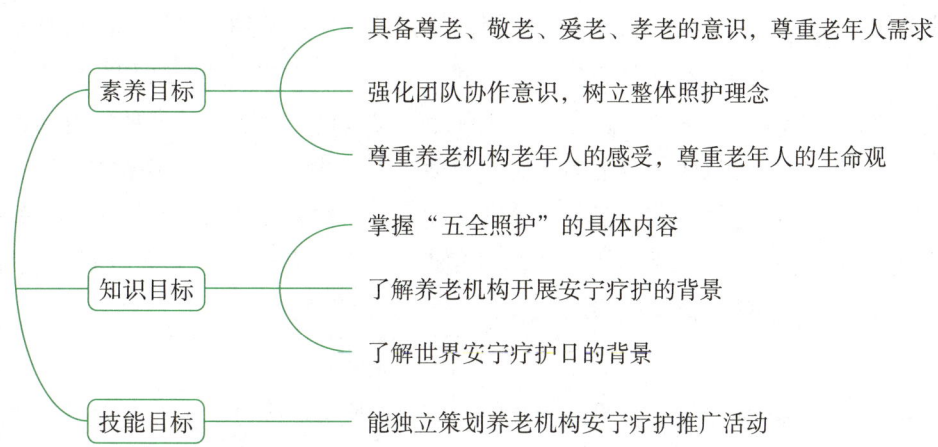

任务描述

一、养老机构推广安宁疗护的必要性

中国人常谈及的"五福"中"考命终"，与当今的"善终"观念不谋而合。不少人不奢望勉强延长寿命，只希望在终末期免于病痛的困扰，亲人可以了解其所需，支持及陪伴他们，令他们可以安详和有尊严地走完生命最后一段路程。

在养老机构推广安宁疗护既必需又迫切。我国是世界人口大国，预计到 2050 年，我国老年人口总数将达到 4 亿，约占我国总人口的 30% 以上，老年人群的健康问题已成为社会关注的焦点。由于目前步入老年的人群中，其子女多数是独生子女，他们面临着巨大的工作、生活以及赡养压力。因此，越来越多的老年人无法居家养老，只能选择养老机构养老。调查发现，有超过 80% 的老年人希望在自己熟悉的地方被照顾直至离世。老年人在养老机构终老的诉求也逐步受到关注，《"十四五"国家老龄事业发展和养老服务体系规划》提出，2017 年，我国发布了《安宁疗护中心基本标准（试行）》，为推动安宁疗护服务科学化、专业化、规范化发展提供了强有力的支持。

养老机构推广安宁疗护的目的是为患有末期疾病或老迈衰弱的老年人，提供适宜的照顾，并依据老年人的意愿，协助他们及家属签订终末期照顾计划，让老年人可以在熟悉的环境，并在老年人家属及熟悉的照护人员陪伴及照顾下，度过生命最后的时光。

二、养老机构中的安宁疗护特点

养老机构提供安宁疗护服务，有赖跨学科团队本着安宁疗护的理念，满足老年人"身体、心理、社会、精神"的需要，提升生活质量，协助完成心愿。此外，团队与老年人及其家属开展预立医疗照护计划的讨论，参与有关终末期照护的决定；支持家属满足老年人在面对疾病和死亡过程中的需要，协助他们好好话别；按老年人的意愿及最佳利益，做好老年人濒死阶段的照顾，同时为家人提供支持；甚至在老年人离世后，关心家属丧亲的适应并提供支持。养老机构中的安宁疗护可总结"五全照护"，即为全人、全家、全程、全队、全社区照护。

1. 全人

全人照护是指为老年人提供整体照护。①身体层面：终末期老年人绝大多数患有不同程度的疾病，疾病带给老年人身体的痛苦，增添亲属的压力，所以医疗照护服务是安宁疗护服务实施的基础和保障；②心理层面：抑郁和死亡焦虑会显著影响终末期老年人的生活质量，这往往会被医生忽视或治疗不足。研究发现，接受安宁疗护的老年人中有很高比例的焦虑症和抑郁症，因此为老年人提供心理支持，改善心理状态至关重要；③社会支持层面：社会支持分为正式支持网络和非正式支持网络两个系统。正式支持网络是指由社会或政府、专业机构和组织构成的支持系统。这些支持通常具有一定的制度化和规范化特点，能够提供较为稳定和专业的帮助。非正式支持网络是指个体在日常生活中自然形成的社会关系网络，主要包括亲戚、朋友、邻居、同事等。这些支持通常基于个人之间的信任和情感联系，具有较强的灵活性和个性化特点；④精神层面：主要包括尊重老年人权利、进行生命教育、为老年人寻找生命意义，回顾生命历程等。

2. 全家

除照顾老年人外，也考虑家属的需要。传统的安宁疗护服务主要帮助老年人及其家属应对疾病或死亡带来的困境，而养老院服务对象还包括老年人在院内的好朋友。当老年人家属经历至亲由健康走向衰老、由衰老走向消逝的过程时，家属的心理和生理都承受了压力和悲痛情绪。同时，逝者院内交好的老年人在看到自己的好朋友离世后心理负担也会加重，对死亡的畏惧和焦虑感也会提高，所以服务介入时不可忽视逝者的院内好友。

3. 全程

全程照护是对终末期老年人从接受服务开始到去世后整个过程的照顾，包括对老年人家属的哀伤辅导。服务从确认安宁疗护对象开始，经过老年人家属确认后，团队对老年人进行评估，建立老年人个人信息档案（包括老年人基本信息以及后期服务动态信息表）。通过探访老年人及老年人家属，确认老年人需求，制定个性化服务计划。哀伤辅导要视老年人家属的情况和需求，目标是帮助家属调适和恢复生活的平衡。

4. 全队

安宁疗护服务是一项综合性服务，而不是仅靠某一个专业的人员可以完成的。安宁疗护团队一般是由执业医师、执业护士、社会工作者、心理咨询师、药师、康复治疗师、营养师、护理员或照护者、志愿者等组成的跨学科团队。

5. 全社区

全社区照护指引入社会资源以支持老年人。通过链接社会志愿团队资源，建立起针对终末期老年人的长期一对一陪伴服务或社会的其他志愿支持服务。

三、养老机构中的安宁疗护推广

"优生"在我国作为一项国策历时已久，但"优逝"却直到近些年才逐渐受到国家的重视并上升到国家政策层面。当下，我国安宁疗护服务的供给机构主要有独立的安宁疗护机构、综合性医院、医养结合型养老机构等。随着我国疾病谱系的改变以及老龄化形势的日益严峻，养老机构安宁疗护服务已经成为一种不可或缺的服务模式。然而，目前国内的安宁疗护服务仍以医院供给为主，养老机构供给极少。对于长期生活在养老机构中的老年人来说，养老机构等同于"家"，因此，完善养老机构安宁疗护服务体系尤为重要。

养老机构安宁疗护服务的一个重要服务特点是：安宁疗护服务并不是老年人进入终末期才开始，事实上老年人在入院伊始，就或多或少会接触到院友的离世，对于终末期已有心理上的准备。不同的是，有的老年人会表现出来，而有的老年人会比较忌讳谈有关终末期的事情。在养老机构，生命教育开展越早越好，等老年人进入终末期才开展生命教育已来不及，会直接影响安宁疗护服务的效果。因此，要推广安宁疗护服务，需要注重生命教育，开展有养老机构特色的安宁疗护服务。

1. 开展生命教育讲座

生命教育讲座是养老机构最常见的安宁疗护推广方式。可以参考表4-9，开展老年人生命教育工作。

表4-9 生命教育讲座方案

主题	目的	内容
认识生命	让老年人理性看待老化	通过生命教育，特别是老化教育，让老年人理性看待并接纳身体的老化，帮助老年人对自己身体的老化做好心理准备
珍爱生命	生命意义教育	①引导老年人将注意力转移到每一天生活上，强调活在当下，尽老年人所能把现在的每一天过得有意义、有价值（关于意义、价值每位老年人的认识不同，并不要求所有老年人都要外出参与活动，有的老年人喜欢静静地坐着，尊重老年人的选择） ②引导老年人处理与家属、机构的关系，建立老年人与家属和机构的社会支持互动网络，帮助老年人获得情感支持和心理支持，尤其是与家属之间的联系
接纳死亡	树立正确的生死观	通过相关死亡知识普及，让老年人认识到死亡的不可避免性和终末期的另一种选择——安宁疗护。科普终末期老年人的身体、心理需要，对因死亡而产生的焦虑紧张情绪进行疏导，介绍死后相关的丧葬事宜以及哀恸情绪的处理

2. 世界安宁疗护日主题活动

每年10月第二个周六是"世界安宁缓和医疗日"。这是由世界卫生组织发起，世界安宁缓和医疗联盟于2004年开始在全球推行的倡导日，每年这一天世界缓和医疗联盟都会推出不同的活动主题，号召世界各国、各地区根据各自具体情况开展相应的活动，以唤起更多的人对安宁缓和医疗的认识，共同关注生命终末期患者和家属的照护需求。

世界安宁疗护日是一个提高人们对安宁缓和照护的认识，争取全球社区和政府对安宁缓和照护支持的重要契机。在养老机构，安宁疗护日可以开展各种形式的主题活动，比如为老年人及其家属开展安宁疗护科普讲座和生命教育座谈会，加强死亡知识与安宁疗护服务的宣传教育。利用老年大学开设安宁疗护相关课程，并在各个养老院区进行生前预嘱宣传，帮助老年人树立正确的死亡观念，缓解对死亡的畏惧，让终末期老年人有机会、有意愿行使自主安排生命末期生活方式的权利。除了常规的讲座培训等活动外，也可以结合老年人丰富的人生经验，开展人生导师授予、口述史分享会、生命故事展览等特色活动，用身边有代表性的老年人故事来影响更多人。安宁疗护服务宣传与观影分享会和遗嘱专题讲座也是老年人喜爱的宣传形式。为增强宣传活动的趣味性，可以将安宁疗护宣传和互动游戏结合在一起，在游戏中体验安宁疗护。同时，也可以通过组织现场参观遗体捐献博物馆、安宁疗护义诊等方式进行推广。

3. 开展有养老机构特色的安宁疗护服务

推广安宁疗护服务，需要注重总结提炼，开展有养老机构特色的安宁疗护服务。表4-10为某养老院生命关怀计划服务内容。

表4-10　某养老院生命关怀计划

名称	内容
拥抱生命：人生历程回顾	针对老年人在生活过程中的"无用感"，服务团队运用怀旧和人生历程回顾方法重建老年人的自信心和成就感。拥抱生命是由社工和志愿者为老年人撰写《人生历程回顾纪念册》，将老年人一生中曾经经历过的重大事件和特殊意义事件进一步梳理和重现，为老年人制作一本类似自传和回忆录的书，引导老年人重新还原生命的价值，内容主要包括回顾人生历程，对自己的人生进行小结，对自己未来做好规划和准备等。它为老年人提供了一个倾诉的平台，在这个平台上老年人将自己的喜怒哀乐、光辉成绩、人生遗憾等跌宕起伏的人生经历再次演绎
活在当下：生命教育工作坊	开展系列生命教育讲座及工作坊。内容涉及生死观，终末期老年人身体、心理照顾常识，殡葬知识，终末期相关法律知识等。除了在养老机构内为老年人设计的各种常规性活动，还可认为为老年人举办"人生毕业典礼"，这是鼓舞老年人活在当下的一个重要方法。以"人生毕业典礼"这个仪式告诉大家现在的我已经跟过去的我挥手说再见，现在的我只想过好现在的每一天。参加"人生毕业典礼"的老年人获得了一个新的荣誉称号"人生导师"，其职责是用自己的人生经历和坦荡胸襟去影响其他老年人关于自我的看法，以生命影响生命，更有说服力和影响力
圆满人生：精神关怀行动	针对有精神信仰需要的老年人和想要达成愿望的老年人。有些老年人在自己即将离开人世时希望可以通过一些传统仪式让自己得到解脱，需要工作人员联系相关人员来为老年人举行相应仪式来满足老年人最后的愿望，实现最终的圆满

续表

名称	内容
重新启航：护老者支援工作坊	该部分的服务对象是老年人、老年人家属和工作人员。为相关工作人员提供技巧培训、情绪疏导和减压服务；为老年人家属提供殡葬事务咨询指引、哀伤辅导及支持服务；印制有关资料等。逝者走后，生者还要继续生活，追思会是一个为老年人、老年人家属和工作人员进行情绪疏导、哀恸辅导、减压辅导的活动形式。追思会完全不同于追悼会，它没有庄严肃穆的气氛，主要通过营造一种温馨的气氛让大家将对逝去老年人的思念表达出来。追思会一般在老年人去世一个星期后举办，主要邀请与逝者相熟的其他老年人、逝者家属、工作人员参与。通过对老年人生平事迹，特别是院内生活事迹的介绍，让老年人回忆与逝者一起生活的点点滴滴，同时为家属创造一个了解逝者在院内生活的机会，对工作人员的服务成效进行肯定。为老年人、老年人家属和工作人员的哀伤留一个出口，帮助大家将悲伤通过适当的方式释放出来
善别之旅：安宁疗护服务	此阶段服务团队的主要任务是提供安宁疗护服务。基于尊重生命价值和人格尊严的理念，在老年人生命旅程即将结束时，通过医生、心理咨询师、护士、社工、护理员等组成的跨学科团队，舒缓老年人身体上的病痛，满足心理上的需要，实现精神上的满足，让老年人在温馨舒适的环境中，以最小的痛苦，没有遗憾地走完生命最后一程，实现完满的人生

任务实施

表4-11　为老年人策划一场安宁缓和医疗日主题活动

操作环节	操作程序	注意事项
操作前：活动准备	① 时间与场地 时间：10月第二个周六（世界安宁缓和医疗日） 上午9：00—11：30 场地：养老院多功能活动厅（需布置成温馨、安静的环境） ② 人员分工 策划组：负责活动流程设计、物资准备 宣传组：制作海报、宣传册、院内通知 接待组：签到、引导、发放资料 ③ 物资准备 宣传材料：安宁疗护知识手册、宣传视频、问卷调查表 现场布置：横幅（主题标语）、舒缓的背景音乐、活动道具 其他：签到表、纪念品（如安宁疗护主题书签） ④ 宣传动员 提前2周通过院内公告、家属群、口头通知等方式宣传 重点说明活动意义："帮助长辈减少痛苦，让告别更有尊严"	① 尊重敏感性：宣传时避免直接使用"死亡"等词汇，改用"生命关怀""舒适照护" ② 家属动员：提前与家属沟通，强调活动非强制性，以自愿参与为原则

操作中	（1）开场仪式	9：00—9：20开场仪式 ①院长致辞，介绍活动目的及安宁疗护的意义 ②播放院安宁疗护宣传短片：《这世界我来过》（12 min）	①情绪管理：备好纸巾，安排心理咨询员在场，防止老年人或老年人家属情绪激动 ②节奏把控：避免讲座时间过长，多穿插互动环节保持注意力
	（2）主题讲座	9：20—9：40安宁疗护主题讲座	
	（3）互动与讨论环节	9：40—10：20互动环节 ①"生命愿望树"：邀请老年人及其家属写下对生命末期的愿望（如"希望不疼痛""家人陪伴"），贴在背景板上 ②情景模拟：社工演示如何与老年人沟通临终愿望，家属参与角色扮演 10：20—10：50分组讨论 ①家属组：如何与老年人谈论生命末期计划？ ②工作人员组：如何在日常照护中融入安宁理念？ ③每组派代表分享讨论结果 10：50—11：20咨询与答疑 专家一对一解答问题，发放宣传资料	
操作后：跟进		①反馈收集：活动后发放满意度问卷，了解参与者认知改变情况 ②建立联系渠道：公布院内安宁疗护咨询电话，安排后续个案辅导 ③持续宣传：将活动照片、视频剪辑成回顾短片，在家属群推送	①隐私保护：案例分享需隐去个人信息，讨论内容不对外传播 ②长期规划：将安宁疗护宣传纳入院内常规健康教育活动

> **资料卡**
>
> **香港哀伤辅导实践**
>
> 主要分为四个阶段：
>
> 一是叙述回顾，强化家属的现实感知，通过提问、仪式、资料收集、家庭会议等方法协助家属在情感认知层面上承认逝者已矣的事实及原因，并放下与逝者重聚的幻想。
>
> 二是采取直面失去的方法，帮助家属进行情绪表达和整合，重整关系，并在安全的环境中，协助家属宣泄情绪；陪伴家属回顾及重新经历与逝者的关系，与家属共同制作老年人的生命回忆录。
>
> 三是再适应逝者不在的新环境，帮助家属坦然面对新角色，必要时链接相关资源提高其适应能力。引导家属对逝者及以往的生活放手，从以前的关系转化为精神上的联系，发掘丧亲后生命对家属的意义；帮助家属建立新的生活模式，协助家属克服失落后再适应的障碍。
>
> 四是鼓励家属将个人的内在资源，如时间、心力、情感等再投入新的活动、目标、角色和人际关系，让生者得到情感满足。

任务练习

扫码完成在线练习。

项目五

安宁疗护症状照护

终末期老年人由于机体内一系列形态结构、功能和代谢的变化，从而引起客观的病态改变或主观感觉的异常，称为终末期症状。终末期症状具有多形式、多症状的特点，并会产生心理、社会和精神方面的不愉快体验，造成困扰。安宁疗护团队致力于处理疾病造成的全身各系统的症状，以求达到控制症状、减轻痛苦、提升生活质量、维护生命尊严的目的。

任务1 终末期老年人的疼痛照护

任务情境

孙爷爷，70岁，中专文化，因"右肺腺癌并骨、脑等多处转移"入院，主诉右侧肩关节持续性酸痛，白天疼痛NRS评分3～4分，夜间疼痛NRS评分5～6分。责任护士对其疼痛进行全面评估，遵医嘱给予盐酸羟考酮缓释片10 mg，每隔12 h口服一次，疼痛控制不佳，夜间睡眠受到严重影响，逐渐加量至40 mg，12 h/次口服，目前NRS 1～2分，夜间睡眠5～7 h。孙爷爷诉服用盐酸羟考酮缓释片后呕吐较严重，已3天未排便，想减少药物剂量，积极对症处理后缓解。现孙爷爷无诉呕吐，每天排便1次，按时按量服用盐酸羟考酮缓释片。治疗半个月后疼痛控制稳定，予办理出院，选择接受居家安宁疗护服务。但孙爷爷和家属很担心出院回家后再次出现疼痛时不知道如何处理。

【任务】指导孙爷爷家属进行疼痛评估并协助口服止痛药。

任务目标

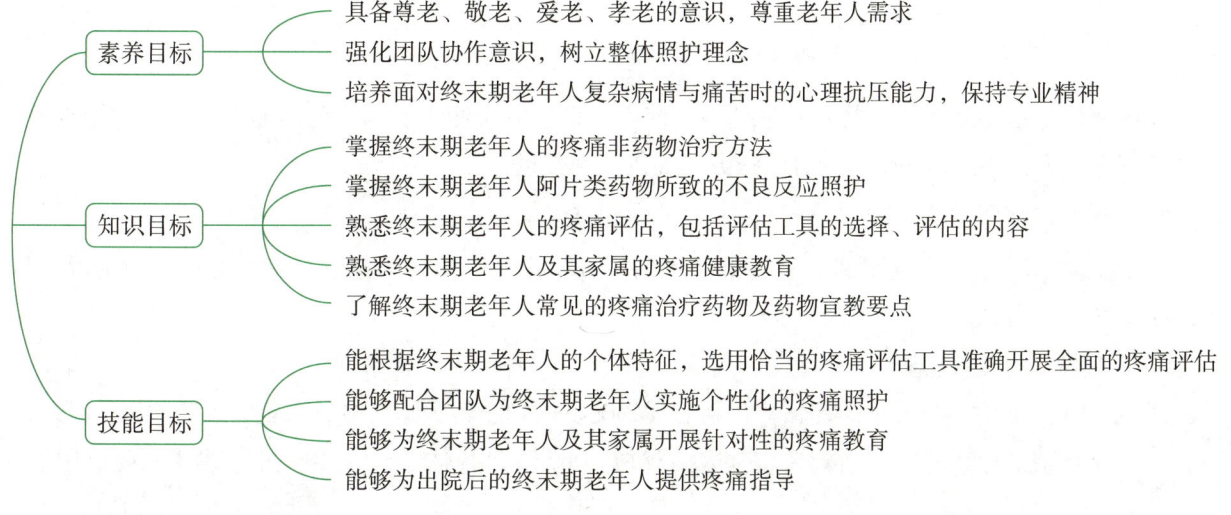

任务描述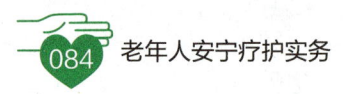

一、疼痛概述

国际疼痛研究学会（International Association for the Study of Pain，IASP）指出：疼痛是一种与组织损伤或潜在组织损伤相关的感觉、情感、认知和社会维度的痛苦体验。疼痛既是机体对周围环境的保护及防御性反应方式，又常是许多疾病的伴随症状。疼痛被列为第五项生命体征，是终末期老年人的主要症状之一，也是老年人在生命最后阶段最为恐惧的感觉之一，晚期癌症、终末期肝病、终末期肾脏病、终末期艾滋病等皆会引起不同程度的疼痛。

研究表明，老年人群中疼痛的发生率为34.0%~79.5%。疼痛严重影响着老年人的生活质量，如果不能得到及时有效的处理，将会从身体、心理等多个方面影响老年人的健康和疾病康复，导致其功能受限、生活质量降低，甚至产生心理问题，增加并发症和医疗成本。不同老年人在疼痛的表述和疼痛评估工具的应用上存在较大差异。与一般成年人的疼痛相比，老年人的疼痛有以下特点。

① 认知和应变能力下降：随着年龄的增长，老年人反应迟缓、听力下降、理解能力差，有时较少诉说疼痛感觉，常不能清晰地描述疼痛。

② 多种疼痛性疾病并存：老年人常同时患有多种疼痛性疾病，如骨质疏松症、骨性关节炎、颈椎病、椎管狭窄等。有些为隐袭性疾病，如风湿性多肌痛、不典型心绞痛，给疼痛的诊疗带来了一定困难。

③ 对药物反应敏感：老年人组织器官功能衰退，止痛药用量较年轻人小。

④ 疼痛多源于退行性疾病：老年人的疼痛多由不可治愈的退行性疾病引起，治愈率低、复发率高。

⑤ 疼痛与心理因素相互影响：老年人由于机体功能衰退，常感力不从心，甚至失去生活自理能力，加之躯体疼痛的折磨及孤单寂寞，常伴有焦虑、抑郁，从而加重疼痛。

二、疼痛筛查

疼痛筛查是疼痛管理的第一步，在老年人入院时、病情变化时都应对老年人进行疼痛筛查。美国医师协会（AMDA）指南中概述了适用性较广的疼痛筛查常用提问方法。例如，你现在有疼痛或痛苦的感觉吗？你有什么部位受伤吗？你有什么不舒服吗？你有没有服用止痛的药物？你有没有感觉到疼痛或痛苦，让你夜不能寐？你在日常活动中有困难吗？你的疼痛有多强烈？

如果老年人疼痛初步筛查结果为阳性，就需要对老年人进行进一步的全面疼痛评估。

三、疼痛评估

疼痛评估是指在疼痛治疗前后及过程中，使用一定的方法测定老年人的疼痛强度、类型、性质、部位等信息，为临床评判病情、制订治疗方案提供科学依据。

1. 老年人疼痛评估的原则

① 疼痛的基本特性是主观性，因此老年人的主诉是疼痛评估的金标准。重视老年人的主诉，尽可能获得详尽的病史。

② 进行详尽的体格检查。

③ 对老年人的疼痛开展全面评估，包括心理状况、认知、行为、性格、文化背景等因素。

④ 疼痛评估是一个连续的过程，应遵循动态评估的原则，即评估、干预、再评估，并及时做好记录。

2. 老年人常用疼痛评估工具和方法

（1）疼痛评估工具

根据疼痛评估的目的、老年人的理解能力和认知情况选择合适的疼痛评估工具。

① 单维度疼痛量表：单维度疼痛量表对被评估者的疼痛强度单方面进行评估，是临床上最常用的疼痛评估量表类型。单维度疼痛量表通过数字、文字、图像等形式使被评估者可以将主观疼痛感受客观地表达出来。总体来讲，单维度疼痛量表具有简单易行、评估快速等特点。经过简单解释，老年人一般都能很快地理解量表的要求，并在1 min之内完成评估。因此，单维度疼痛量表是进行疼痛快速评估的首选。常用的评估工具有数字分级法（Numeric Rating Scale，NRS）、视觉模拟评分法（VAS）、面部表情疼痛评分法（Faces Pain Rating Scale，FPRS）等，量表的使用详见项目三任务1中"疼痛评估工具"。

② 多维度疼痛评估工具：疼痛是一种复杂的主观感受，对个体的影响包括感觉、行为、认知、情感等多个方面。单维度评估工具（单维度疼痛量表）不能综合测量疼痛的特征，因此工作人员可以借助多维度疼痛评估工具对老年人的疼痛体验进行全面评估。初次进行疼痛治疗前，因病情变化引起疼痛部位、性质等发生变化时应进行全面疼痛评估。常用的多维度疼痛评估工具是简明疼痛评估量表（Brief Pain Inventory，BPI见表5-1）。该量表包括对疼痛部位、程度以及对生活影响的评估，一般仅需5～15 min即可完成。

表5-1　简明疼痛评估量表

1. 大多数人一生中都有过疼痛经历（如轻微头痛、扭伤后痛、牙痛）。除这些常见的疼痛外，现在您是否还感到有别的类型的疼痛？　（1）是　（2）否
2. 请您在下图中标出您的疼痛部位，并在疼痛最剧烈的部位以"×"标出。

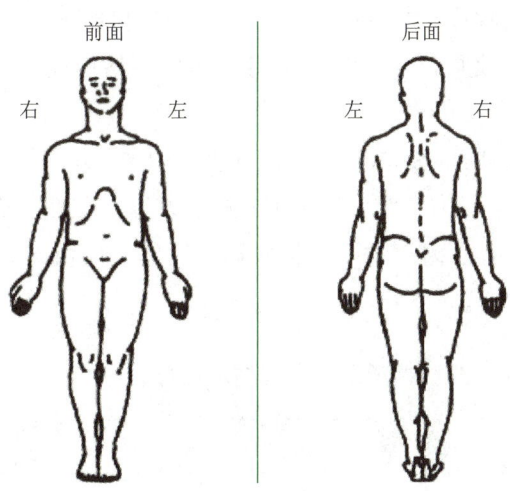

3. 请选择下面的一个数字，以表示过去24 h内您疼痛最剧烈的程度。
　　（无痛）0　1　2　3　4　5　6　7　8　9　10（剧痛）
4. 请选择下面的一个数字，以表示过去24 h内您疼痛最轻微的程度。
　　（无痛）0　1　2　3　4　5　6　7　8　9　10（剧痛）
5. 请选择下面的一个数字，以表示过去24 h内您疼痛的平均程度。
　　（无痛）0　1　2　3　4　5　6　7　8　9　10（剧痛）
6. 请选择下面的一个数字，以表示您目前的疼痛程度。
　　（无痛）0　1　2　3　4　5　6　7　8　9　10（剧痛）

续表

> 7. 您希望接受何种药物或治疗控制您的疼痛?
> 8. 在过去的24 h内,由于药物或治疗的作用,您的疼痛缓解了多少?请选择下面的一个百分数,以表示疼痛缓解的程度。
>
>   (无缓解)0   10%   20%   30%   40%   50%   60%   70%   80%   90%   100%(完全缓解)
>
> 9. 请选择下面的一个数字,以表示过去24 h内疼痛对您的影响。
>
> (1)对日常生活的影响
>   (无影响)0   1   2   3   4   5   6   7   8   9   10(完全影响)
>
> (2)对情绪的影响
>   (无影响)0   1   2   3   4   5   6   7   8   9   10(完全影响)
>
> (3)对行走能力的影响
>   (无影响)0   1   2   3   4   5   6   7   8   9   10(完全影响)
>
> (4)对日常工作的影响(包括外出工作和家务劳动)
>   (无影响)0   1   2   3   4   5   6   7   8   9   10(完全影响)
>
> (5)对与他人关系的影响
>   (无影响)0   1   2   3   4   5   6   7   8   9   10(完全影响)
>
> (6)对睡眠的影响
>   (无影响)0   1   2   3   4   5   6   7   8   9   10(完全影响)
>
> (7)对生活兴趣的影响
>   (无影响)0   1   2   3   4   5   6   7   8   9   10(完全影响)

③行为疼痛评估工具,主要有晚期老年痴呆患者疼痛评估量表、行为疼痛量表。

晚期老年痴呆患者疼痛评估量表:该量表由美国学者于2003年研制,由呼吸、负面的声音表达、面部表情、身体语言、可安抚程度5项与疼痛行为相关的条目组成,适用于晚期老年痴呆患者。我国学者于2007年汉化,形成中文版晚期老年痴呆患者疼痛评估量表,适用于不能自我报告疼痛的老年人。

行为疼痛量表(Behavioral Pain Scale,BPS;见表5-2):2001年由法国学者为危重症患者的疼痛评估而设计。该量表只有1个行为维度,包括3个测量条目,即面部表情、上肢运动和通气依从性(插管患者)。评估患者的疼痛程度时,每个条目根据患者的反应情况分别赋予1~4分,总分越高说明患者的疼痛程度越高。

表5-2　行为疼痛量表

观察指标	描述	评分
面部表情	表情放松	1
	部分紧绷(如皱眉)	2
	完全紧绷(如眼睛紧闭)	3
上肢运动	没有活动	1
	部分弯曲	2
	完全弯曲且手指弯曲	3
	持续回缩	4

续表

观察指标	描述	评分
机械通气耐受度 （插管患者）	耐受	1
	咳嗽但大多数时间可耐受	2
	对抗呼吸机	3
	无法控制通气	4
发声 （非插管患者）	无疼痛相关发声	1
	呻吟≤3次/min且每次持续时间≤3 s	2
	呻吟＞3次/min或每次持续时间＞3 s	3
	咆哮或使用"哦""哎哟"等言语抱怨，或屏住呼吸	4
总分：		

（2）行为观察法

由于疼痛会对个体的生理和心理造成一定的影响，所以疼痛老年人经常会表现出一些行为和举止的改变。疼痛相关行为有：①反射性疼痛行为，如惊恐、呻吟、叹气；②自发反应，如跛行、抚摸护卫疼痛部位；③功能限制和功能障碍，如静止不动、过多的躺卧等被动行为；④老年人服药的态度和频率；⑤希望引起别人注意的举动；⑥睡眠习惯的改变；⑦生理方面的变化，如体温、脉搏、血压等的变化；⑧意识状态，如困倦、定向障碍、意识消失的睡眠状态等。

（3）心理状态观察法

研究表明，慢性疼痛老年人较非慢性疼痛老年人更易出现激惹、抑郁、焦虑等不良心理状态，更常采取屈服、回避的应对方式，而消极的应对方式又会加重疼痛程度。有效控制疼痛可以消除或减轻老年人的焦虑与抑郁，而较高的自我效能感能增强老年人战胜疾病的信心，使其采取更有效、积极的方式应对疾病和疼痛。故工作人员应关注老年人的心理状态，加强老年人的健康教育，改变对疼痛的认知，协助老年人增强信心，树立战胜疾病的信念，促进老年人自我效能感的提高。

3. 疼痛评估的内容

（1）疼痛部位

了解疼痛发生的部位及范围，有无放射性疼痛及牵涉性疼痛。如果有，评估放射的部位、定位是否明确等。通常躯体疼痛较易明确定位，内脏器官疼痛较难准确定位。

（2）疼痛强度

指疼痛的严重程度，受个体体质、耐受力、心理状况、社会文化、教育背景等因素的影响，不同个体对疼痛强度的感受不同。准确评估疼痛强度是有效进行止痛治疗的前提。

（3）疼痛性质

老年人对疼痛性质的描述是确定疼痛病因的重要参考，如神经病理性疼痛大多表现为针刺样疼痛、电击样疼痛、麻木样疼痛、烧灼样疼痛；躯体疼痛大多表现为锐痛、压痛、酸痛等；内脏痛则通常表现为绞痛、胀痛、痉挛痛、钝痛、牵拉样痛等。

（4）疼痛发生的时间特点

疼痛评估中还应了解疼痛开始发生的时间、持续时长及发作频率，如疼痛是持续性、周期性、间断性还是突发性。

（5）加重或减轻的因素

评估与疼痛发作、加剧及减轻相关的因素，有助于进行个体化综合止痛治疗。

（6）疼痛发作时的伴随症状

如恶心呕吐、大汗淋漓、颜面潮红、皮肤温度变化等，常提示疼痛的原因，为诊断提供线索。

（7）疼痛对日常生活的影响

了解疼痛对老年人生活的干扰，对于病情评估、治疗和照护均有帮助，包括疼痛对生理、心理、精神、社交等方面的影响。

（8）既往疼痛史和镇痛治疗史

了解老年人既往疼痛情况及用药情况，包括药物种类、使用方法、镇痛效果、不良反应、遵医行为等。

四、疼痛治疗

1. 终末期老年人疼痛治疗的原则

由于老年人病理、生理的特点，老年人比年轻患者更易发生药物相关不良反应，因此，工作人员一定要谨慎权衡用药益处与风险。世界卫生组织的三阶梯止痛法在老年人慢性疼痛治疗中有很好的指导作用。

① 老年人用药有起效慢、体内清除慢的特点，因而要严格掌握药物适应证，合理选择镇痛药物。

② 老年人用药适宜从小剂量开始滴定使用，逐步调整到有效镇痛剂量，同时加强镇痛药物副反应的预防及治疗。

③ 加强对长期使用镇痛药物治疗的老年人的关注和监测，及时发现、处理药物的副反应，并对治疗效果进行反复评价，并及时调整镇痛治疗方案。

2. 终末期老年人疼痛的药物治疗

药物治疗是疼痛管理中最常用的干预措施之一。镇痛药物种类繁多，临床上应根据老年人疼痛的病因、性质、程度、伴随疾病、目前接受的治疗等情况合理选择。常见的镇痛药物包括：非阿片类镇痛药物、阿片类镇痛药物和辅助性镇痛药物。

（1）非阿片类镇痛药物

此类药物主要指对乙酰氨基酚和非甾体抗炎药，常用于轻度疼痛，或与阿片类药物联合用于中、重度疼痛的镇痛治疗。常见非阿片类镇痛药物有：布洛芬、双氯芬酸、吲哚美辛、塞来昔布、帕瑞昔布、阿司匹林、吡罗昔康等。

（2）阿片类镇痛药物

主要用于治疗中、重度疼痛，其镇痛作用无封顶效应。长期使用阿片类镇痛药时，首选口服给药途径，有明确指征时可选用透皮吸收途径给药，也可临时皮下注射用药，必要时可以自控镇痛给药。常见的阿片类药物有：吗啡、羟考酮、芬太尼、可待因、双氢可待因、氢吗啡酮、丁丙诺啡、美沙酮、布托啡诺、喷他佐辛等。按镇痛强度，可分为两类：①弱阿片类，可待因、盐酸布桂嗪、曲马多；②强阿片类：吗啡、芬太尼、羟考酮、美沙酮等。

（3）辅助性镇痛药物

常用于协助治疗难治性疼痛，对某些特殊类型的疼痛具有较好的效果。常用的有抗抑郁/抗焦虑药物、抗癫痫/抗惊厥药物、糖皮质激素、解痉药物、局部麻醉药物、双磷酸类药物等。

3. 终末期老年人疼痛的非药物治疗

通过科学、规范化药物治疗后，大多数疼痛能够得到有效控制。然而，临床上仍有部分疼痛通过药物治疗控制并不理想。近年来，非药物干预措施在镇痛治疗中发挥着越来越重要的作用，对于一部分疼痛老年人，仅使用非药物镇痛措施即可缓解疼痛。

当出现由骨转移或病理性骨折导致的骨痛、脑部肿瘤或脑转移导致的头痛、脊髓压迫导致的疼痛、肿瘤浸润盆腔导致的疼痛时，可考虑采用局部放射治疗处理肿瘤组织，从而缓解疼痛。此外，还可以使用神经电刺激、冷热疗法等缓解疼痛。介入治疗可用于处理神经传导系统受损所引发的疼痛，效果明显。传统中医可通过服用中药或者外用热敷、针灸推拿等方式帮助缓解终末期老年人的疼痛。当然，疼痛作为一种心理因素参与的复合感觉，心理治疗技术如放松训练、催眠、艺术治疗等，也经常用于缓解终末期老年人的疼痛。

五、疼痛照护

1. 正确给药

（1）给药途径

首选口服给药，在老年人存在吞咽困难或口服药物出现不良反应不能耐受的情况下可选择其他给药途径，如皮下、静脉、直肠给药等。经皮给药途径适用于疼痛控制稳定且阿片类药物耐受的老年人。出现爆发性疼痛或疼痛危象，可给予皮下注射或静脉给药，以快速缓解疼痛。

（2）给药时间及注意事项

对于慢性疼痛的老年人，应按时给药，即协助老年人按医嘱时间间隔规律服用控/缓释制剂镇痛药，可维持有效的血药浓度。在此基础上，按需给予即释制剂镇痛药控制爆发痛。需正确指导老年人用药，告知老年人不可自行调整用药剂量和频率；口服缓释药物整片吞服，不能掰开、碾碎服用；为避免胃肠道不适，非甾体抗炎药应在饭后服用。

（3）透皮贴剂使用注意事项

疼痛老年人若伴有吞咽困难、无法进食等情况，可选用透皮贴剂止痛。临床常用的有芬太尼透皮贴剂，常用于疼痛相对稳定的慢性疼痛老年人的维持用药，药物经皮肤持续释放，一次用药维持作用时间达72 h。

使用芬太尼透皮贴剂时，注意事项如下。

① 部位选择：选择平坦、干燥、无破损、体毛少的皮肤，避开外伤、放射治疗、淋巴水肿的部位，如前胸、后背、上肢、大腿内侧、腹部等。

② 皮肤准备：粘贴前将局部皮肤用清水清洁后轻轻拭干或待干，不可用乙醇、肥皂等有机溶剂清洁。

③ 粘贴方法：打开包装袋取出贴剂，撕去一边保护膜，避免接触粘贴层。将贴剂平整贴在老年人皮肤上，再撕去另一边保护膜。用手掌按压贴剂30 s，确保贴片与皮肤充分接触。

④ 更换贴剂：芬太尼贴剂使用72 h后需更换，更换时应重新选择粘贴部位。使用过的粘贴面不可用手接触，应将粘贴面对折后放回药袋，按照麻醉药品回收处理规定进行处理。

⑤ 注意事项：芬太尼贴剂不可剪开使用。粘贴芬太尼的部位不可直接接触热源，如热水袋等。持续高热老年人可考虑缩短贴剂更换的间隔时间。

2. 药物不良反应照护

（1）非甾体抗炎药不良反应的护理

长期大剂量服用非阿片类镇痛药物的老年人存在消化道溃疡、血小板功能障碍、肝肾功能损伤的危险。照护人员应密切观察老年人有无胃肠道不适、出血征象、黑便等情况。低血容量、低蛋白血症等合并症也可能明显增加非阿片类镇痛药物的肾毒性和耳毒性。

（2）阿片类药物不良反应的护理

阿片类药物常见的不良反应包括便秘、恶心、呕吐、嗜睡、瘙痒、头晕、尿潴留、谵妄、认知障碍以及呼吸抑制等。除便秘外，其他不良反应大多是暂时性或可以耐受的。

① 便秘：是阿片类药物最常见，也是持续时间最久的不良反应，发生率为90%~100%。便秘的临床表现为持续排便困难、排不尽感或排便次数减少。排便困难包括排便量少、干结，排便费时费力，甚至需要用手法帮助排便。排便次数减少为每周排便次数少于3次或长期无便意。慢性便秘的病程至少为6个月。处理方法如下。

一是评估：全面评估可能引起老年人便秘的原因及老年人的排便情况。便秘的病因包括药物因素和非药物因素。除使用阿片类药物外，需判断其他可能引起或加重便秘的因素，包括饮食缺乏纤维素、发热、脱水、脊髓压迫、电解质紊乱、直肠或肛门神经肌肉功能障碍，使用抗酸药、铁剂等药物。应详细询问与便秘有关的情况，如两次排便间隔时间、大便性状、排便是否费力、进食饮水情况、服药种类、既往排便情况等。必要时进行辅助检查，如腹部触诊、直肠指诊、腹部X线等。

二是预防：病情允许时鼓励老年人增加膳食纤维和液体摄入量，进行适当运动，养成规律排便的习惯，为卧床老年人提供隐秘的排便环境和合适的便器。对于长期服用阿片类镇痛药物的老年人，应常规应用缓泻剂预防便秘。

三是治疗和护理：治疗便秘的药物分为粪便软化剂和刺激性泻剂。粪便软化剂主要包括聚乙二醇、多库酯钠、乳果糖、氢氧化镁、山梨醇等；刺激性泻剂主要包括比沙可啶、矿物油、蒽醌类等。当发现老年人直肠内有不易排出的粪块时，可经直肠使用通便栓剂，解除急性粪便嵌塞。若无效可考虑灌肠，灌肠可选用温盐水、肥皂水等。若以上措施均无效，可考虑人工直肠取便。

② 恶心、呕吐：是阿片类药物常见的不良反应之一。初次使用阿片类药物的老年人，恶心、呕吐发生率约为30%，一般情况下用药4~7天可自行缓解。若老年人在服用阿片类药物的同时接受放、化疗等抗肿瘤治疗，恶心、呕吐的发生率会更高。根据美国国立癌症研究所通用毒性标准，将恶心和呕吐分级如表5-3所示。恶心、呕吐的处理见项目五任务3消化系统症状照护。

表5-3 恶心和呕吐分级表

分级	0度	Ⅰ度	Ⅱ度	Ⅲ度	Ⅳ度
恶心	无恶心	可进食，食量正常	食量明显下降，但可进食	不能进食	
呕吐	无呕吐	24 h内1次	24 h内2~5次	24 h内6~10次	24 h内>10次或需输液

③ 其他不良反应：阿片类药物的不良反应还包括过度镇静与呼吸抑制、瘙痒、头晕、尿潴留、谵妄、中枢神经系统毒性反应等，需密切观察老年人相关征象，并及时给予处理。头晕的老年人应加强宣教，预防跌倒，严重时报告并跟进处理。尿潴留的老年人可采用流水诱导法、热水冲洗会阴部、按摩膀胱区等方法诱导排尿，失败时可考虑导尿。

3. 心理照护

老年人社交关系减少,生理及心理上的痛苦难以得到及时的倾诉和理解,因而许多疼痛老年人存在着不同程度的心理问题,产生紧张、焦虑等情绪。因此,除采取有效的止痛措施外,心理护理也很重要。具体措施见项目七"心理与精神照护"。

4. 疼痛教育

（1）树立正确的疼痛观念

告知老年人及其家属疼痛是可以得到有效控制的,鼓励老年人无须忍痛,主动表达疼痛感受。主动与老年人及其家属讨论其对用药的顾虑和担忧,提高老年人的治疗依从性。

（2）尽早报告疼痛

根据老年人年龄、认知情况,选择合适的疼痛评估工具,并教会老年人掌握疼痛自我评估的方法,鼓励老年人准确、及时地向工作人员汇报疼痛情况。

（3）正确服药

教会老年人及其家属正确的服药方法,包括用药途径、服药时间、注意事项等,不可自行随意调整用药时间和剂量,缓/控释制剂应整片吞服,不可嚼碎、掰开或碾碎后服用等。

（4）镇痛效果的观察

指导老年人及家属记录疼痛日记,主要记录疼痛的感觉及部位、疼痛加重因素、疼痛缓解的办法、疼痛对日常活动的影响、使用的药物和疼痛控制方法等。日记记录频次可根据疼痛控制效果进行调整。

（5）不良反应观察

根据老年人用药种类,告知老年人及其家属可能出现的不良反应及观察方法,教会预防措施及自我护理要点,以保证用药安全。

（6）出院指导

提供出院后疼痛用药信息,告知在出院期间若出现以下情况应及时与工作人员联系或前往就医:取药或服药过程中出现任何问题、新出现的疼痛、疼痛发生变化、现有药物不能缓解疼痛、严重的恶心呕吐、便秘、嗜睡、意识模糊等。

5. 记录

疼痛护理记录应该客观、真实、准确、及时、动态、完整、规范,反映护理工作的连续性。疼痛护理记录页应紧随疼痛评估,包括疼痛评估结果(部位、性质、强度等),对日常生活的影响,镇痛措施,不良反应和处理,再评估结果等。

六、疼痛随访

在疼痛老年人的全程管理中,出院后随访是重要组成部分。疼痛随访需注意以下方面。

① 随访方式。电话随访、短信随访、视频随访、门诊随访、上门随访等。

② 随访频率。一般出院1周内进行第一次随访,对于初次用药和疼痛控制不稳定的老年人,应于出院3天内进行第一次随访。随着疼痛缓解或平稳,可适当延长随访间隔,可每1～2周进行一次随访。

③ 随访内容。主要包括老年人当前疼痛及缓解情况、服用镇痛药情况、药物不良反应等内容。如果疼痛控制不满意需进行全面评估,以确定是否存在镇痛不足、服药时间和方法不正确、带药不足、药物不良反应或不能耐受等问题,根据具体情况给予相应指导或安排就诊。

任务实施

表5-4 指导居家老年人及其家属进行疼痛评估并口服止痛药

操作环节		操作程序	注意事项
操作前：评估准备		① 评估人员个人做好准备 ② 环境准备：环境安全，室内温度、湿度、光线适宜 ③ 老年人准备：老年人状态平稳，适合评估	评估过程中注意沟通的技巧，保护老年人隐私
操作中	（1）沟通与评估	① 自我介绍、核对老年人信息 ② 介绍操作内容、目的、关键步骤、注意事项及需要时长 ③ 为老年人进行一般情况、肢体活动和皮肤情况、老年人个人特殊情况的评估 ④ 询问老年人是否理解、是否可以配合操作 ⑤ 根据老年人情况选择合适的疼痛评估工具	① 评估时，避免简单粗暴 ② 注意语言的沟通，做好人文关怀 ③ 观察老年人生命体征变化 ④ 观察老年人表情、行为变化并适时表达关心
	（2）评估实施	① 请老年人使用评估工具进行疼痛评估 ② 观察老年人生命体征、是否有反射性疼痛行为变化 ③ 观察老年人的心理状态 ④ 向主管医生汇报评估结果，与医生沟通镇痛方案，给老年人实施相应的疼痛治疗	
	（3）用药干预	① 进行疼痛照护：正确给药（口服给药流程请扫码查看）；跟进观察老年人的用药效果及不良反应并给予相应的护理措施，进行疼痛教育并做好记录 ② 根据评估结果，持续改进照护计划 ③ 进行相应的疼痛指导和疼痛随访	
操作后：整理记录		① 询问老年人对服务的满意度 ② 整理物品 ③ 洗手、记录	
风险防范		终末期老年人病情变化快，需要做好意外发生的紧急预案	

协助口服止痛药操作

资料卡

剂量滴定[①]

是指调整阿片类药物剂量以达到充分缓解疼痛且药物不良反应可接受的过程。

初次使用阿片类药物止痛的老年人，使用吗啡即释片进行治疗，建议按照如下原则进行滴定：

① 根据疼痛程度，拟定初始固定剂量5～15 mg，口服，Q4h给药（每隔4小时给药一次）；用药后疼痛不缓解或缓解不满意，应于1小时后根据疼痛程度给予滴定剂量：NRS评分2～3分，剂量滴定增加幅度为≤25%；NRS评分4～6分，剂量滴定增加幅度为25%～50%；NRS评分7～10分，剂量滴定增加幅度为50%～100%。密切观察疼痛程度、疗效及药物不良反应。

② 第一天治疗结束后，计算次日药物剂量：次日总固定量=前24小时总固定量+前日总滴定量。次日治疗时，将计算所得的次日总固定量分6次口服，次日滴定量为前24小时总固定量的10%～20%。

③ 依法逐日调整剂量，直到疼痛评分稳定在0～3分。如果出现不可控制的药物不良反应，疼痛评分<4，应考虑将滴定剂量下调10%～25%，并且重新评估病情。

任务练习

扫码完成在线练习。

在线练习

任务2 终末期老年人呼吸系统症状照护

任务情境

黄爷爷，74岁，诊断肺腺癌晚期1年余。此后反复咳嗽，清晨及夜间咳嗽加重，咳白色黏痰。近6天因咳嗽咳痰加重，痰中带血，伴有呼吸困难2天入院。老年人呼吸急促，张口呼吸，不能平卧，面色发绀，右侧肺部呼吸音低，双肺闻及干湿性啰音，心率100次/分，呼吸34次/分，血氧饱和度85%，肺部CT提示双肺多发实性结节，纵隔及左肺门多发肿大淋巴结，左肺上叶、中叶炎症，右侧胸腔积液。入院后遵医嘱给予高流量面罩吸氧10 L/min，抗感染，止咳化痰，解痉平喘，排痰机辅助排痰，胸腔穿刺减轻胸腔积液等积极治疗。4天后老年人呼吸困难有改善，血氧饱和度维持在96%。老年人对呼吸困难感到害怕，担心再次发生类似病情。

【任务】黄爷爷出现了哪些呼吸系统症状？请为黄爷爷进行呼吸功能评估，并采取措施改善呼吸困难及咳嗽咳痰等症状。

任务目标

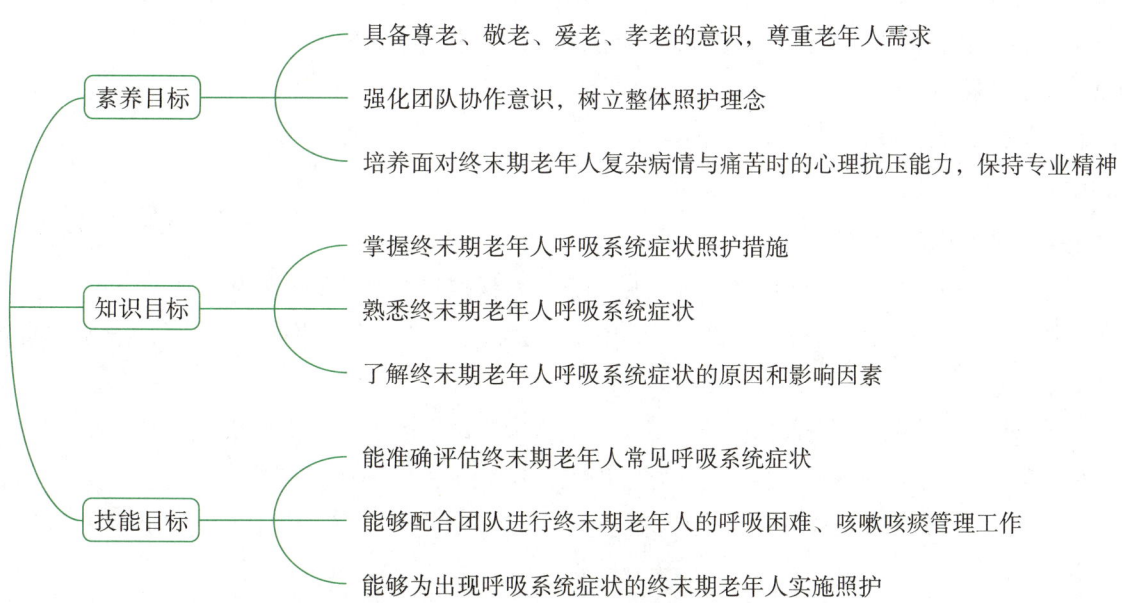

任务描述

终末期阶段，老年人呼吸系统会出现一系列显著变化。呼吸困难、咳嗽咳痰等呼吸系统问题给老

---

① 童莺歌，田素明. 疼痛护理学［M］. 杭州：浙江大学出版社，2017：.

年人的身体带来巨大的负担,老年人常因呼吸困难减少活动,导致骨骼肌肌力下降,进一步加重呼吸困难进入恶性循环,同时引发焦虑、抑郁等心理问题,严重影响生活质量。通过积极寻找病因,全面评估老年人全身状况,纠正其可逆或者预防其加重因素,减轻症状带来的不适感,缓解躯体上的痛苦,从而提高终末期老年人的生存质量。

一、呼吸困难

呼吸困难是客观征象和主观感觉的综合表现。呼吸困难按时间可以分为急性和慢性呼吸困难。数小时至数日内发生的呼吸困难称为急性呼吸困难;而已持续4～8周以上的呼吸困难称作慢性呼吸困难。呼吸困难是疾病预后不良的独立因素,是晚期癌症老年人最常见的致死性症状之一。

终末期老年人呼吸困难表现为呼吸不畅、呼吸费力及窒息等主观体验,伴或不伴张口呼吸、鼻翼扇动,也可出现呼吸频率和深度改变,如呼吸过快或过慢。支气管哮喘或者慢性阻塞性肺疾病老年人呼吸时还出现哮鸣音,会伴有心率加快、皮肤青紫、焦虑和烦躁;当发生呼吸道感染时,会有发热、咳嗽、咳痰等症状。

终末期老年人还会发生呼吸节律改变,如出现潮式呼吸(周期性的呼吸暂停现象)、间停呼吸(多次呼吸暂停后突然加剧)。当出现喉音(由于生命中枢抑制而无法咳出咽喉和气管上部的分泌物时发出的嘎嘎声)时,为濒死期的表现。

1. 病因

(1)生理因素

① 癌症相关:癌症引起的胸腔积液压迫肺组织、大支气管阻塞以及肺组织被癌组织代替、淋巴管炎性癌病、纵膈的填塞、心包积液、大量腹水等造成呼吸困难。

② 治疗相关:肿瘤化疗、放疗引起的肺纤维化等引起呼吸困难。

③ 并发症相关:如慢性阻塞性肺疾病、哮喘、心力衰竭、酸中毒等。

(2)心理因素

焦虑、抑郁、癔症等均会引起呼吸困难。

2. 评估

(1)数值评定量表(NRS)

可以有效、可靠地评定个体呼吸困难变化。老年人根据自身感到的呼吸困难程度,包括11个等级,在0到10的数字范围内选择一个数字。其中,0通常表示"没有呼吸困难",而10表示"最严重的呼吸困难"。

① 评估对话:医生或护理人员应该与老年人进行沟通,询问老年人当前感受到的呼吸困难程度,并解释每个数字的含义(例如,1表示轻微呼吸困难,10表示极度呼吸困难)。

② 记录结果:工作人员应该记录老年人的选择,这个评分可以帮助评估病情的严重程度,调整治疗方案。

③ 注意点:使用时,需要确保老年人理解量表的含义,能够准确反映自己的感受。此外,因为数值评定量表是主观的自我评估,所以评估时应该结合老年人的临床观察和其他客观指标。

(2)改良Borg评分量表

改良Borg评分量表是一个用于评估个体在运动中感受到的呼吸困难程度的量表。该量表由0至10的等级构成,0级表示在休息时的呼吸情况,而10级表示在极度剧烈运动情况下的呼吸努力程度。

① 使用方法:在运动过程中,受试者应根据自己感受到的呼吸困难程度,选择一个最能代表当

改良Borg评分量表

前状态的等级。例如，在进行中等强度的运动时，如果呼吸较轻松，选择1~3级；如果呼吸有些急促，选择4~6级；如果呼吸较困难，选择7~9级；如果在非常剧烈的运动中感到极度呼吸困难，则选择10级。

② 操作步骤：在运动测试前，向受试者详细解释量表的含义和使用目的。引导受试者在运动过程中根据自己的实际感受选择适当的等级。测试结束后，收集量表数据进行分析，以评估受试者的运动强度和呼吸困难的关系。

3. 照护措施

（1）改善居住环境

每天定时开窗通风，保持室内空气新鲜，注意避免老年人直接吹风。使用空气净化器去除室内空气中的有害物质，保持室内温度在舒适范围之内，室内湿度在50%~60%，为呼吸困难老年人打造一个安全、舒适、温馨的居住环境。

（2）调整饮食结构

确保终末期老年人摄入足够的水分，以保持身体水分平衡，缓解喉咙和呼吸道的干燥。保持饮食的均衡，摄入足够的蛋白质、碳水化合物和脂肪。摄入富含营养的食物，包括新鲜的蔬菜、水果、全谷类食物、瘦肉、鱼类、豆类等，以提供身体所需的营养。避免食用辣椒等辛辣食物、刺激性食物，以防加重咳嗽、气喘等。避免食用已知的过敏原食物，如海鲜、坚果、牛奶等，以防加重呼吸困难。可以采取少食多餐的方式，减轻胃部压力。

（3）选取舒适体位

根据老年人需求选取合适体位，如胸腔积液、慢性心肺疾病的老年人需抬高床头，取半卧位或端坐位，提供枕头或床边桌椅等作为支撑物，增加舒适感。在某些特殊情况下，如自发性气胸和严重阻塞性肺气肿，俯卧位可以改善呼吸困难。避免穿紧身衣物和盖厚重被子，以减少胸部压迫感。病情严重时尽量减少活动量，以帮助减少氧及能量的消耗，改善心、肺功能。

（4）控制疾病症状

在专业医护人员指导下针对导致呼吸困难的疾病进行积极治疗，有助于改善呼吸困难症状。例如，手持风扇或使用小型台式风扇，保持适当的距离和风速，增加面部气流，为老年人进行鼻导管吸氧缓解呼吸困难。

还可以在专业呼吸治疗师或康复治疗师的指导和监督下为老年人进行缩唇呼吸以及腹式呼吸等肺康复训练，以减轻呼吸困难，提高运动能力，改善老年人的生活质量。

（5）加强心理护理

终末期老年人可能会因为焦虑、抑郁等心理因素加重呼吸困难。老年人家人和照护人员要给予更多的关爱和陪伴。耐心倾听老年人的诉说，了解他们的需求和感受，陪伴他们渡过难关。鼓励老年人积极配合治疗，肯定他们的努力和进步。引导老年人培养兴趣爱好，帮助转移注意力，缓解焦虑情绪。必要时可寻求专业心理咨询师支持。

（6）传统医学运用

饮食上，可以在食物中加入适量陈皮、杏仁、紫苏等具有理气平喘作用的食物，帮助改善呼吸功能。还可以在专业中医师指导下采取中药膏药贴敷于肺俞、脾俞、肾俞等穴位，通过中药的直接渗透和穴位的刺激，疏经活络、温肺散寒，或者中药药材敷在特定的部位，配合红外线灯局部热疗，促进药物吸收和局部血液循环。也可以采取拔罐或者刮痧等方式促进局部气血运行，疏通经络，改善肺部气血循环，从而帮助缓解呼吸困难。

二、咳嗽咳痰

咳嗽是一种反射性防御动作。因咳嗽感受器受刺激引起的一种呈突然、爆发性的呼气运动，以清除呼吸道分泌物。咳痰是借助支气管黏膜上皮的纤毛运动、支气管平滑肌的收缩及咳嗽反射，将呼吸道分泌物经口腔排出体外的动作。咳嗽按性质分可分为干咳（每天痰量＜10 mL）与湿咳（每天痰量＞10 mL）。按时间分为急性咳嗽（小于3周）、亚急性咳嗽（3~8周）、慢性咳嗽（大于8周）。多达80%的终末期老年人咳嗽为常见症状，在接近生命结束时出现衰弱、肌无力和不能协调有效吞咽，导致无效持续性咳嗽，痰液排出受阻，增加终末期老年人的痛苦，也因此导致口腔中残留痰液、痰液堵塞气道，严重者甚至出现窒息死亡。

1. 病因

（1）生理性因素

① 晚期肿瘤相关：如原发性肺或者胸膜恶性肿瘤、转移性肺恶性肿瘤浸润或阻塞、胸腔积液或心包积液、感染等。

② 基础疾病：常见于某些慢性进展性疾病，特别是慢性支气管炎、慢性阻塞性肺疾病、支气管扩张、支气管哮喘以及心力衰竭等慢性疾病。

（2）心理性因素

心理因素引发的咳嗽可能与压力、焦虑、潜意识习惯等有关，属于心因性咳嗽范畴，通常缺乏明确器质性病因，需结合心理评估和医学检查综合判断。

2. 评估

咳嗽评估主要包括视觉模拟评分法（VAS）、咳嗽症状积分等，有助于病情评估及疗效观察。

（1）视觉模拟量表（VAS评分系统）

由老年人根据自己的感受在标记0~10 cm或0~100 mm标记的直线上划记相应刻度以表示咳嗽的程度。0表示从不咳嗽，10 cm或100 mm表示最严重的咳嗽。

（2）咳嗽症状积分

咳嗽症状积分（简化版）分为0~3分的4个等级（表5-5）。

表5-5 咳嗽症状积分

分值	日间咳嗽症状积分	夜间咳嗽症状积分
0	无咳嗽	无咳嗽
1	偶有短暂咳嗽	入睡时短暂咳嗽或偶有夜间咳嗽
2	频繁咳嗽，轻度影响日常活动	因咳嗽轻度影响夜间睡眠
3	频繁咳嗽，严重影响日常活动	因咳嗽严重影响夜间睡眠

3. 照护措施

（1）改善居住环境

保持室内空气新鲜，每天定时开窗通风，每次20~30 min，减少病菌积聚。保持室内湿度在50%~60%，可以使用加湿器帮助调节湿度，特别是在干燥的季节或使用空调、暖气时。室内温度建议保持在舒适范围，避免过冷或过热的空气刺激呼吸道。经常擦拭家具和窗台，减少灰尘堆积。使用空气净化器来过滤空气中的灰尘、花粉和其他微小颗粒，改善室内空气质量。使用除螨仪清洁床上用品和布艺家具，减少尘螨滋生。勤洗手，保持手部清洁，防止将病原体传播给老年人。

（2）调整饮食结构

建议老年人多喝水，保持呼吸道黏膜的湿润。选择易于消化的食物，如粥、汤等，减轻胃肠负担。给予高蛋白饮食，多吃水果蔬菜，适当增加维生素的摄入，尤其是维生素C和维生素E。避免油腻、辛辣刺激和产气多的食物，如辣椒、油炸食品等。适量食用如梨汁、川贝炖梨、百合银耳羹、白萝卜蜂蜜饮等具有润肺止咳作用的食物，可以帮助减轻咳嗽和咳痰的症状。肿瘤压迫气管时，采用流质、半流质饮食，进食时颈部转至老年人自觉舒适的角度，尽量伸直脖子，让食物缓慢下滑吞咽，以减少刺激性呛咳。

（3）选取舒适体位

采用前屈前倾位：老年人可以选择站立或坐立，身体微微前倾，有利于痰液咳出；右侧肺部有炎症时，采取左侧卧位可以有效利用重力让痰液流向主气道；对于伴有胸腔积液的老年人，向有积液的一侧躺，可避免刺激性咳嗽。

（4）控制疾病症状

在专业人员指导下针对导致咳嗽咳痰的疾病进行积极治疗，如体位引流、雾化治疗、吸痰、辅助排痰等有助于改善咳嗽咳痰症状。保持老年人口腔清洁，可采用淡盐水、淡茶水漱口。雾化治疗后及时漱口、洗脸防止药液残留。及时翻身拍背，有助于痰液排出，保持呼吸道通畅。老年人出现咳嗽或咳痰时，尽量用纸巾遮挡其口鼻并及时清理痰液，立即将纸巾投入封闭的垃圾桶。在专业呼吸治疗师或康复治疗师的指导和监督下为老年人进行有效咳嗽的训练。

（5）加强心理护理

与老年人主动交谈，倾听老年人诉说，主动耐心诱导和开解。向老年人解释咳嗽可缓解和不能缓解的因素，引导家属关爱老年人，消除老年人烦躁、焦虑情绪。对于终末期老年人，予以心理疏导，减少其因咳嗽、咳痰带来的心理压力。可以尝试听轻音乐、读书、看报纸、发展兴趣爱好等转移注意力，缓解不良情绪。

（6）传统医学运用

在专业中医师指导下通过辨证论治给予麻黄、苏叶、杏仁等解表药物配合通宣理肺丸；黄芩、鱼腥草、金荞麦配合竹沥等化痰药物帮助排痰。半夏、苏子、白芥子等温药，配合干姜等燥痰药，以温中散寒，化痰止咳。麦冬、北沙参、川贝等养阴药物，配合梨、阿胶等滋阴食材来润肺止咳。还可以指导老年人练习中医养生操（如八段锦、太极、六字诀等），或给老年人按摩位于眉毛后方凹陷处太阳穴等，转移老年人对呼吸、病痛的注意，借以调理和纠正气机紊乱等病理状态，改善身心状态。

三、咯血

咯血老年人常有胸闷、喉痒、咳嗽、心窝部灼热、口感甜或咸等先兆。咯出的血多为鲜红色，常伴有泡沫或痰液。大咯血多发生在夜间或清晨，老年人常惊恐不安。在咯血不畅时，可出现气紧、情绪紧张、面色青紫，或喷射性大咯血突然中止等症状，这些都是窒息的先兆。若老年人出现表情恐怖、张口瞪目、两手乱抓、抽搐、大汗淋漓、牙关紧闭或神志丧失，则提示已发生了窒息。

1. 病因

（1）生理性因素

① 肿瘤：支气管肺癌、气管肿瘤、转移癌是常见咯血病因。特别是中央型肺癌，由于肿瘤组织

较大或伴有癌性空洞,可能侵犯大血管导致大咯血。一些血液系统恶性肿瘤如白血病、淋巴瘤等,可能侵犯骨髓和肺组织,引起咯血。

② 感染性疾病:细菌性肺炎、真菌性肺炎、肺结核、肺脓肿等感染性疾病引起肺组织坏死或血管损伤导致咯血。

③ 其他原因:包括肺栓塞、支气管扩张、肺水肿、肺动脉高压、囊性纤维化、抗凝血剂使用等也可能引起咯血。

(2)心理性因素

① 压力过大:长期心理压力过大可致神经内分泌失调,引起血压上升,对于存在肺部疾病如肺结核、支气管扩张等老年人,本就脆弱的肺部血管易因压力升高而破裂,进而引发咯血。同时,压力过大还会抑制免疫系统功能,降低身体抵抗力,引发呼吸道感染,导致呼吸道黏膜血管脆性增加,破裂引起咯血。

② 情绪过度波动:强烈的情绪变化如暴怒、极度悲伤或焦虑等,会造成呼吸频率大幅改变,胸腔内压力急剧波动,使肺部病变部位的血管受到冲击而破裂出血,出现咯血症状。

2. 评估

咯血量的评估标准通常分为以下三类。

小量咯血:24小时内咯血量小于100 mL,或一次咯血量少于100 mL。

中等量咯血:24小时内咯血量在100~500 mL之间,或一次咯血量在100~300 mL之间。

大量咯血:24小时内咯血量超过500 mL,或一次咯血量超过300 mL。

3. 照护措施

(1)调整居住环境

居住环境应保持清洁,空气新鲜,每天定时开窗通风,保持室内温湿度适宜,避免过冷或过热的空气刺激呼吸道。勤洗手,保持手部清洁,防止将病原体传播给老年人。及时清理老年人咯出的血块,被污染的衣物、被褥、地面等。

(2)调整饮食结构

少量咯血老年人可进少量温凉流食,适量食用滋阴润肺食物如梨、百合、藕节;止血食物马齿苋、白茅根。大咯血老年人暂禁食,咯血停止后可根据医嘱给予易消化、富含营养的食物。避免辛辣燥热之物(如辣椒和酒)、油炸食品,以防加重出血。保持大便通畅,避免用力排便,必要时遵医嘱使用通便药物。

(3)预防窒息护理

咯血老年人必须保持呼吸道通畅,预防窒息。咯血时可采取头低脚高45°俯卧位,头偏向一侧或患侧卧位,及时清理老年人口咽部积血及血块,必要时配合医护人员清理老年人气管内积血及血块。小咯血老年人安静卧床休息,大咯血老年人绝对卧床,告知老年人尽量将血咳出,避免窒息。如果知道肺出血的部位,采取患侧卧位以减少出血和避免血液流向健侧。

(4)控制疾病症状

在专业医护人员指导下针对导致咯血的疾病进行积极治疗。针对有咯血风险的老年人,密切注意观察老年人有无胸闷、喉痒、咳嗽、心窝部灼热、口感甜或咸等咯血先兆症状;针对已经出现咯血的老年人,密切注意观察老年人是否存在突发呼吸困难、声音嘶哑、呼吸急促、嘴唇发绀等窒息征象,观察咯血的颜色、性质、出血量、出血速度、频次等,立即将老年人的病情变化报告给值班医护人员并配合做好咯血的积极治疗。

（5）加强心理护理

出现咯血的老年人及其照护者往往伴有紧张、恐惧情绪，护理人员要耐心解释病情，缓解其焦虑心理，使其积极配合治疗，必要时可考虑予以抗焦虑药物。选用深色的毛巾有助于减少老年人和照护者的焦虑。

（6）传统医学应用

在中医师指导下，运用中药或针灸推拿技术治疗咯血。例如，桑杏汤用于清热润肺、百合固金汤用于滋阴润肺、宁络止血等。通过在鱼际穴和孔最穴进行按揉、快速摩擦，在肺俞、太冲、尺泽等部位进行针灸治疗，用三七粉调醋外敷涌泉穴引火下行、止血收敛等方法来减轻咯血症状。

任务实施

表5-6 为呼吸系统症状终末期老年人实施照护

操作环节		操作程序	注意事项
操作前：评估准备		① 照护人员仪表端庄，服装得体 ② 环境准备：环境安全，室内温度、湿度、光线适宜 ③ 老年人准备：老年人状态平稳	评估过程中注意沟通的技巧，保护老年人隐私
操作中	（1）沟通与评估	① 自我介绍，询问照护对象姓名、年龄，对照任务单等任意两种有效方式确认是否和对方回答信息一致 ② 自然亲切地开启话题，介绍和解释本次照护的内容、目的、关键步骤、注意事项及需要时长 ③ 为老年人进行一般情况评估（如睡眠、大小便、饮食、心理等），疾病相关情况评估（如血压、四肢活动、用药、记忆力、语言交流等） ④ 询问老年人对所患疾病的了解程度，对现状和治疗情况的感受，对进一步治疗和照护的需求等 ⑤ 评估家庭、社会、心理对老年人的影响 ⑥ 明确老年人是否理解、是否可以进行操作	① 评估时，避免简单粗暴 ② 注意语言的沟通，做好人文关怀 ③ 观察老年人生命体征变化 ④ 观察老年人表情变化并适时表达关心 ⑤ 注意防跌倒处理 ⑥ 注意观察老年人面色、呼吸和心率变化
	（2）为老年人进行呼吸困难强度评估（使用改良的Borg量表）	① 向老年人详细解释量表的含义和使用目的 ② 引导老年人在运动过程中根据自己的实际感受选择适当的等级 ③ 运动测试结束后，收集量表数据进行分析，以评估老年人的运动强度和呼吸困难的关系	
	（3）为老年人吸氧，改善呼吸困难	① 准备物品：准备好氧气装置、吸氧导管、湿化瓶、流量表、棉签等，并确保环境安全，避免火源和易燃物品 ② 连接装置：将湿化瓶内注入适量的蒸馏水，并安装于流量表上。连接氧气管至氧气装置，检查连接处是否紧密无漏气 ③ 老年人准备：协助老年人取舒适体位，如平卧位或坐位。使用棉签清洁老年人鼻腔，确保鼻腔通畅无分泌物 ④ 调节氧流量：根据医嘱或老年人病情需要，调节流量表至合适的氧流量 ⑤ 开始吸氧：将氧气管前端轻轻放入老年人鼻腔，并用胶布固定好。嘱老年人自然呼吸，用鼻吸气，用口呼气。观察老年人反应，如有不适及时调整氧流量或停止吸氧	

操作环节	操作程序	注意事项
操作后：整理记录	① 询问老年人对服务的满意度 ② 洗手；记录吸氧开始时间、氧流量及老年人反应情况，定期监测老年人的血氧饱和度、呼吸频率、心率等生命体征变化 ③ 根据评估和照护结果，持续改进照护计划，提出针对性干预措施，并实时跟进处理	
风险防范	终末期老年人病情变化快，需要做好意外发生的紧急预案	

资料卡

呼吸困难家庭应急处理[①]

① 一旦出现呼吸困难，应首先保持气道通畅，如有气道分泌物或异物应及时清除。
② 应使老年人保持安静，避免情绪紧张以防加重呼吸困难。
③ 取半卧位或坐位，减少疲劳及耗氧，此法可减轻急性心衰引起的呼吸困难。
④ 家中如有吸氧条件，可立即给老年人吸氧。
⑤ 保持室内空气新鲜，通风流畅，给予清淡饮食。
⑥ 如肯定为支气管哮喘发作，可使用平喘药。
⑦ 痰多或稠，可适当使用化痰药。
⑧ 病情危重时，应边采取上述措施边呼叫120急救中心，以便及时送医院抢救。

任务练习

扫码完成在线练习。

任务3　终末期老年人消化系统症状照护

任务情境

郭奶奶，73岁，高血压史15年、慢性心衰2年，确诊阿尔茨海默病3年，1年前因脑出血导致右侧肢体偏瘫。最近感觉身体越来越虚弱，入住当地某医养结合机构。家属介绍平时进食较少，以半流食为主，饮水时常有呛咳，偶有呕吐和腹胀，平时大约每周使用一次开塞露协助排便。入院后一直卧床，老人对机构陌生环境比较抵触，情绪不佳，食欲不好，白天不愿活动。

【任务】郭奶奶出现了哪些消化系统症状？请为郭奶奶进行吞咽功能评估，并使用开塞露协助其排便。

---

① 胡大一. 走出就医的误区：心血管科［M］. 北京：人民卫生出版社，2017：31—32.

任务目标

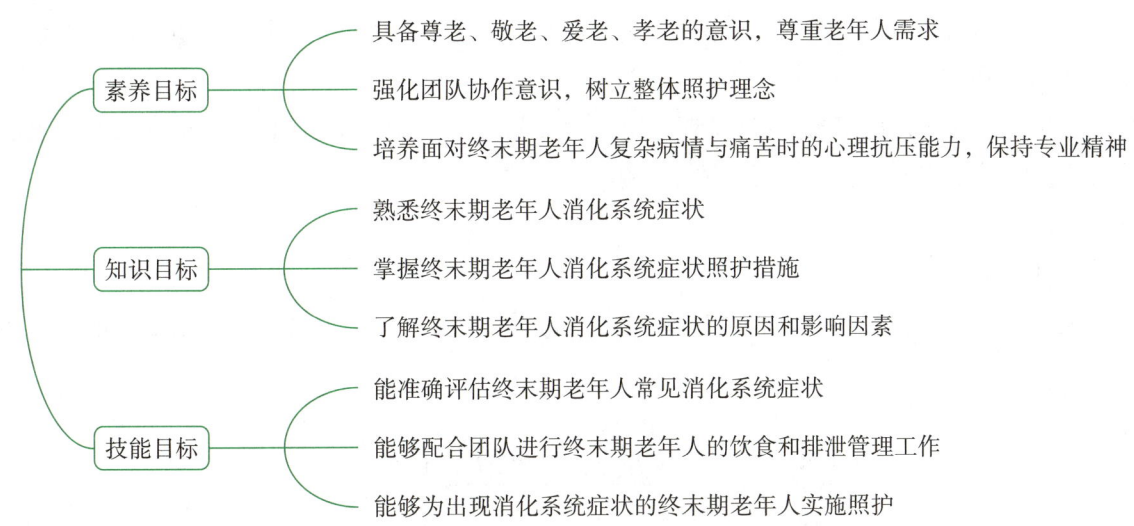

任务描述

终末期老年人常见的消化系统症状有厌食、恶心呕吐、吞咽困难、腹胀、便秘等，不仅严重影响老年人的营养摄入，导致身体虚弱、免疫力下降，还会引发焦虑、抑郁等负面情绪。消化系统症状照护对于终末期老年人而言具有重要意义。通过专业照护，可以帮助老年人缓解症状、减轻痛苦，提高生存质量。

一、厌食

厌食是终末期老年人常见症状。一方面，身体代谢减缓，能量需求降低；另一方面，疾病影响、心理压力及药物副作用等，都可能抑制老年人食欲。表现为对食物兴趣缺乏，进食量明显减少，主动进食意愿降低，甚至完全拒绝进食；进食模式改变，进食次数、每餐食量减少；对食物的兴趣降低，看到食物不像以前一样有想吃的感觉。

厌食发展到一定程度，就会进入恶病质。恶病质又称恶液质，是一种复杂的临床综合征，表现为进行性的体重下降、肌肉萎缩、脂肪消耗，伴有乏力、虚弱、贫血等多种症状，是机体处于严重的分解代谢状态的表现。厌食和恶病质之间相互影响、互为因果，形成一个恶性循环，严重影响生活质量和预后。

1. 原因

（1）生理因素

① 代谢减缓：终末期阶段，老年人身体各器官功能衰退，基础代谢率降低，身体对能量和营养物质的需求大幅减少。身体如同运转缓慢的机器，不再需要大量"燃料"，从而导致食欲减退。

② 疾病影响：多种慢性疾病，恶性肿瘤的肿瘤细胞会释放细胞因子，影响人体的代谢调节，干扰食欲中枢，导致厌食。常规营养支持治疗无法完全逆转，并出现进行性功能障碍。此外，心力衰竭、慢性阻塞性肺疾病等慢性疾病，会使身体长期处于慢性缺氧和炎症状态，影响胃肠道的正常功能，进而抑制食欲。

③ 药物副作用：终末期老年人通常需服用多种药物。一些药物，如抗生素、化疗药、镇痛药等，

可能产生胃肠道不良反应，干扰味觉和嗅觉，导致口苦、口干等不适，影响食欲。

（2）心理因素

① 情绪低落：面对即将来临的死亡，老年人易产生焦虑、抑郁等负面情绪，进而影响大脑中调节食欲的神经递质，进而抑制食欲。

② 认知改变：认知功能障碍在终末期老年人中并不少见。认知水平下降会使老年人对进食的认知和行为能力减退，忘记进食或对食物缺乏兴趣。

2. 评估

（1）评估工具

视觉模拟评分法（VAS）常被用于评价疼痛的程度，目前VAS也被用于终末期老年人的食欲评估（见图5-1）。

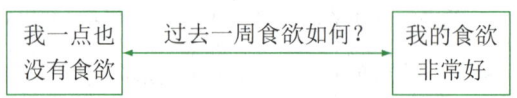

图5-1 VAS食欲评估方法

（2）评估方法

视觉模拟评分法（VAS）依托一条长度为10 cm或15 cm的线段，这条线段的两端分别指向"我一点也没有食欲"和"我的食欲非常好"。在这条线段上，受试者根据其食欲感受程度做出标记。通过测量从线段的左端到标记点的距离来定量评价食欲，该法比较灵敏，有可比性和重复性。由于食欲是一种多维度的主观感受，因此设置7个主观问题：你现在有多饿？你有多想吃？你能吃多少？你有多饱？你有没有想吃一点甜的东西？你有没有想吃一点咸的东西？你有多渴？每个问题均用视觉模拟评分法（VAS）评估感受程度，最后进行综合评价。

（3）结果判断

测量线段如果＜5 cm（总长度10 cm）或7 cm（总长度15 cm）即可判定老年人存在厌食症。

3. 照护措施

（1）调整饮食结构

终末期老年人的味觉和嗅觉会有明显减退，所以在食物的选择上要注重色香味。食物种类应多样化，保证营养均衡，增加富含蛋白质、维生素和矿物质的食物。例如，将肉类做成丸子汤，既容易消化又美味可口。同时，食物的质地也要根据老年人的咀嚼和消化能力进行调整，如将蔬菜切碎煮软等。

（2）增加就餐乐趣

改变就餐环境，营造温馨、舒适的氛围。可以播放老年人喜欢的音乐，或者让家人陪伴一起用餐。还可以尝试使用精致的餐具，增加视觉上的吸引力。例如，在家庭聚餐时，大家围坐在一起，边聊天边吃饭，老年人在这种欢快的氛围中会更有食欲。

（3）控制疾病症状

终末期老年人本身罹患基础疾病如慢性疾病糖尿病、高血压等，口腔疾病、消化系统疾病等，会影响食欲。针对这些疾病进行积极治疗，有助于改善厌食症状。例如，贫血、呼吸系统疾病会导致缺氧，缺氧状态会影响老年人食欲，通过吸氧、休息后，食欲往往会有所改善。对于恶病质的老年人，需遵医嘱进行药物治疗和营养治疗，如醋酸甲地孕酮可以通过作用于下丘脑，抑制细胞因子的释放，增加食欲；对口咽、食管的梗阻性病变或慢性神经系统疾病导致吞咽困难的老年人，可通过肠内营养管路提供营养支持，保证老年人的尊严和生活质量。

（4）适度运动

适当的运动可以促进胃肠蠕动，增加能量消耗，从而提高食欲。对于非卧床老年人来说，可以选择散步、太极拳等温和的运动方式，卧床老年人可以进行床上主动或者被动的肢体锻炼。每天坚持一定时间的运动，如散步30 min左右，能够改善身体机能，增强消化功能，改善食欲。

（5）心理干预

终末期老年人可能会因为孤独、焦虑、抑郁等心理因素而出现厌食。老年人家属和照护人员要给予更多的关心和陪伴，必要时可寻求专业心理咨询师的帮助。例如，当老年人感到孤独时，家属可以多与老年人交流，鼓励老年人参加社交活动，改善心理状态，从而提高食欲。

（6）传统医学应用

① 饮食调理：要注意饮食的规律和节制，定时定量进食，可以选用一些具有健脾开胃作用的食疗方，如山药粥（将山药洗净切片，与大米一起煮粥），山楂麦芽饮（山楂、麦芽加水煮后饮用）等，有助于改善脾胃功能，增进食欲。

② 康复按摩：可以按摩腹部帮助胃肠蠕动，用手掌面或四指并拢，以脐为中心，顺时针方向摩动腹部。一般操作5～10 min，以健脾和胃，消食导滞，理气通便。还可以采用艾灸法，选取神阙、足三里、脾俞等穴位。艾灸具有温阳散寒、健脾和胃、补中益气的作用。通过艾绒燃烧产生的温热刺激，促进穴位局部的气血运行，增强脾胃的运化功能。一般每次艾灸15～20 min，以局部皮肤温热红晕为度。

二、吞咽困难

随着身体机能的衰退，终末期老年人咽喉部肌肉协调性变差，吞咽反射减弱，常出现吞咽困难。表现为进食固体或液体食物时都感费力，甚至可能因误吸导致呛咳、肺部感染，不仅影响营养摄入，还增加呼吸道并发症风险。

1. 原因

（1）神经系统功能衰退

随着年龄的增长，神经系统功能逐渐退化，控制吞咽动作的神经通路，如脑干中的吞咽中枢及相关颅神经功能受损，导致吞咽反射迟钝，使食物从口腔向食管传输的协调性变差。终末期老年人吞咽困难表现为在吞咽食物或液体时出现费力、哽噎感，甚至可能出现食物反流、呛咳等现象。这是由于咽喉部肌肉力量减弱、协调性变差，以及神经系统功能衰退影响吞咽反射所致。

（2）肌肉功能减退

咽喉部和食管周围的肌肉，如舌肌、咽缩肌、食管平滑肌等，在终末期时会因长期缺乏活动及营养供应不足而出现萎缩，力量减弱。这使得在吞咽过程中，无法有效地推动食物，从而产生吞咽困难。

（3）疾病相关因素

某些疾病，如头颈部肿瘤，肿瘤的生长可能直接压迫或侵犯吞咽相关的结构，阻碍食物通过；神经系统疾病，如帕金森病、脑卒中等，会影响神经对吞咽肌肉的控制，导致吞咽障碍。

2. 评估

（1）评估工具

使用"洼田饮水试验"进行评估。

（2）使用方法

① 准备工作：让老年人取坐位或半卧位（床头抬高30°～50°），准备30 mL温水。

② 试验过程：嘱老年人像平常一样喝下30 mL温水，观察其饮水过程，并记录时间。

③ 结果判断，具体如下。

1级（优）：能顺利地1次将水咽下，时间在5 s内，评为正常。

2级（良）：分2次以上，能不呛咳地咽下，评为轻度吞咽困难。

3级（中）：能1次咽下，但有呛咳，评为中度吞咽困难。

4级（可）：分2次以上咽下，但有呛咳，评为中重度吞咽困难。

5级（差）：频繁呛咳，不能全部咽下，评为重度吞咽困难。

3. 照护措施

（1）食物选择与处理

根据老年人吞咽困难的程度，选择合适的食物质地，并与营养师沟通，设置个性化营养方案及黏稠剂配比度。轻度吞咽困难可选择软食，如软米饭、面条、豆腐等；中度吞咽困难可将食物制成泥状或糊状，如土豆泥、苹果泥、米糊等；重度吞咽困难可能需要通过鼻饲或胃肠造瘘等方式补充营养。

（2）进食姿势

协助老年人坐直或尽可能抬高床头，使身体呈30～60°角，进食后保持该姿势30 min，防止食物反流。若老年人无法坐立，可采用侧卧位，头偏向一侧。

（3）进食辅助

使用小勺缓慢喂食，每次量不宜多，约半勺，待老年人完全咽下后再喂下一口。密切观察吞咽情况，一旦出现呛咳，立即停止喂食，轻拍背部，必要时寻求医疗帮助。可准备水或饮品，但避免大口饮水，可少量多次饮用。

（4）康复训练

在康复师的指导下，可指导老年人进行吞咽功能训练。例如，空吞咽练习，即不进食时做吞咽动作，以锻炼吞咽肌肉；还可以进行咽部冷刺激，用冰棉签轻轻刺激患者的软腭、舌根和咽后壁，以提高咽部的敏感性和吞咽反射。同时，发音训练有助于改善与吞咽相关的肌肉功能。可让老年人进行简单的发音练习，如发"啊""呀"等音，通过发音时肌肉的运动，带动咽喉部肌肉的活动，从而改善吞咽功能。

（5）传统医学应用

① 中药调理：可以请中医师根据老年人的具体情况辨证论治，如表现为吞咽困难，伴有肢体麻木、言语謇涩等症状为风痰阻络证。需要祛风化痰、通络开窍，改善因风痰阻滞经络所致的吞咽困难。如表现为神疲乏力、面色萎黄、舌质紫暗等症状，则可以通过补气活血，使气血畅通，瘀去络通，从而改善吞咽功能

② 推拿疗法：通过推拿按摩相关经络和穴位，可以起到疏通经络、调和气血、放松肌肉的作用，有助于改善吞咽困难。具体如下。

a. 颈部按摩。用双手拇指或大鱼际肌，沿着患者颈部两侧的肌肉，从耳后向下至肩部进行按摩，重点按摩胸锁乳突肌、斜方肌等与吞咽相关的肌肉。按摩时力度适中，以患者感到酸胀但能耐受为宜，每次按摩10～15 min，每天可进行2～3次。这种按摩可以缓解颈部肌肉紧张，改善局部血液循环，为吞咽创造良好的肌肉条件。

b. 穴位按摩。按摩廉泉、天突、人迎等穴位。用手指指腹按压穴位，力度由轻到重，逐渐增加，以患者出现酸、麻、胀的感觉为度，每个穴位按压3～5 min，每天可进行多次。通过穴位按摩，可激

发经气，调节气血运行，促进吞咽功能的恢复。

三、恶心与呕吐

多种因素可致终末期老年人恶心、呕吐，恶心常为呕吐的前兆，频繁剧烈地呕吐不仅影响营养吸收，还可能导致脱水、电解质紊乱等并发症。

1. 原因

（1）胃肠功能紊乱

终末期阶段，老年人胃肠蠕动明显减慢，胃排空延迟，胃内食物滞留时间延长，刺激胃黏膜引发恶心。同时，消化液分泌减少，食物消化不完全，易产生胀气、反流，进一步加重呕吐症状。表现为餐后饱胀、早饱感，呕吐物常含未消化食物。

（2）中枢神经调节异常

延髓呕吐中枢敏感性增高，终末期阶段神经功能退化、颅内压变化（如脑肿瘤、脑水肿）或代谢紊乱（如尿毒症、肝衰竭）均可直接激活呕吐中枢。此类呕吐常呈喷射性，与进食无直接关联。

（3）药物及治疗因素

终末期老年人常需使用阿片类镇痛药（抑制胃肠蠕动）、抗生素（肠道菌群失调）、化疗药物（直接刺激胃黏膜）等，这些药物可通过不同机制诱发恶心呕吐。此外，放疗、手术等治疗也可能导致暂时性胃肠功能紊乱，容易引发呕吐。

2. 评估

（1）评估工具

可采用美国国立癌症研究所通用毒性标准（NCI-CTCAE v5.0）中的恶心呕吐分级标准，视觉模拟量表（VAS）评估恶心程度（0～10分）或者使用QLQ-C30生活质量量表中恶心呕吐维度评分。

（2）使用方法

① 评估过程：准备标准评估表、呕吐物收集容器、生命体征监测设备。评估过程包含客观指标记录，如24小时呕吐次数、呕吐物性状、体重变化（每日晨起空腹测量）、电解质检测结果等；主观症状，如采用视觉模拟量表（VAS）评估恶心程度（0～10分）或者使用生活质量量表中恶心呕吐维度评分。

② 结果判断：参考NCI标准，判断如下。

1级：24小时呕吐1～2次（或恶心不影响进食）；

2级：24小时呕吐3～5次（或静脉补液＜24小时）；

3级：24小时呕吐≥6次（或静脉补液≥24小时）；

4级：危及生命的呕吐（需紧急干预）。

3. 照护措施

（1）体位管理

协助老年人采取合适体位，如半卧位或坐卧位，如偏瘫老年人，需要请老年人头偏向健侧，食物送进健侧口腔。少量多餐，进食后保持半卧位30 min。呕吐时协助侧卧，防止误吸。呕吐后保持体位30 min。

（2）饮食调节

根据老年人的情况，选择清淡、温热的流质或半流质食物，如米汤、藕粉等。采用少量多餐方式，每次50～100 mL，间隔2 h。

避免食用油腻、辛辣、刺激性、气味浓烈的食物，以及过甜、过冷或过热的食物，以防加重恶心呕吐。

（3）口腔护理

恶心呕吐后，及时协助老年人用温水或淡盐水漱口，清除口腔内的呕吐物残留和异味，保持口腔清洁卫生，这样可以减少口腔刺激，缓解恶心感，同时也能预防口腔感染。

（4）传统医学应用

① 中医食疗：可以用新鲜生姜榨汁，加温水稀释，恶心时服，能温中散寒止呕，或取陈皮、大米煮粥，陈皮理气健脾，和胃止呕。还有甘蔗汁，可清热和胃，胃热恶心者宜饮。此外，佛手、生姜切片煮水加白糖，可以疏肝和胃，适合肝郁气滞致恶心呕吐者。这些食疗方制作简单，可根据老年人的体质和病情适当选用，对缓解恶心呕吐有一定辅助作用。

② 推拿按摩：通过按摩特定的穴位和部位，可以调节胃肠功能，缓解胃肠痉挛，减轻恶心呕吐症状。

腹部按摩：同"厌食"部分。

穴位按摩：用手指指腹按压内关、足三里、中脘等穴位，每个穴位按压3~5 min，力度以老年人感到酸胀但能耐受为宜。也可按摩天突穴，位于胸骨上窝中央，用食指或中指轻轻按压，同时让老年人做吞咽动作，可缓解咽喉部不适引起的恶心。

③ 艾灸：艾灸是利用艾叶燃烧产生的温热刺激来温通经络、调和气血、温胃止呕。通常选用中脘、神阙、足三里等穴位。中脘可温胃散寒、消食化滞；神阙位于脐中，艾灸此穴能温补元气、回阳救逆，对脾胃虚寒所致的恶心呕吐有较好的疗效；足三里可强壮脾胃、扶正培元。可采用温和灸、回旋灸或隔姜灸等艾灸方法。温和灸是将艾条点燃后，距穴位皮肤2~3 cm处进行熏烤，使局部有温热感而无灼痛为宜，每穴灸10~15 min，至皮肤红晕为度。

四、腹胀

随着机体代谢减缓，终末期老年人肠道蠕动功能明显下降，气体产生与排出失衡，常出现腹胀。表现为腹部膨隆、叩诊鼓音，甚至因膈肌上抬影响呼吸，不仅造成不适，还可能加重原有心肺疾病。

1. 原因

（1）肠动力障碍

肠道平滑肌收缩力减弱，肠蠕动频率降低，肠内容物推进缓慢。同时，自主神经调节功能衰退，使得肠道无法有效协调蠕动波，导致气体和粪便滞留。表现为全腹均匀胀满，肠鸣音减弱或消失。

（2）消化吸收功能减退

胰腺、肝脏等消化器官功能衰退，消化酶分泌不足，食物（尤其是脂肪和蛋白质）消化不完全，在肠道内异常发酵产气，此类腹胀多伴有恶臭排气。

（3）机械性因素

腹腔肿瘤压迫、肠粘连或粪块阻塞可导致局限性或完全性肠梗阻。表现为腹胀进行性加重，可能伴呕吐、肛门停止排气排便，腹部可见肠型或蠕动波。

2. 评估

（1）评估工具

可采用视觉模拟量表（VAS）或者腹部查体对老年人的腹胀情况进行评估。

（2）使用方法

① 评估过程：VAS使用参见"食欲评估"。腹部查体可以使用腹围对比的方式，测量腹围时需要晨起空腹状态测量，排空膀胱，老年人取仰卧位，双下肢自然伸直，用软尺在脐水平绕腹一周，测得的周长为脐周腹围。

② 结果判断：VAS，老年人根据主观感受在一条10 cm的直线上标记腹胀程度，0为"无不适"，10 cm为"难以忍受的腹胀"。腹围对比，大量积气可引起全腹膨隆，可有较明显的腹围增加。

3. 照护措施

（1）体位调整

根据老年人情况选择合适的体位。当老年人躺在床上时，可以双腿屈膝，将双脚放在床上，膝盖弯曲呈一定角度（一般为30~60°）。这种体位可以放松腹部肌肉，减轻腹部的压力，有助于缓解腹胀引起的不适，同时也有利于胃肠道的蠕动和气体的排出。半坐卧位时将床头抬高30~60°，老年人上半身半坐起，膝盖适当弯曲，脚下可垫一个薄枕头，如此让腹部肌肉放松，减轻腹部脏器对膈肌的压力，改善呼吸的同时也有助于胃肠道内气体的排出，减轻腹胀感。

（2）饮食管理

调整老年人的饮食安排，少食多餐，避免一次进食过多，以减轻胃肠道负担。进食时要细嚼慢咽，避免大口吞咽、边吃边说话，以减少气体进入胃肠道。同时，要限制产气食物（如豆类、碳酸饮料），选择低产气食物如粥、面条等，避免豆类、碳酸饮料。

（4）传统医学应用

① 中医食疗：可以选用一些具有健脾消食、理气消胀作用的药材为老年人制作膳食。如用炒白术10 g、鸡内金5 g、大米50 g煮成白术内金粥，能健脾消食；或用佛手10 g、青皮5 g、粳米50 g熬制佛手青皮粥，可疏肝理气、和胃止痛。还可以用莱菔子15 g炒黄研末，与大米煮成莱菔子粥食用，可消食除胀。

② 腹部按摩：同"厌食"部分。

③ 艾灸：为老年人选用神阙、关元、气海等穴位进行艾灸，可以温暖脾胃，促进阳气的运行，增强脾胃的运化功能，从而缓解腹胀。一般每天艾灸1~2次，每次每穴灸15~20 min，以局部皮肤红晕为度。

④ 中药贴敷：可将一些具有理气消胀作用的中药如木香、厚朴、枳实等研成粉末，用醋或姜汁调成糊状，敷于老年人的神阙穴（肚脐）上。神阙穴是人体的重要穴位，通过药物贴敷可刺激穴位，调节脾胃功能，促进胃肠蠕动，缓解腹胀。一般每天贴敷6~8 h，可根据患者耐受情况调整。

五、便秘

终末期老年人活动量减少，胃肠蠕动减慢，加上水分摄入不足，易引发便秘。粪便干硬，排便困难，可导致腹胀、腹痛。终末期老年人便秘指排便次数减少（每周少于3次），粪便干硬，排便费力。

1. 便秘的原因

（1）胃肠蠕动减慢

终末期老年人缺乏运动，使得胃肠蠕动失去正常的促进动力。同时，随着年龄增长，肠道平滑肌的收缩能力减弱，再加上身体整体机能衰退，进一步导致胃肠蠕动缓慢，食物残渣在肠道内停留时间延长，水分被过度吸收，从而引起便秘。

（2）饮食结构不合理

由于厌食等原因，终末期老年人往往进食量少，且食物种类单一，缺乏蔬菜、水果、全谷等富含膳食纤维的食物，进而肠道蠕动减慢，导致粪便干结，难以排出。

（3）水分摄入不足

吞咽困难使得老年人饮水受限，同时，部分老年人因疾病导致意识不清，无法主动补充水分。水分摄入不足会使肠道内粪便干结，增加排便难度。

（4）药物副作用

一些常用药物，如阿片类镇痛药，可抑制肠道蠕动，延长肠内容物通过时间，导致便秘。此外，抗胆碱能药物也会减少肠道腺体分泌，使粪便干燥，引发便秘。

2. 便秘的评估

（1）评估工具

采用布里斯托大便分类法（Bristol Stool Scale，BSS），结合排便频率、排便费力程度进行综合评估。

（2）使用方法

① 观察大便形态：根据布里斯托大便分类法图片，其中1型为分离的硬球，像坚果（很难排出）；2型为香肠状，但表面凹凸；3型为香肠状，但有裂缝；4型为像香肠或蛇一样，光滑且柔软；5型为软团块，边缘清晰（容易排出）；6型为蓬松的块状，边缘模糊，糊状大便；7型为水样便，无固体成分。判断老年人大便属于哪种类型。

② 询问排便频率：询问老年人"您最近一周大概排便几次？"

③ 评估排便费力程度：询问"您排便的时候感觉费力吗？"根据老年人回答判断费力程度。

④ 综合评估：若大便呈1～2型，且每周排便次数少于3次，排便费力，可判定为便秘。根据具体情况进一步评估便秘程度，如大便为1型，排便次数极少且极度费力，可认为是重度便秘；大便为2型，排便次数稍少且较费力，可判定为中度便秘。

3. 照护措施

（1）饮食干预

改善饮食结构，增加富含膳食纤维食物摄入，如蔬菜泥（菠菜、西兰花），水果泥（苹果、梨），全谷物糊等，促进肠道蠕动。保证充足水分摄入，若老年人能自主饮水，定时提醒少量多次喝水；若无法自主饮水，通过鼻饲等方式补充适量水分。建议老年人每日饮水量应达到1 500～2 000 mL，增加黑芝麻、核桃仁等润肠食物，避免辛辣燥热的食品。

（2）调整生活方式

① 适量运动：运动可以促进肠道蠕动，增强腹部肌肉力量，有助于改善排便功能。在老年人身体状况允许情况下，鼓励其进行适当的运动，如散步、慢跑、太极拳、瑜伽等。对于行动不便的老年人，也可在床边或床上进行简单的肢体活动，如床边坐立或短距离行走，床上主、被动运动等，促进胃肠蠕动。

② 培养排便习惯：帮助老年人养成定时排便的习惯，每天选择相对固定的时间，如早餐后半小时，即使没有便意，也可在马桶上坐几分钟，培养排便反射。排便时应集中注意力，避免看手机、看书等分散注意力的行为，尽量缩短排便时间，不要长时间蹲坐。

（3）药物与专业协助

在医生的指导下，可根据患者的具体情况使用缓泻剂，如开塞露、乳果糖口服液、聚乙二醇等，以帮助排便。若便秘严重，遵医嘱使用开塞露等缓泻剂，或由专业人员进行灌肠等操作，切勿自行使用强效泻药。

(4)传统医学应用

① 中医食疗：可以指导家属为老年人做食疗粥，如黑芝麻能滋补肝肾、润肠通便，菠菜可养血润燥，均可煮粥给老年人服用。也可为老年人制作茶饮，如蜂蜜香油饮，将蜂蜜、香油各15～20 mL混合，用温水冲服，有润滑肠道的作用；还可用决明子15 g炒香后泡水饮用，能清肝明目、润肠通便。这些食疗方简单易做，可根据个人口味和身体状况选择食用，有助于改善便秘症状。

② 推拿按摩：老年人便秘时，可以选取对应部位进行按摩，可以有效促进肠道蠕动，缓解便秘症状。具体按摩手法如下。

腹部按摩，请老年人仰卧，放松腹部。操作者双手搓热后，以肚脐为中心，用手掌顺时针方向轻柔摩腹，约每分钟60～80次，持续3～5 min；接着用拇指或中指指腹按揉中脘、天枢、气海穴，每个穴位1～2 min，力度适中，以产生酸胀感为佳；最后双手交叠，从剑突下向下推至耻骨联合上方，再从肋弓下缘向腹股沟斜推，各10～15次。

背部按摩，请老年人俯卧，操作者用手掌或小鱼际在其背部膀胱经两侧，由肺俞穴滚至大肠俞穴，往返3～5 min；再用拇指按揉脾俞、胃俞、肾俞、大肠俞等背俞穴，每穴1～2 min。

四肢按摩，操作者用拇指指腹按揉老年人的合谷穴，双手交替，每次1～2 min；按揉足三里穴，每侧2～3 min，以酸胀感向周围扩散为宜。

③ 艾灸：可选取老年人的神阙、关元、气海、足三里等穴位进行艾灸，可以起到温补元阳、健运脾胃；培补元气、温养下焦；健脾和胃、扶正培元等作用。建议为老年人采用温和灸的方法，将艾条点燃后，距离穴位皮肤2～3 cm处进行熏烤，使局部有温热感而无灼痛为宜。每穴灸15～20 min，至皮肤红晕为度，每天或隔天艾灸1次。

任务实施

表5-7 为消化系统症状终末期老年人实施照护

操作环节		操作程序	注意事项
操作前：评估准备		① 照护人员仪表端庄，服装得体 ② 环境准备：环境安全，室内温度、湿度、光线适宜 ③ 老年人准备：老年人状态平稳	评估过程中注意沟通的技巧，保护老年人隐私
操作中	(1)沟通与评估	① 自我介绍，询问照护对象姓名、年龄，对照任务单等任意两种有效方式确认是否和对方回答信息一致 ② 自然亲切地开启话题，介绍和解释本次照护的内容、目的、关键步骤、注意事项及需要时长 ③ 为老年人进行一般情况评估（如睡眠、大小便、饮食、心理等），疾病相关情况评估（如血压、四肢活动、吞咽功能、用药、记忆力、语言交流等） ④ 询问老年人对所患疾病的了解程度，对现状和治疗情况的感受，对饮食和营养的了解及需求等 ⑤ 评估老年人的家庭、社会、心理对其影响 ⑥ 明确老年人是否理解、是否可以进行配合操作	① 评估时，避免简单粗暴 ② 注意语言的沟通，做好人文关怀 ③ 避免一直追问 ④ 观察老年人生命体征变化

续表

操作环节		操作程序	注意事项
操作中	（2）为老年人进行吞咽功能评估	为老年人进行吞咽功能评估 ① 让老年人取坐位或半卧位（床头抬高30~50°），准备30 mL温水 ② 老年人颌下铺大毛巾，嘱老年人像平常一样喝下30 mL温水，观察其饮水过程，并记录时间 ③ 进行用物处置，根据老年人饮水情况进行结果判断并记录	⑤ 观察老年人表情变化并适时表达关心 ⑥ 注意呛咳的处理 ⑦ 注意观察老年人面色、呼吸和心率变化
	（3）为老年人使用开塞露协助排便	为老年人使用开塞露协助排便 ① 检查开塞露的包装和有效期 ② 戴手套，同时准备好卫生纸或湿巾，以备使用后清洁肛门周围 ③ 采取合适体位：使用开塞露时，通常采取侧卧位或仰卧位。侧卧位时，可以选择左侧卧，右腿伸直，左膝向腹部弯曲。仰卧位时，可以在臀部下方垫上枕头，抬高臀部 ④ 打开开塞露的包装，取下盖子。将开塞露的尖端轻轻插入肛门，插入深度约2~3 cm。挤压开塞露瓶身，将药液全部挤入肛门内。保持姿势约1~2 min，让药液充分作用于肠道 ⑤ 使用完毕后，轻轻拔出开塞露的尖端，用卫生纸或湿巾擦拭并轻揉肛门。鼓励老年人保持原姿势约10 min后，若有便意，协助老年人去洗手间或者床上排便	
操作后：整理记录		① 询问老年人对服务的满意度 ② 洗手、记录 ③ 根据评估和照护结果，持续改进照护计划，提出针对性干预措施，并实时跟进处理	
风险防范		终末期老年人病情变化快，需要做好意外发生的紧急预案	

资料卡

食饮有节，身利寿益

我国中医理论在饮食养生中提出了"食饮有节，身利寿益"的观点。在《黄帝内经》的开篇之卷《上古天真论》中，就明确指出了上古之人之所以"皆度百岁"的原因之一，便是"食饮有节"。《黄帝内经·素问·五常政大论》明确指出："谷肉果菜，食养尽之，无使过之，伤其正也。"无论是什么食物，都是达到"食养"的目的即可，不能过量，否则就会"伤正"。《黄帝内经·素问·痹论》说："饮食自倍，肠胃乃伤。"清代曹廷栋在《老老恒言·饮食》中告诫："凡食总以少为有益，脾易磨运，乃化精液，否则极易之物，多食反致受伤，故曰少食以安脾也。"唐代孙思邈在《千金要方》中警告说："凡常饮食，每令节俭，若贪味多餐，临盘大饱，食讫，觉腹中胀气，或致暴疾……"。晋代张华在《博物志》中说："所食逾少，心开逾益；所食逾多，心逾塞，年逾损焉。"老年人尤其注意要防止暴饮暴食。

任务练习

扫码完成在线练习。

任务4　终末期老年人神经系统症状照护

  任务情境

李奶奶，72岁，因晚期肺癌入住安宁疗护病房。入院后，她向工作人员反映睡眠问题，称自己难以入睡，即使入睡后也极易惊醒，且醒后难以再次入睡，每晚睡眠不足3 h。她还表示白天感到极度疲倦、虚弱，情绪低落且焦虑。安宁疗护团队通过全面评估病情后，了解到李奶奶因肺部肿瘤压迫导致持续性胸痛，且伴有咳嗽、咳痰症状，尤其是在夜间症状加重。同时，她对自己的病情预后感到担忧，害怕死亡随时降临，经济上也因长期治疗而背负沉重负担，家庭关系因照顾问题略显紧张。因病房靠近护士站，仪器设备的声音以及人员走动声较大，灯光较亮且无法调节，床铺偏硬，同时，她正在服用的镇痛药和化疗辅助药物也存在影响睡眠的副作用。

【任务】李奶奶失眠的可能原因有哪些？请对李奶奶的睡眠状况进行评估，并为李奶奶布置睡眠环境，帮助其从轮椅转移到床上入睡。

任务目标

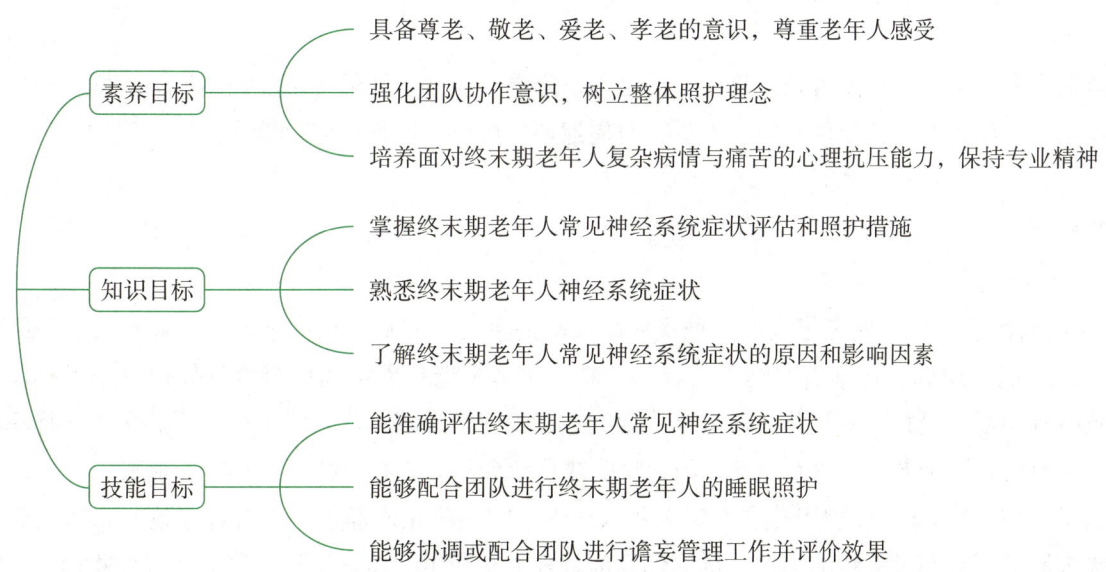

任务描述

老年人在终末期阶段神经系统也受影响而出现相应的症状。常见的神经系统症状有头晕头痛、失眠、谵妄、惊厥等，这些症状一方面影响老年人的日常生活，导致生活节律紊乱，另一方面还会引发焦虑、抑郁、烦躁等不良情绪，进而导致生理功能进一步恶化，陷入恶性循环。

一、失眠

失眠症是以频繁而持续的入睡困难和（或）睡眠维持困难并导致睡眠感不满意为特征的睡眠障碍。老年人主观感觉睡眠不佳，表现为入睡难、多梦易醒、早醒，睡眠时长不足，醒后疲乏、头痛，干扰日间活动。这类老年人多患晚期重症，身体机能衰退，器官功能衰竭，还承受疾病、预后恐惧及死亡焦虑带来的巨大心理压力，失眠发生率高。

1. 失眠表现

（1）入睡困难

入睡时间超过30 min即为失眠。因疾病折磨与心理压力，其大脑难以平静，即便身体疲惫不堪，躺于床上后，依然为家庭状况、疾病、死亡等问题所困，致使精神持续紧绷，无法顺利进入睡眠，长时间辗转反侧，入睡进程更艰难。

（2）睡眠维持障碍

即夜间觉醒次数≥2次，每次觉醒后再入睡超过30 min，还常伴有早醒情况。身体不适如病痛折磨、呼吸困难等会中断睡眠，醒来后的心理负担又阻碍再次入睡，凌晨早醒后便只能清醒等待天明，睡眠片段化严重。

（3）睡眠质量下降

睡眠多处于浅睡眠且多梦，缺乏深度睡眠。大脑未获充足休憩，致使老年人醒来后仍感极度疲惫，无丝毫恢复精力之感，整日昏沉，身体与精神状态皆受极大影响。

（4）躯体症状

长期失眠易引发头痛、头晕、肌肉酸痛等躯体不适。头痛呈双侧胀痛或紧箍样，源于血管痉挛与神经紧张。头晕致使头部昏沉、眩晕，平衡感降低。颈部、肩部和背部肌肉紧张、酸痛、僵硬。胃肠道功能紊乱，如食欲不振、消化不良、腹胀、便秘或腹泻等。

（5）常见伴随症状

睡眠紊乱还会导致注意力难以集中，记忆力下降等；焦虑、抑郁等不良情绪波动加剧。老年人对睡眠及病情过度担忧，频繁询问照护人员，对周遭环境敏感，思维反应迟缓，影响与照护人员交流及配合。

2. 病因

（1）生理因素

① 疾病因素：终末期老年人的多种疾病是失眠的主因。如晚期癌症老年人受癌痛折磨，肿瘤压迫神经、浸润组织或骨转移引发剧痛，难以入睡；关节炎老年人夜间关节疼，体位改变引起疼痛加剧，致睡眠中断；慢性阻塞性肺疾病老年人通气差，夜间频憋醒；前列腺增生致夜尿多，干扰睡眠连续性。还有肝肾不全老年人皮肤瘙痒、消化疾病或化疗老年人恶心呕吐等，都影响睡眠。

② 药物因素：安宁疗护用药会影响老年人睡眠。如吗啡止痛却使中枢神经系统兴奋致失眠；治疗呼吸抑制的兴奋剂影响睡眠中枢；抗抑郁药部分种类初期用会加重失眠、焦虑。多药联用还可能相互作用，加重失眠。

（2）环境因素

病房环境影响老年人睡眠。噪音常见有仪器滴答声、输液泵声、工作人员查房及他人咳嗽或呻吟声；光线过强过暗、温度湿度不适、床铺过硬过软等都会影响老年人睡眠。

（3）心理因素

老年人担忧预后、惧怕死亡，经济上因长期治疗致家庭负担加重，产生愧疚、焦虑感；家人照顾易引发矛盾，觉得拖累家人，产生抑郁、悲伤情绪。这些都会影响睡眠调节机制，干扰睡眠节律，致难入睡、易惊醒。

3. 评估

（1）主观测评工具

① 匹兹堡睡眠质量指数（PSQI）：这是一种广泛应用于失眠评估的工具。它通过询问老年人过去1个月的睡眠情况，涵盖睡眠质量、入睡时间、睡眠时间、睡眠效率、睡眠障碍、催眠药物使用和日间功能障碍7个维度进行评估。每个维度按0～3分计分，总分范围为0～21分，得分越高表明睡眠质量越差。PSQI能够综合地反映老年人睡眠问题的多个方面，帮助工作人员全面了解老年人的睡眠状况，尤其适用于安宁疗护环境下对失眠程度的初步评估。

匹兹堡睡眠质量指数（PSQI）

② 失眠严重程度指数（ISI）：主要用于评估失眠的严重程度。它包含7个问题，涉及入睡困难程度、睡眠维持情况、早醒情况、对日间功能的影响、对睡眠问题的担忧程度以及睡眠问题在他人眼中的明显程度等方面。每个问题有0～4分的评分选项，总分为0～28分，分数越高代表失眠越严重。该工具重点突出了失眠对老年人生活和心理的影响，有助于工作人员更精准地判断失眠对老年人的干扰程度。

失眠严重程度指数（ISI）

③ 睡眠日记：要求老年人或老年人家属详细记录相关信息。上床时间，精确到分钟，有助于了解老年人的作息规律。入睡时间，记录老年人真正进入睡眠状态的时刻，可反映入睡困难程度。夜间觉醒次数及每次觉醒的时间，这对于分析睡眠维持障碍情况非常重要。起床时间，明确老年人整晚的睡眠时长。白天小睡情况，包括小睡的时长和次数，因为白天小睡过多可能会影响夜间睡眠质量。睡前活动，如是否在睡前使用电子设备（手机、电脑等，其发出的蓝光会抑制褪黑素分泌），是否进食（过饱或饥饿都可能影响睡眠），是否进行剧烈运动（会使身体兴奋难以平静）等。睡眠环境描述，如房间的温度、湿度、光线、噪音等情况。通过连续记录的睡眠日记，可以清晰地观察老年人睡眠模式的变化趋势，为工作人员准确评估失眠状况和调整治疗方案提供依据。

（2）客观测评工具

① 多导睡眠图（PSG）：这是一种较为全面的睡眠监测技术。它通过在老年人身上连接多个电极，记录脑电图（EEG）、眼电图（EOG）、肌电图（EMG）、心电图（ECG）等生理信号，能够准确地监测睡眠阶段、睡眠结构、呼吸事件、肢体运动等多个睡眠相关参数。PSG对于评估老年人是否存在睡眠呼吸暂停综合征、周期性肢体运动障碍等潜在睡眠疾病引起的失眠非常有价值，为精准诊断和治疗提供依据。

② 体动记录仪：主要通过记录老年人身体活动来间接评估睡眠—觉醒周期。它通常佩戴在老年人的手腕或脚踝处，能够连续记录身体的微小运动。设备会根据运动模式分析睡眠时段和觉醒时段，估算睡眠时间、睡眠效率等参数。体动记录仪在安宁疗护中使用方便，可对老年人进行长时间的睡眠监测，尤其适用于对老年人日常生活状态下的睡眠进行客观评估，帮助工作人员了解老年人在自然环境中的睡眠规律。

4. 照护措施

（1）一般照护

房间内温湿度适宜，噪声应控制在35 dB以下，可采用隔音材料装饰墙壁、使用静音设备等减少仪器设备及外界噪声干扰。光线方面，安装遮光窗帘，将室内光线强度控制在5～10 lx，避免强光直射，同时设置柔和的夜间照明，方便老年人起夜且不影响睡眠。床铺选用硬度适中的床垫，依据老年人体型和体重选择合适的枕头高度，一般为8～12 cm，确保老年人身体得到良好支撑，利于放松入睡。

工作人员夜间巡视应尽量轻柔，如测量生命体征、更换输液袋等动作要轻缓。若非紧急情况，减少夜间查房次数，可采用监控设备查看老年人情况。关注老年人睡眠需求并及时给予满足，如老年人有睡前听音乐等习惯，协助其准备好相关设备并控制好音量和播放时间。

（2）用药照护

部分抗抑郁药（如选择性5-羟色胺再摄取抑制剂初期使用时）可能影响睡眠，应密切观察老年人的睡眠状况，对于因药物导致失眠且无法停用的老年人，可汇报医生，根据老年人的反应调整用药。

（3）心理干预

常用的一般心理干预技术如冥想、音乐疗法、芳香疗法等，对帮助睡眠都有一定效果。

音乐疗法方面，可以选择节奏舒缓、旋律优美的音乐，如古典音乐中的巴赫《哥德堡变奏曲》、肖邦《夜曲》等，音量控制在40~50 dB，每晚睡前播放30~60 min，帮助老年人放松心情，转移注意力，促进睡眠。

芳香疗法方面，可以使用薰衣草精油，将2~3滴精油滴于棉球上，放置在枕边，或者使用香薰灯散发香气。薰衣草的香味具有镇静安神作用，可刺激嗅觉神经，诱导大脑进入放松状态，利于入睡。

冥想疗法方面，可在睡前带领老年人进行简单的冥想练习，如正念冥想。坐在舒适的座位上，闭上眼睛，专注于呼吸，当杂念出现时，不要刻意驱赶，而是轻轻地将注意力拉回到呼吸上，每次练习15~20 min，有助于平静身心，改善睡眠。

当然，还可以请专业的心理治疗师，如采用认知行为疗法，引导老年人认识并纠正对睡眠的不良认知。通过放松训练，如深呼吸放松，帮助老年人放松身心，改善睡眠。

（4）传统医学运用

① 艾灸：通过温热刺激穴位调节气血运行，达到镇静安神之效，需在医护人员指导下进行。操作时，养老护理员手持艾条距离老年人皮肤2~3 cm，以"温和灸"为主，重点选取百会穴（头顶正中，两耳尖连线的中点）和足三里穴（犊鼻穴下3寸，胫骨外侧1横指）。例如，对伴有手足发凉、晨起疲倦的虚寒型失眠老年人，可于睡前对百会穴进行回旋灸5~10 min，通过温热刺激升阳安神；对脾胃虚弱、夜间易醒者，可艾灸足三里穴增强脾胃功能，间接改善睡眠。需特别注意：操作时需远离氧气瓶等易燃物，结束后务必确认艾条完全熄灭，避免烫伤风险；宜选择上午进行，避免下午或夜间导致兴奋而加重失眠。此技术适合配合其他放松措施（如温水泡脚）联合使用，提升温通经络的效果。

② 头部按摩：在安宁疗护中，针对失眠可采用百会穴点按结合木质梳梳理法，操作无创舒适，便于掌握。

a. 百会穴点按。老年人取仰卧位，护理员用拇指指腹垂直按压头顶正中百会穴（两耳尖连线中点），力度由轻至重，以局部酸胀感扩散为宜，持续按压1 min，可调和阴阳、宁心安神，改善入睡困难与多梦。

b. 木质梳梳理法。使用木质梳子从额头发际线缓慢向后梳理至后颈，重点经过百会穴，动作均匀柔和，重复20~30次，每日睡前操作。通过刺激头皮经络与神经末梢，促进头部血液循环，缓解焦虑紧张，帮助老年人放松身心。

操作时保持环境安静、光线柔和，避免用力按压头皮破损或敏感部位，可同步播放舒缓音乐增强效果，适合各类型失眠老年人，尤其对焦虑型失眠有显著的放松作用。

③ 中医情志疗法，有五音调和与叙事放松两种方法。

五行音乐疗法，依据《黄帝内经》"五音入五脏"原则，针对不同证型失眠选择对应音乐——羽调音乐（如《梅花三弄》）音色清冽，入肾水以制心火，适合焦虑型失眠老年人；徵调音乐（如《紫竹调》）旋律欢快，振奋心阳，可改善抑郁型失眠的淡漠状态。照护人员可在睡前30 min播放音乐，音量控制在40~50 dB，并观察老年人反应调整曲目。

（5）失眠预防

向老年人及其家属宣传健康睡眠知识，倡导规律作息时间，每天尽量在相同时间上床睡觉和起床，误差控制在30 min以内。睡前1~2 h应避免使用电子设备。避免剧烈运动，可进行一些轻松的伸展活动，如简单的瑜伽拉伸动作，每个动作保持15~30 s，持续10~15 min即可。睡前4~6 h不宜饮用含咖啡因的饮料（如咖啡、茶等）或大量饮水，减少夜间排尿次数。同时，着重营造良好睡眠环境，利于入睡。

二、谵妄

谵妄（Delirium）是一种以急性起病、意识障碍、认知功能改变为主要特征的脑功能紊乱综合征，常伴有注意力不集中、思维混乱、感知觉异常以及睡眠—觉醒周期失调等一系列神经精神症状，是多种因素导致大脑内环境紊乱进而引起的临床综合征。

安宁疗护所面对的多是患有晚期癌症、严重心血管疾病、终末期器官衰竭等重症且濒临生命终点的老年人，这些老年人由于身体机能严重受损、多器官功能障碍、长期接受多种药物治疗以及面临巨大的心理压力等，是谵妄的高发人群。相关研究显示，安宁疗护情境中谵妄的发病率在20%~80%不等。谵妄的出现不仅会加重病情，还可能导致与家属之间的交流受阻，影响其安宁疗护体验与生命质量。同时，也给照护团队的照护工作带来挑战，照护人员具备精准的评估能力、全面的预防意识以及有效的干预策略，妥善处理谵妄问题。

1. 谵妄表现

（1）意识障碍

老年人出现意识清晰度降低，可从嗜睡、意识模糊至昏睡、昏迷，且意识水平波动，如上午尚正常，下午可能反应迟钝。部分老年人存在定向力障碍，不知所处地点、时间与人物身份，影响对自身和环境感知，增加意外风险。

（2）认知功能紊乱

① 注意力缺陷：表现为难以专注，易被无关刺激分散，交流时常因外界动静中断对话。

② 记忆力减退：表现为近期记忆力明显下降，刚发生之事或刚见之人转瞬即忘。记忆形成与海马体等脑区相关，谵妄时这些脑区神经细胞功能受损，且影响记忆过程。

③ 语言功能障碍：表达不连贯、逻辑性差，会言语重复、词不达意、找词困难，严重时胡言乱语。

（3）感知觉异常

① 错觉：表现为错误感知外界事物，如将输液管视为蛇等，引发恐惧、焦虑等情绪，加重精神负担。

② 幻觉：可出现幻视、幻听、幻嗅等，老年人声称看到或听到不存在的事物。

（4）精神运动性异常

① 兴奋型：出现躁动不安、行为紊乱，有攻击行为，需更多人力约束和保护。

② 抑制型：表现为活动少、反应迟缓、言语慢且音量低，严重时类似木僵。

③ 混合型：兼具兴奋与抑制，交替或同时出现，发病机制复杂，与多种神经递质系统失衡及不同脑区功能紊乱相互作用有关，临床表现多样，诊断治疗困难。

（5）睡眠—觉醒周期紊乱

老年人睡眠失去节律性，白天嗜睡、夜间失眠且频繁觉醒，觉醒后难再入睡，并加重谵妄症状，形成恶性循环，影响身体恢复和生活质量。

2. 原因

（1）生理因素

① 年龄和基础疾病：神经系统疾病如痴呆老年人大脑皮层萎缩、神经细胞退化致认知储备受损，帕金森病老年人因多巴胺能神经元变性死亡致多巴胺分泌减少，二者在终末期阶段均易并发谵妄；心血管疾病中严重心力衰竭、心肌梗死等可使脑部血液循环障碍，引发谵妄；代谢性疾病里糖尿病老年人血糖异常（高血糖引起神经血管病变，低血糖使大脑缺能）以及肝肾功能不全老年人体内毒素代谢排出困难（如肝性脑病血氨升高），均可导致谵妄发作。

② 营养状况不良：老年人营养不良，缺乏维生素B_1、B_{12}、叶酸等影响神经系统代谢和功能，如维生素B_1缺乏可致韦尼克脑病，与谵妄症状有重叠；严重蛋白质-能量营养不良使身体和大脑功能受损，增加谵妄风险。

③ 其他生理状况：便秘时肠道毒素增加，吸收后影响大脑功能，可能导致肝性脑病，进而引发谵妄；肺部或心血管疾病等致缺氧，缺氧可致脑组织能量代谢障碍、神经细胞功能受损，引发谵妄，如慢性阻塞性肺疾病加重期老年人易因缺氧发生谵妄；尿潴留可使膀胱压力升高，影响神经反射，导致自主神经功能紊乱和情绪变化，长期可致泌尿系统感染，毒素吸收入血影响大脑功能，增加谵妄风险。

肺部、泌尿系统等感染时，细菌及其毒素入血引发全身炎症反应，炎症因子影响大脑功能，诱发谵妄。严重脱水使血液黏稠度增加，影响大脑血液灌注，低钠血症可致大脑细胞水肿，引起意识障碍和认知功能下降，进而诱发谵妄。安宁疗护中老年人因多种原因易出现脱水和电解质紊乱，是谵妄发生的重要因素。

④ 药物使用：阿片类镇痛药常用于缓解疼痛，但可影响大脑神经递质系统，如吗啡等抑制中枢神经系统活动，剂量过大或使用不当易诱发谵妄；镇静催眠药会产生中枢抑制作用，长期使用或突然停药可致大脑神经功能失衡，引起谵妄。抗胆碱能药物常用于治疗胃肠道疾病或缓解帕金森病症状，但影响神经信号传递，容易导致认知障碍、幻觉等谵妄症状。

（2）心理因素

安宁疗护老年人长期处于焦虑、抑郁状态，可使老年人大脑中的神经生长因子减少，神经细胞的修复和再生功能受损，大脑的认知和情感调节区域功能下降，这些心理因素综合作用，增加了谵妄发生的可能性。

3. 评估

全面了解老年人既往病史对谵妄评估极为关键。需询问是否患神经系统疾病（如脑梗死等）、心血管疾病（如冠心病等）、精神疾病、内分泌疾病（如甲状腺功能异常）、肝肾功能不全等疾病，以及近期手术史、外伤史和用药情况（包括处方药、非处方药、草药补充剂等），这些因素均可能影响大脑结构、功能、代谢或神经调节，从而增加谵妄发生风险。

（1）评估时机

① 入院时评估：老年人入院时应立即全面评估谵妄，因入院前应激因素多，评估可作为基线数据，发现潜在谵妄或高危因素，提前制订预防监测计划。

② 定期评估：安宁疗护中应定期评估，病情稳定者每周一次，不稳定或接受影响大脑功能治疗

者每天或隔天一次，有助于及时发现谵妄发生或病情变化，以便调整治疗护理策略。

③ 病情变化时评估：老年人病情突发变化（如感染、疼痛加剧等）后应立即评估，如感染或镇痛药剂量调整可能影响大脑功能和精神状态，及时评估可确定是否与谵妄有关，采取针对性措施避免病情恶化。

（2）评估量表

① 意识模糊评估法（CAM）：该评估法广泛应用，通过评估意识状态、注意力、思维混乱和意识水平波动判断谵妄。其核心内容包括：急性起病且病情波动，即症状在短时间内出现并在一天中有所变化；注意力不集中，表现为容易被外界干扰或难以集中精力回答问题；思维紊乱，如言语不连贯、逻辑混乱等；意识水平改变，从嗜睡到亢奋等不同程度的异常。若老年人同时具备前两项，且存在思维紊乱或意识水平改变其中一项，即可诊断为谵妄。该方法具有操作简便、快速有效、敏感性和特异性高等特点，有助于及时发现和处理谵妄。

意识模糊评估法（CAM）

② 谵妄评定量表-98修订版（DRS-R-98）：从多维度全面评估谵妄，涵盖认知、行为、情感等方面症状，含13个条目，根据症状严重程度评分，可判断谵妄严重程度和监测症状变化，有助于深入了解谵妄复杂性。

谵妄评定量表

③ 简易精神状态检查表（MMSE）：评估认知功能，包括定向力、记忆力、注意力等多方面，虽非专门针对谵妄，但可了解认知基线水平，老年人谵妄时各项得分会有明显变化，辅助判断谵妄发生及严重程度，监测治疗恢复情况。

④ 神经行为认知状态检查表（NCSE）：全面评估神经认知功能，涉及意识水平、定向力等多领域，通过一系列问题和任务评估，可发现细微认知功能变化，早期识别谵妄并区分其他神经精神疾病，为制订治疗康复计划提供依据。

4. 照护措施

（1）成立谵妄管理小组，加强沟通协作

安宁疗护工作人员应密切观察老年人，及时发现谵妄早期症状并报告，心理治疗师评估与干预老年人心理，缓解不良情绪。药剂师审查用药，保障安全有效，关注致谵妄药物。康复治疗师制订个性化康复计划，维持老年人身体功能。社会工作者关注老年人家庭及社会支持，解决实际问题并提供心理支持。

① 早期识别：谵妄的早期症状容易误认为是情绪问题而漏诊，因此要尽早识别诱发因素，及时纠正。一旦出现意识障碍、认知改变，且表现为昼轻夜重的特点时，及时报告，制订谵妄管理方案，及时处理。

② 信息共享平台与沟通工具：以电子病历系统为核心共享平台，成员可实时查看老年人各类资料。同时，借助即时通讯工具和电子邮件进行日常沟通，发现异常可即时通知团队成员等；团队会议等信息也可通过邮件传递，确保高效准确。

③ 转介与衔接机制：老年人需特殊服务时及时转介，如医生转介老年人至心理治疗师处，双方沟通并做好衔接。老年人转部门时，转出方应整理资料并交接病情等，保障连续、全面照顾，降低谵妄风险。

（2）一般照护

在躁动与兴奋管理上，提供安静环境，尽量提供单独房间，安抚老年人，采用放松技巧转移注意力等。当老年人在出现幻觉与妄想时，除药物治疗外，可采用心理支持疗法，工作人员及老年人家属耐心倾听、安慰解释，维持老年人对正常认知的刺激，保护其定向力和感觉功能，引导老年人区分现实与幻觉妄想。管理病房用物，注意预防伤人毁物、自伤等行为，确保病房安全。睡眠障碍方面，先尝试非药物方法，优化病房环境，建立规律作息，提供舒适睡眠条件，进行睡前放松护理、助眠交谈或音乐治疗等，若无效，可报告医生评估后使用镇静催眠药物（如佐匹克隆），但避免长期使用。

（3）谵妄预防

① 风险评估与监测：对新入院老年人全面评估风险因素，确定谵妄风险等级，对高风险者建立监测计划，用简易评估工具（如CAM简版）定期筛查，早期发现并干预。

② 优化环境与护理：营造良好病房环境，控制噪声与光线，摆放熟悉物品，提供个性化护理，保持老年人清洁，鼓励适当活动，促进血液循环与功能维持。

③ 合理用药管理：医生开药权衡疗效与风险，避免诱发谵妄药物，必要时从最低有效剂量用起，密切观察精神状态，建立审查制度，加强对老年人及其家属用药教育。

④ 心理支持与干预：关注老年人心理，对焦虑、抑郁老年人采用心理疏导的方式做放松训练；邀请专业人员提供心理服务，组织团体活动，增强社交互动与归属感，降低心理因素致谵妄风险。

（4）健康教育

谵妄是终末期老年人的常见症状，可以提前向家属介绍谵妄的病因和表现，让家属了解老年人的行为和情绪的变化是病情所致，减轻家属的心理压力，同时指导家属如何识别和应对老年人的谵妄表现，保护好自己和老年人并及时通知工作人员。

指导老年人遵医嘱服药，规律作息，调整情绪，适当宣泄情绪，避免诱因。如已发生谵妄，处理过后也要做好老年人的安抚工作，减轻老年人的情绪反应。

（5）传统医学的运用

传统医学在谵妄的预防保健及非药物干预中具有一定应用价值，其理念和方法注重整体调理与身心互动，适合护理员在安宁疗护中操作。

① 穴位按摩：调和气血，安神定志，具体如下。

原理：通过刺激特定穴位调节神经功能，缓解焦虑、改善意识状态。

内关穴（腕横纹上2寸，掌长肌腱与桡侧腕屈肌腱之间）：用拇指指腹顺时针按揉，力度以有酸胀感为宜，每次1~2 min，每日3次，可缓解心悸、烦躁。

合谷穴（手背第1、2掌骨间，虎口处）：拇指按压后揉动，每次1 min，每日2次，适用于谵妄伴头痛、头晕者。

涌泉穴（足底前部凹陷处，第2、3趾趾缝纹头端与足跟连线的前1/3处）：睡前用温水泡脚后，用掌心搓擦涌泉穴至发热，每次5~10 min。可引火归元，改善睡眠—觉醒紊乱。

② 耳穴压豆：调节脏腑功能，具体如下。

原理：耳穴对应全身经络，通过刺激耳穴反射区影响大脑功能。

操作方法：选取神门穴（耳郭三角窝内）、皮质下穴（耳郭内侧下方）、心穴（耳甲腔中央），用王不留行籽贴压，每日按压3~5次，每次每穴1 min，两耳交替，3天更换一次。

作用：镇静安神，缓解谵妄所致的躁动、幻觉。

注意事项：保持耳部清洁，避免胶布过敏；老年人烦躁时可由护理员协助操作，避免自行抓挠脱落。

任务实施

表 5-8 为失眠老年人布置睡眠环境

操作环节		操作程序	注意事项
操作前：评估准备		① 照护人员仪表端庄，服装得体 ② 环境准备：环境安全，温度、湿度、光线适宜 ③ 老年人准备：老年人状态平稳	操作过程中注意沟通的技巧，保护老年人隐私
操作中	（1）沟通与评估	① 自我介绍，询问照护对象姓名、年龄，对照任务单等任意两种有效方式确认是否和对方回答信息一致 ② 自然亲切开启话题，介绍解释本次照护的内容、目的、关键步骤及注意事项及需要时长 ③ 对老年人进行综合评估：全身情况（如精神状态、饮食、二便、睡眠等）；局部情况（如肌力、肢体活动度等）；特殊情况（睡眠习惯等） ④ 为老年人介绍照护任务（布置睡眠环境并协助上床入睡）；任务目的（保持舒适安静，提高睡眠质量）；操作时间；关键步骤介绍；需要老年人注意和配合的内容（上下床，发挥自主能动性）；询问老年人对沟通解释过程是否存在疑问，是否愿意配合	① 评估时，避免简单粗暴 ② 注意语言的沟通，做好人文关怀 ③ 观察老年人生命体征变化 ④ 观察老年人表情变化并适时表达关心 ⑤ 操作熟练，动作轻柔、到位，语言亲切，老年人舒适、安全 ⑥ 操作过程要体现安全、科学、规范、有效、节力，随时观察老年人反应与需求
	（2）照护实施：为老年人布置睡眠环境	① 布置睡眠环境：关闭门窗，拉好窗帘，确认温湿度适宜老年人入睡，放下床挡，检查床褥厚薄适宜并铺平，展开盖被"S"型折叠对侧或床尾，拍松枕头，确认无其他影响睡眠的因素（如噪音、疾病、蚊子等），操作中注意语言合理，方法正确 ② 体位转移：打开刹车，推轮椅至床边，呈30～45°角，刹车，取下支撑老年人身体的软垫，让老年人双脚着地，打开安全带。协助老年人坐到轮椅前方，协助老年人站立并坐在床边。嘱老年人右手掌按住床面，身体稍微向右倾斜，帮助老年人向右旋转，使老年人慢慢仰卧于床上。嘱老年人右手掌按床面，右下肢屈曲，右脚掌撑住床面，尽力用健侧肢体带动患侧肢体向床的左侧移动，平卧于左侧的床边位置。帮助老年人整体翻向右侧，侧卧于床中间位置。取软枕垫于老年人后面肩背部，固定体位，并在身体合适位置使用软枕（胸前放软枕，两小腿下放软枕）。操作中注意应用老年人自身力量，有安全意识，注意观察老年人反应，注意与老年人沟通交流，询问老年人是否舒适、满意 ③ 整理床铺：整理床铺平整、舒适，盖好盖被，折好被筒，支起床挡，检查床挡安全 ④ 离开房间：嘱咐老年人休息，将轮椅摆放至固定位置备用，开启地灯，关闭大灯，开门退出，关闭房门	

续表

操作环节	操作程序	注意事项
操作后：整理记录	① 洗手，记录睡眠时间及老年人情况 ② 密切观察老年人睡眠情况，并实时跟进处理	物品整理得当
风险防范	终末期老年人病情变化快，需要做好发生意外的紧急预案	

资料卡

古代医学对谵妄相关症状的认识

在古代医学领域，虽无现代"谵妄"概念，但对类似症状已有诸多观察与记录。中医古籍中，"神昏""谵语""郑声"等表述与谵妄症状相似。《黄帝内经》虽未直接提及"谵妄"，但其强调的人体阴阳平衡、脏腑协调及气血运行通畅对神志正常的重要性，为理解相关症状奠定基础。汉代张仲景所著《伤寒杂病论》对发热病中的神志改变记载详细，如"阳明病，谵语，发潮热，脉滑而疾者，小承气汤主之"，根据老年人整体症状与脉象辨证论治，体现中医对疾病认识的系统性。金元时期刘完素的"火热论"认为温热病邪易致人体阳气亢盛，热扰心神而出现神志异常，主张清热泻火恢复阴阳平衡。古代中医视人体为有机整体，神志异常是内部失衡的外在表现，这与现代医学对谵妄多因素致病的认识有相通之处。古代医学的整体思维、辨证论治等为现代研究与治疗谵妄提供参考，启示我们应古今结合，为老年人提供更好照护。

任务练习

扫码完成在线练习。

任务5　终末期老年人其他系统症状照护（水肿）

任务情境

刘奶奶，81岁，冠心病史35年，现住在社区养老院202房。早年劳累后偶有心悸、胸闷，休息可缓解。近5年轻微活动如叠被、擦桌后就气喘吁吁，呼吸每分钟近30次，且难平复；夜间不能平卧，需垫高枕头半卧位入睡，睡眠极浅；常咳白色泡沫痰，偶有眩晕。

近期，刘奶奶双下肢呈对称性凹陷性水肿，按压胫骨前侧凹陷约6 mm，松手7 s才恢复，小腿皮肤紧绷发亮、有血纹，双腿周径较上月增5.5 cm。行走艰难，借助助行器也费劲，自诉双腿沉胀。踝关节因疼痛导致屈伸受限。眼睑浮肿，眼睛只能睁窄缝，目光疲惫。食欲大减，每餐仅食几口稀粥。夜间因腿部胀痛感至少惊醒5~6次，难以再入睡，白天精神萎靡、常发呆。生化报告显示，刘奶奶血清白蛋白23 g/L（正常35~55 g/L），子女在外地工作，靠养老院护理人员照料。

【任务】结合刘奶奶情况，从安宁疗护角度分析其水肿病因，并说明依据是什么。为了更精准地评估刘奶奶的水肿程度，还需收集哪些信息？请针对目前的水肿情况，为刘奶奶进行手法淋巴引流。

任务目标

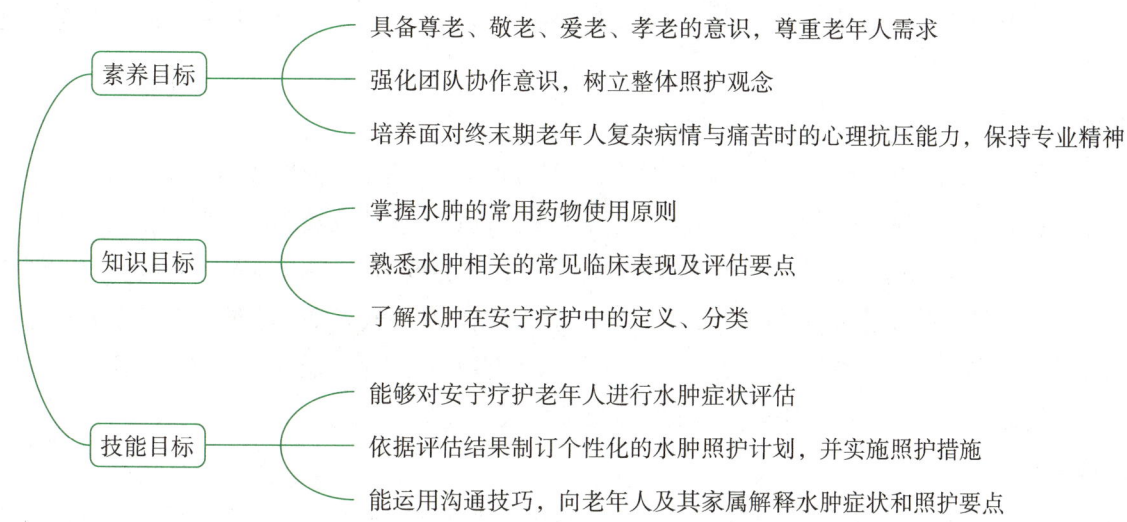

任务描述

一、概述

水肿指组织间隙内的体液积聚过多，超出正常生理范围，致使身体局部或全身出现肿胀现象。水肿表现为身体局部或全身组织间隙液体潴留，老年人肢体肿胀、按压有凹陷且回弹慢，颜面浮肿，这不仅使行动不便、皮肤紧绷不适，还易引发感染。这不仅给老年人带来身体上的不适，如肿胀感、疼痛、活动受限，还会对其心理状态产生负面影响，因外貌改变引发的焦虑、自卑，以及因生活自理困难导致的沮丧、无助等情绪，严重影响老年人的生活质量。

二、分类

① 按发生部位划分：全身性水肿累及身体多个部位，常见于多系统疾病终末期或全身性营养不良，反映机体整体的体液代谢紊乱；局部性水肿多由局部因素诱发，像局部炎症使毛细血管通透性增强，静脉回流受阻（如肢体长时间受压、血栓形成）等，仅局限于病变周边区域，水肿边界相对清晰。

② 按水肿性质区分：凹陷性水肿在按压局部组织后会出现明显凹陷，松手后缓慢恢复，主要与组织间隙液体含量较多、胶体渗透压变化有关；非凹陷性水肿按压时无凹陷或凹陷不明显，常见于黏液性水肿（甲状腺功能减退所致，因黏多糖在组织中积聚），淋巴性水肿（淋巴回流受阻，富含蛋白质的淋巴液积聚）等情况，其组织成分改变起关键作用。

三、表现

1. 主观感受

水肿部位常伴有胀痛感，下肢水肿时，起初小腿轻微胀满、酸痛，随病情发展，胀痛沿腿部向上延伸,行走时痛感加剧,肌肉似被牵拉、挤压,迫使老年人频繁停歇。

上肢水肿致使握拳困难,手指关节紧绷、疼痛伴麻胀感,精细动作难以完成,干扰日常活动,给老年人造成诸多不便。

全身性水肿累及肺部引发淤血时,静息状态呼吸稍不畅,轻微活动便急促喘气,胸部有强烈束缚感,吸气短浅、呼气费力,夜间平卧尤甚,常憋醒后改端坐或半卧位,睡眠严重受扰,日间精神萎靡。

外貌因水肿改变,让老年人滋生焦虑、自卑情绪,害怕见人、社交,担心受异样眼光看待,对治疗护理配合积极性也受影响。

2. 水肿外观

凹陷性水肿区域皮肤紧绷、发亮,按压后会出现深度不一的凹陷,依据凹陷恢复时间可大致判断水肿严重程度,轻度凹陷1~2 s恢复,中度3~5 s,重度5 s以上。皮肤纹理因肿胀而变浅或消失,有时可见细小裂纹。非凹陷性水肿部位皮肤质地改变显著,如黏液性水肿皮肤增厚、粗糙、色泽发暗,触之较硬;淋巴性水肿皮肤可呈橘皮样改变,伴有局部硬结,且皮肤温度可能稍低于周边正常皮肤。

全身性水肿老年人,下肢可出现"象腿"样肿胀,双腿周径明显增加,颜面浮肿致使五官轮廓模糊,眼睑肿胀难以睁开,阴囊或阴唇也可能因水肿而肿大、坠胀。

3. 肢体功能影响

下肢水肿使老年人行走困难、步态不稳,极易跌倒,踝关节屈伸受限,正常的站立与行走平衡被打破。上肢水肿则导致手部精细动作完成受阻,如拿取物品、书写、扣纽扣等日常行为都变得力不从心,给老年人日常生活自理带来诸多不便。长期卧床老年人,水肿部位由于长时间受压,局部血液循环不畅,还易引发压力性损伤,进一步加重老年人痛苦。

四、评估

1. 视诊

在充足自然光线下,让老年人处于舒适体位,全面观察身体各部位水肿分布、范围与程度。注意观察皮肤色泽、纹理变化,有无水疱、破溃等皮肤损伤,以及身体对称性,判断水肿是单侧还是双侧、局部还是全身。

2. 触诊

医护人员洗净双手、温暖手指后,轻柔按压水肿部位,感受组织硬度、弹性,测量凹陷深度与恢复时间,判断水肿性质与程度。同时,触摸浅表淋巴结,排查有无肿大,辅助判断水肿是否与淋巴回流异常有关。

3. 测量

定期测量肢体周径,如小腿最粗处、大腿中点、上臂中点等部位,使用软尺测量,标记测量位置,确保每次测量的一致性,记录数据以监测水肿进展。体重监测同样重要,每日定时、空腹、穿相同衣物测量,体重短期内快速增加往往提示水肿加重。

4. 评估量表

引入如水肿程度分级量表、生活质量评估量表(涵盖水肿相关条目)等专业工具。水肿程度分级量表依据凹陷深度、组织张力、皮肤改变等综合评定水肿等级,从轻度到重度细化分级,为治疗护理决策提供量化依据;生活质量评估量表则从老年人生理、心理、社会功能等多维度收集信息,了解水肿对老年人整体生活的影响程度。

5. 综合评估

强调综合多方面因素判断水肿成因与严重程度。结合老年人既往病史，近期用药情况（某些药物可能导致水钠潴留，如降压药中的钙离子拮抗剂、糖皮质激素等），饮食营养摄入（蛋白质、钠盐摄取量），心理状态（焦虑、抑郁情绪可加重水肿主观感受，且影响机体神经内分泌调节），以及生活环境（长期卧床、肢体受压等）。通过详细询问病史、体格检查、实验室检查（如血常规、生化检查、凝血功能等，关注白蛋白、肌酐、尿素氮、电解质等指标），全方位剖析水肿根源，制订精准的治疗护理方案。

五、照护措施

安宁疗护团队依据老年人病情、身体状况等制订个性化治疗方案，跟踪疗效并适时调整。团队协作进行皮肤、体位及用药照护，监测病情，与老年人及其家属沟通，反馈信息。营养师依据营养状况、病因定制食谱，限钠或补蛋白，定期优化。康复治疗师针对肢体障碍设计康复训练，依进展调整，提升自理能力。心理咨询师帮助老年人调整心态。

1. 水肿检测与体液管理

每日定时测量老年人体重，存在腹水者应同时测量腹围。控制液体入量，根据水肿严重程度和尿量进行液体管理。严重心力衰竭者入液量每天限制在1.5~2 L。应量出为入，每天液体入量不超过前一天24 h尿量加上约500 mL的不显性失水量。若老年人的每日尿量少于500 mL，则需限制水的摄入。

2. 体位管理

根据老年人水肿部位选择相应的体位。下肢水肿无明显呼吸困难的老年人，卧床时抬高下肢30~45°，垫软枕使高于心脏水平促回流；胸腹腔有积液不能平卧的老年人予舒适靠枕，保持半卧位或端坐位，双腿下垂；上肢水肿者休息时抬高上肢高于肩部，肘部下方放小枕支撑，照护人员定时查看确保体位有效。

3. 用药照护

当老年人使用强心、利尿、扩血管药，如地高辛、呋塞米、硝酸甘油时，需要监测心率、血压、尿量。肌无力、恶心、嗜睡等为低钠的表现；腹胀、肠鸣音减弱、心律失常等为低钾的表现；呼吸浅慢、手足抽搐、烦躁谵妄等为碱中毒的表现。一旦发现以上表现要及时报告，以防不良事件发生。

4. 综合消肿疗法

（1）皮肤护理

水肿皮肤脆弱，保持床褥清洁，选用柔软床品、宽松衣物。水肿部位每日用38~40 ℃温水与温和无刺激清洁剂轻柔清洗，擦干后涂含凡士林、神经酰胺等成分的乳液保湿、防皲裂；长期水肿会导致肢体感觉减退，防止接触过冷或过热的物品，以防烫伤或冻伤。长期卧床的老年人要防止压力性损伤，每1~2 h轴式翻身，用减压敷料、减压床垫等防压疮。

（2）手法淋巴引流

手法淋巴引流法是一种通过轻柔的按摩手法刺激淋巴循环，以特定力度和节奏推动淋巴液向淋巴结聚集，是缓解水肿的常用手法。协助老年人取舒适体位，清洁皮肤并涂抹润滑介质（如植物油），以放松肌肉。用指腹或手掌根部轻压皮肤，力度以不引起皮肤泛白为度。沿淋巴回流路径（如从四肢远端向近端、颈部向锁骨方向）做缓慢、有节奏的滑动。在淋巴结聚集区（如腋窝、腹股沟）短暂停留并加压，模拟"泵送"效应。单次操作约15～30 min，动作需连贯，避免中断或过度用力。

（3）压力治疗

手法淋巴引流后可进行压力治疗辅助减轻水肿，借助弹力绷带、压力袖套、压力袜等工具，对水肿部位施加压力，助推淋巴液回流，同时减少组织液渗出。如使用该疗法，需要定时观察肢体，注意肢体末梢是否出现局部压痛、麻木、肿胀等情况，减少形成淤滞和压迫性溃疡的情况。

（4）运动锻炼

根据终末期老年人的病情变化和全身状况的改变鼓励老年人进行运动和锻炼，以维护机体功能，增加肌肉收缩，提高淋巴泵的功能，促进潴留液体的回流或吸收。首先是鼓励老年人进行主动活动，病情允许的情况下可下床活动。适当的抗阻力练习可增加肌肉力量，促进循环。如主动运动受限，可借助器械，如助行器、辅助穿戴设备等进行活动和锻炼，卧床老年人建议每天至少进行2次被动运动。

5. 饮食调节

心、肾源性水肿依病情严格限制钠盐，轻度日摄入2～3 g，中度1～2 g，重度＜1 g，向老年人及其家属介绍咸菜、腌制品等高钠食物并指导避免食用，适量限水；营养不良性水肿注重优质蛋白补充，按体重、营养状况计算，每千克体重1.2～1.5 g，鼓励食用瘦肉、鱼类、蛋类、奶制品、豆类、坚果等，搭配碳水化合物、蔬菜、水果，保证营养均衡。

6. 传统医学运用

（1）食疗调理

健脾利湿，通阳化气。中医认为水肿与肺、脾、肾三脏功能失调相关，饮食以健脾祛湿、温阳利水为核心，避免生冷、油腻食物加重水湿内停。推荐食材如下：①赤小豆茯苓粥，赤小豆健脾利湿，茯苓渗湿健脾，适合脾虚湿盛型水肿（伴食欲减退、大便溏稀）。②黄芪鲫鱼汤，黄芪补气升阳，鲫鱼补脾利水，适合气虚型水肿（伴乏力、自汗）。③玉米须冬瓜汤，玉米须利尿消肿，冬瓜清热利水，适合湿热型水肿（伴尿少、舌红苔黄）。

（2）传统运动

八段锦"调理脾胃须单举"通利三焦。调和脾胃，升清降浊，辅助改善腹部水肿，动作幅度可根据老年人体力调整，护理员可在旁协助保持平衡。

（3）中医外治法

在安宁疗护中，针对水肿可采用中药贴敷疗法，通过穴位刺激与药物渗透辅助利水消肿，以下两种方案安全易操作，适合养老护理员及老年人家属实施。

① 甘遂粉贴敷神阙穴（逐水消肿法）：适用于气滞水停型水肿（腹部膨隆、小便短少），取甘遂粉5 g加蜂蜜调成糊状，敷于肚脐（神阙穴），用纱布覆盖、胶布固定，4～6 h后取下，每日1次。神阙穴为任脉要穴，甘遂性苦寒，善走水湿，贴敷此处可通过经络传导激发脾胃运化水湿功能，缓解腹部及全身水肿。操作前需清洁脐部皮肤，皮肤过敏或破溃者禁用，单次贴敷不超过6 h，避免药物刺激引发不适。

② 健脾利湿贴敷法：取茯苓粉10 g（健脾利水）与泽泻粉5 g（渗湿泄热）加蜂蜜调成稠膏，制成直径2 cm药饼，贴敷于三阴交（内踝上3寸，肝脾肾交会穴）及阴陵泉（胫骨内侧髁下缘，脾经合穴），医用胶布固定4～6 h后温水清除，每日1次，连续5天间隔2天重复。此法依托《金匮要略》"腰以下肿当利小便"理论，通过药物透皮吸收与穴位刺激激发脾经运化水湿功能。操作时需清洁皮

肤，过敏体质或皮肤破损者禁用，首次使用前小面积试敏，可联合冬瓜皮泡足或艾灸足三里增强疗效。所选药物温和无创，无需专业技能，适合养老护理员帮助卧床老年人缓解下肢肿胀不适，提升舒适体验。

7. 心理护理

护理人员通过共情沟通理解老年人，如说"我知道您现在因为身体肿得难受，心里很不好受，我们一起想办法"，倾听时不打断，用眼神、点头回应；运用认知行为疗法帮老年人正确认识水肿，鼓励社交；每周组织放松训练课程，教老年人深呼吸、冥想等技巧，定期评估效果。

任务实施

表5-9　为水肿老年人进行手法淋巴引流

操作环节		操作程序	注意事项
操作前：评估准备		① 照护人员准备：穿着整洁、宽松的护理工装，摘除手表、戒指、手链等首饰，修剪指甲至短而圆润，避免划伤老年人皮肤，用七步洗手法洗净双手，擦干后双手相互揉搓至温暖 ② 评估老年人状况：来到老年人身边，面带微笑，主动自我介绍；查看老年人手腕带核对身份信息，与老年人耐心沟通，了解水肿出现的时间、部位、程度，既往病史（尤其是心、肺、肾、肝脏疾病等），近期用药情况，身体不适及耐受程度，评估心理状态，解释操作目的、流程与感受，缓解紧张情绪 ③ 环境准备：选择安静、温暖、通风良好且有床或沙发的房间，调节室温22~26 ℃，拉上窗帘，关闭房门，保证环境私密、舒适，避免老年人着凉 ④ 物品准备：准备无刺激性的按摩介质，如橄榄油，检查其质量、保质期，确保安全可用；备好清洁纸巾、一次性手套、医疗垃圾桶	① 保持良好的职业形象，防止意外伤害，严格手卫生，确保手部温度适宜，避免老年人不适 ② 沟通耐心、亲切，尊重隐私，确保信息准确，身份核对无误 ③ 营造适宜环境，让老年人放松身心 ④ 物品齐全、合格，满足操作需求，做好垃圾分类准备
操作中	（1）沟通与评估	① 自我介绍，询问照护对象姓名、年龄，对照任务单等任意两种有效方式确认是否和对方回答信息一致 ② 自然亲切开启话题，介绍、解释本次照护的内容、目的、关键步骤、注意事项及需要时长 ③ 为老年人进行一般情况评估（如睡眠、大小便、饮食、心理等），疾病相关情况评估（如血压、四肢活动、用药、记忆力、语言交流等） ④ 询问老年人对所患疾病的了解程度，对现状和治疗情况的感受及需求等 ⑤ 评估老年人的家庭、社会、心理对其影响 ⑥ 明确老年人是否理解并配合操作	① 动作轻柔，关注老年人舒适度，确保体位安全、稳定 ② 注意观察老年人反应，防止介质涂抹过多或过少影响操作 ③ 按压力度适中、均匀，节奏平稳，关注老年人反馈 ④ 揉捏手法规范、轻柔，避免过度用力造成老年人疼痛或不适
	（2）照护实施：按摩操作	① 选择体位：协助老年人选取舒适体位，如平卧位或半卧位，可根据水肿部位适当垫高相应肢体，以促进静脉回流，帮助老年人放松身体各部位肌肉 ② 涂抹介质：戴上一次性手套，取适量橄榄油于掌心，双手揉搓均匀后，轻轻涂抹在老年人水肿部位及其周边皮肤，以覆盖按摩区域为准，涂抹过程中询问老年人感受，避免用力按压	

续表

操作环节	操作程序	注意事项
	③ 足部按摩：以拇指指腹轻轻按压老年人足底，从足跟向脚趾方向缓慢滑动，力度控制在让老年人感觉轻微酸胀，重复5~8次，过程中与老年人交流，询问是否有不适，随时调整力度 ④ 小腿按摩：双手握住老年人小腿，手指并拢，从脚踝外侧开始，沿小腿外侧向上螺旋式揉捏，逐渐过渡到小腿内侧，再返回脚踝，动作连贯、轻柔，往返操作3~5遍，边操作边观察老年人表情、肢体反应 ⑤ 大腿按摩：用手掌根部从膝盖上方大腿处，缓缓向腹股沟方向推压，推压时稍用力，保持节奏平稳，每次推压间隔约1~2 s，重复8~10次，关注老年人腿部肌肉状态，如有紧绷或抗拒，及时调整推压力度 ⑥ 腹股沟按摩：在腹股沟淋巴结集中区域，用食指、中指、无名指指腹轻轻打圈按摩，打圈直径约2~3 cm，顺时针、逆时针各5~6圈，动作轻柔、缓慢，注意避开敏感部位，询问老年人是否有哪里不舒服	⑤ 推压力度适度，方向正确，确保淋巴液向身体中心回流 ⑥ 按摩精准、轻柔，注意保护老年人隐私
操作后	① 整理：帮老年人穿好衣服，整理床单位，清理用物，将一次性手套、用过的纸巾放入医疗垃圾桶内，按摩介质瓶盖拧紧归位 ② 记录：记录按摩时间，部位，老年人的即时反应（如是否舒适、有无疼痛等），水肿部位外观变化的初步观察情况	① 保持环境整洁，垃圾分类正确，物品归放整齐 ② 记录准确、及时，字迹清晰，为后续护理提供参考

> **资料卡**
>
> **古法按摩解水肿**
>
> 中医古籍对按摩治疗水肿早有诸多记载。《黄帝内经》作为中医理论的奠基之作，提出"浮肿者治其经"的取穴法则。《黄帝内经·素问·咳论》中提到"此皆聚于胃，关于肺，使人多涕唾而面浮肿，气逆也……治藏者治其俞，治府者治其合，浮肿者治其经"，这为后世运用经络穴位按摩调理水肿奠定了理论根基。成书于清康熙三年（公元1664年）的《按摩经》，则强调"不用汤药来导引，按摩顺得手法平，手法深浅按住病，重按轻抬要少停"，突出了按摩可凭借独特手法独立应对病症，开启了按摩疗法实践的新篇章。按摩主要通过刺激身体，促进血液循环与淋巴回流来改善水肿。手法作用于肌肤时，引发血管扩张，助力血液加速回流，同时促使淋巴管规律收缩，推动淋巴液循环，带走组织间隙多余液体，进而缓解水肿状况。

任务练习

扫码完成在线练习。

任务6　终末期老年人其他系统症状照护（瘙痒）

任务情境

张爷爷，72岁，因尿毒症晚期入住社区安宁疗护病房，病房环境较为干燥。张爷爷向来不喜欢吃新鲜水果和蔬菜，偏爱腌制食品。近半个月来，张爷爷全身皮肤瘙痒难耐。瘙痒周期性发作，午后和夜晚尤为严重，背部、手臂和腿部最为明显。这使张爷爷无法专注于日常活动，如阅读报纸或与病友下棋等。夜晚因瘙痒频繁醒来，睡眠严重不足，情绪变得异常低落、焦虑，时常念叨着活着太遭罪。家属也跟着焦虑不安，心急如焚，不知如何是好，只能向安宁疗护团队的工作人员请教。

【任务】思考张爷爷的尿毒症晚期、饮食习惯以及干燥居住环境与瘙痒症状产生的关系。如何评估张爷爷瘙痒程度、性质、周期性及产生的影响？请为张爷爷进行药膏涂抹照护。

任务目标

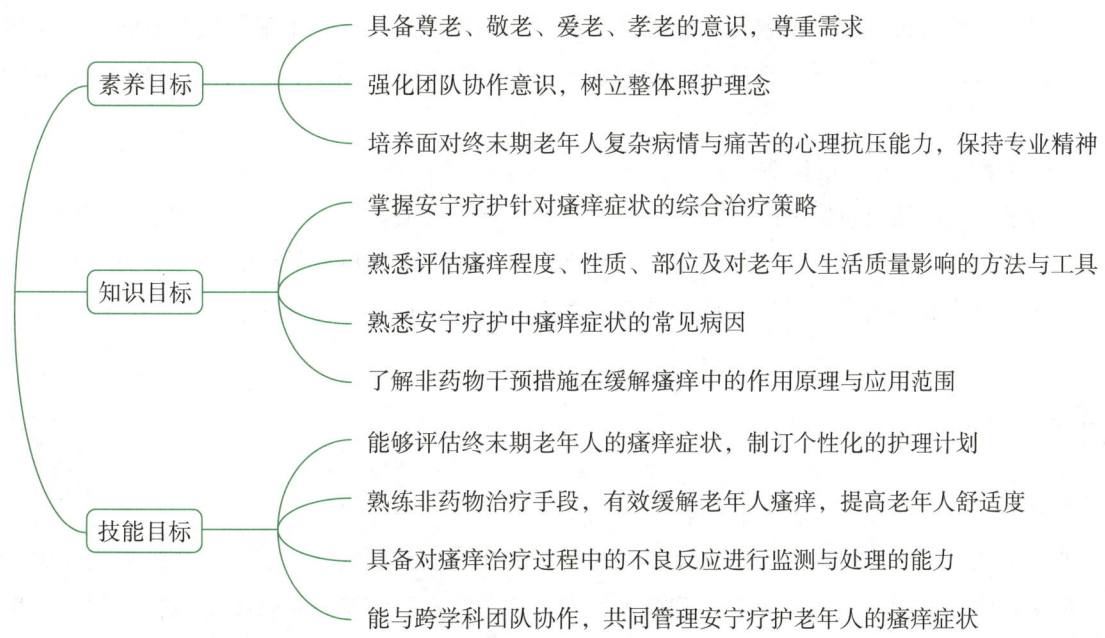

任务描述

一、瘙痒概述

1. 定义

瘙痒是一种复杂且特异性的皮肤感觉异常，被界定为一种能够唤起搔抓冲动的不愉快主观感受。依据国际瘙痒研究论坛（IFSI）的定义，瘙痒是一种与皮肤或黏膜相关、引发搔抓欲望的感觉，这种感觉具有独特的神经传导通路和感知机制，区别于疼痛等其他皮肤感觉。

在安宁疗护中，瘙痒不仅仅是一种单纯的躯体症状，更是影响老年人整体生活质量和终末期体验的重要因素。长期遭受瘙痒折磨，老年人往往陷入焦虑、烦躁甚至抑郁的情绪困境，而这些负面情绪又会通过神经内分泌途径,进一步放大瘙痒的感觉,两者相互作用,使得老年人的身心状态愈发糟糕。过度抓挠易造成皮肤破损、继发感染,进而引发败血症等严重并发症;睡眠也会因瘙痒而支离破碎,日常活动受限,与家人的交流也变得有心无力,严重影响生活质量。

因此,精准甄别终末期老年人瘙痒的临床表现,运用科学评估手段,制订并实施针对性的治疗及照护方案,从而缓解老年人痛苦,提升终末期舒适度及生命质量。

2. 特点

(1)主观性与个体差异性

终末期老年人对瘙痒因神经敏感度、心理、文化背景及过往经历不同,反应各异。如体力劳动者皮肤粗糙、心理忍受能力强,对瘙痒耐受力高;皮肤细腻敏感、心理脆弱者,轻微瘙痒就会不适、情绪波动大。工作人员要考虑个体特征,进行个性化干预。

(2)多因性与复杂性

引发瘙痒因素多且复杂。疾病上,尿毒症晚期代谢物蓄积、恶性肿瘤释放活性物质、肝胆疾病胆汁淤积等会致痒;治疗中,阿片类镇痛药、化疗药有副作用;还有皮肤局部干燥、感染,环境干燥、接触刺激物,心理焦虑等构成了瘙痒的复杂病因网。

(3)慢性与顽固性

瘙痒多呈慢性,持续数月至数年。基础病难根治,诱发因素长存,致症状反复难除。如晚期糖尿病老年人,高血糖引发神经病变与微循环障碍,瘙痒在病情未控时频发,需长期综合治疗、灵活调整方案。

(4)对生活质量的多维度影响

瘙痒对老年人生活质量影响广且深,涵盖生理、心理、社交与精神维度。生理上,搔抓致皮肤破损、感染,影响睡眠,引发身体机能衰退;心理上,产生烦躁、焦虑等情绪,严重者有自杀倾向;社交中,因搔抓、皮肤外观改变自卑,回避社交致关系紧张;精神上,怀疑生命意义,影响终末期安宁与心理韧性。

二、病因

1. 疾病相关因素

多种终末期老年人所患的疾病与瘙痒紧密相关。肝胆疾病如肝硬化、胆汁淤积性肝炎,胆汁排泄受阻,胆盐在体内蓄积并沉积于皮肤,刺激神经末梢,干扰皮肤细胞正常代谢,致使老年人产生瘙痒感;肾脏疾病以尿毒症为典型,肾功能衰竭使得尿素、肌酐等代谢废物大量蓄积,在皮肤表层形成结晶,引发皮肤瘙痒;恶性肿瘤老年人体内,肿瘤细胞释放生物活性物质,激活皮肤感觉神经末梢传递瘙痒信号,进一步增加瘙痒发生风险;血液系统疾病如真性红细胞增多症、缺铁性贫血,前者因血液黏稠度升高、微循环障碍造成皮肤组织营养供应不足、代谢异常,导致皮肤屏障功能受损,引发瘙痒症状。

2. 治疗相关因素

治疗手段也可能成为引发老年人瘙痒的因素。阿片类药物作为常用镇痛药,部分老年人使用后会出现瘙痒不良反应,甚至导致皮肤红肿;放疗时射线直接损伤皮肤组织,使细胞正常功能受损,释放炎症介质刺激神经末梢,同时放疗引发的皮肤干燥、脱屑也加重了瘙痒;化疗药物则具有直接刺激皮肤毒性,可致皮肤炎症、过敏,或通过造成机体免疫失衡,发生皮肤感染或过敏而引发瘙痒症状。

3. 皮肤局部因素

老年人因年龄偏大、身体机能衰退，受疾病及环境因素影响，皮肤干燥问题突出，神经末梢易受外界刺激，尤其在冬季室内干燥、饮水不足或使用刺激性清洁产品导致皮肤表面脂质膜遭破坏，进而引发瘙痒；皮肤感染也不容忽视，感染破坏皮肤结构，代谢产物刺激皮肤，细菌毒素引发炎症反应致局部红肿、疼痛、瘙痒，病毒侵犯神经节与皮肤，引发神经炎症和疱疹，愈合后部分老年人还遗留长时间瘙痒；另外，接触药物、食物、化纤衣物等多种过敏原也会产生瘙痒、红肿等过敏症状。

4. 心理及精神因素

精神心理的不良因素会影响老年人对瘙痒的感知。当陷入紧张、焦虑等情绪状态时，老年人更关注身体感觉，瘙痒的感知阈值会下降，感觉瘙痒更加难以忍受，让情绪陷入更糟糕的状态；如此反复，形成恶性循环，长期住院、受情绪困扰的老年人瘙痒会更重、更难缓解。

三、瘙痒的评估

瘙痒的评估在安宁疗护中对精准管理瘙痒症状、提升老年人生活质量起着关键作用。全面评估能深入了解老年人状况，为制定适宜策略奠定基础。

1. 病史及风险评估

收集老年人既往病史，排查肝胆疾病、肾脏疾病、恶性肿瘤、血液系统疾病及其他慢性病。了解近期治疗，包括放疗、化疗及用药情况，尤其关注易引发瘙痒的药物。询问过敏史，涵盖食物、药物及接触性过敏。评估生活环境因素，如湿度、温度、接触物；饮食习惯，如营养缺乏或特殊偏好；心理状态，如焦虑、抑郁等情绪障碍及精神病史，综合判断瘙痒相关风险因素。

2. 症状评估

（1）瘙痒的部位

确定瘙痒范围，区分全身性或局限性。局限性瘙痒需记录部位，如头皮瘙痒与脂溢性皮炎、头癣等有关；面部瘙痒与皮肤过敏、干燥等相关；颈部瘙痒可能因衣领摩擦、多汗潮湿或甲状腺疾病；手部瘙痒常见于湿疹、手癣等；足部瘙痒与足癣、湿疹等有关；会阴部瘙痒可由真菌感染、局部清洁不当或糖尿病神经病变等引起。全身性瘙痒可能暗示系统性疾病或全身性过敏反应。

（2）瘙痒的程度

量化评估瘙痒程度。轻度时，偶尔搔抓，不影响日常与睡眠；中度时，搔抓频繁，皮肤轻度破损、发红，干扰日常活动；重度时，难以忍受，剧烈搔抓，皮肤破损严重，影响睡眠，致情绪障碍，并严重影响老年人的日常和社交活动。

（3）瘙痒的发作频率

判断发作频率，是持续性还是间歇性。部分老年人呈慢性持续瘙痒，如慢性肾病、恶性肿瘤晚期老年人；部分呈间歇性发作，如荨麻疹老年人接触过敏原或受刺激后发作，间隔不定。发作频率变化是监测病情及评估疗效的重要依据。

（4）瘙痒的持续时间

了解每次发作时长。短暂性瘙痒由局部轻微刺激引起，如蚊虫叮咬，数分钟至数小时缓解；慢性疾病所致瘙痒可持续数天、数周甚至数月，对老年人身心影响严重。

（5）瘙痒的性质

询问瘙痒感受特征。刺痛感可能与神经病变相关，如糖尿病性神经病变；灼痛感多见于皮肤炎症性疾病；蚁行感提示寄生虫感染，如疥疮；瘙痒感伴皮肤干燥可能是皮肤干燥症或全身性疾病；瘙痒感伴皮肤发红、肿胀多为过敏或皮肤感染。辨别瘙痒性质有助于推断病因。

（6）加重或缓解因素

询问加重因素，如热水烫洗、搔抓、情绪不良、饮食刺激、接触特定物质等；缓解因素，如冷敷、保湿、服药、保持皮肤清洁等。明确这些因素利于老年人自我护理与个性化照护计划的制订。

3. 常用的评估工具

（1）视觉模拟评分法（VAS）

准备一条长度为10 cm的直线，直线的一端清晰标记为"无瘙痒（0分）"，另一端明确标记为"最严重瘙痒（10分）"。老年人依据自身当下所感受到的瘙痒程度，在直线上相应位置进行标记，工作人员随后根据老年人的标记读取对应的分数，以此实现对瘙痒程度的量化评估。该方法具有直观、便捷的特点，能够较为迅速地获取老年人对瘙痒程度的主观感受量化结果。然而，对于存在认知功能障碍（如认知症）、表达能力受限（如严重失语）或意识状态不佳（如昏迷、谵妄）的老年人，在使用该方法进行评估时可能会出现评估不准确或无法完成评估的情况。

（2）5-D瘙痒量表

5-D瘙痒量表

该量表从五个维度对瘙痒进行评估，分别为瘙痒的程度（Degree）、持续时间（Duration）、分布范围（Distribution）、对睡眠的干扰（Disturbance of sleep）以及对日常活动的影响（Disability of daily activities）。每个维度均有相应的评分标准，如瘙痒程度可分为无、轻度、中度、重度，分别对应不同的分值；持续时间可根据瘙痒发作持续的长短分为短暂、数小时、数天、持续等不同级别进行评分；分布范围从局部性、多部位到全身性进行评分；对睡眠干扰从无影响、轻度影响（偶尔觉醒）、中度影响（多次觉醒）到重度影响（几乎无法入睡）进行评分；对日常活动影响从无影响、轻微影响（如某些精细动作受干扰）、中度影响（如日常活动部分受限）到重度影响（如无法进行基本日常活动）进行评分。将五个维度的评分相加得到总分，从而综合评估老年人的瘙痒状况。此量表能够较为全面地反映瘙痒对老年人生活多方面的影响，为制订综合治疗方案提供较为全面的信息参考，但由于涉及多个维度的评估，相对较为复杂，需要老年人有一定的耐心与理解能力。

四、瘙痒的照护

瘙痒的治疗及照护以缓解老年人痛苦、提升生活质量为首要目标，遵循综合治疗，结合药物、非药物手段多维度干预。考虑老年人年龄、基础病、身心状况等个体差异，制订个性化照护方案，同时严控不良反应。

1. 一般照护

（1）休息与睡眠管理

保持室温22~24 ℃，湿度50%~60%（皮肤屏障功能保护），避免过热诱发瘙痒。选择纯棉、透气的床上用品，减少静电和摩擦刺激。睡前温水浴（37~40 ℃）后立即涂抹润肤剂（如含神经酰胺的保湿霜），可降低夜间瘙痒发作频率。

（2）饮食干预

禁忌食物如辛辣食物，高组胺食物（如海鲜、发酵食品）。推荐食物如高维生素A/C/E食物（如胡萝卜、西兰花），富含Ω-3脂肪酸食物（深海鱼、亚麻籽油），可调节皮肤免疫微环境。每日建议饮水量≥1 500 mL（心肾功能允许下），维持皮肤水合状态。

2. 皮肤护理

用温和清洁品，使用pH 5.5弱酸性沐浴露，37～40 ℃温水洗澡10 min，最多不超过15 min，毛巾轻拍吸干，避免搓擦；沐浴后涂含甘油等成分的保湿剂，足量涂全身，干燥部位多涂。建议使用多层穿衣法，便于调节体温，内层衣物为无接缝纯棉内衣。

3. 物理疗法

① 冷敷：使血管收缩、降代谢、抑组胺，用冷物裹毛巾敷15～20 min，每日3～4次，防冻伤。

② 热敷：促血液循环、排代谢物、软化角质层，40～45 ℃温热物敷15～20 min，每日2～3次，防烫伤。

③ 光疗：紫外线光疗可抑制炎症、调节免疫，激光疗法可刺激神经纤维等，均需专业人员操作。

4. 心理干预

放松训练：含深呼吸、渐进性肌肉松弛、冥想放松法，帮助老年人放松心情，降低交感神经兴奋性，转移对瘙痒注意力。正念减压疗法也可以帮助调整心态，建议指导老年人每日10 min呼吸冥想，可以降低瘙痒相关焦虑。

音乐疗法可调节神经内分泌，缓解焦虑，转移注意力。

专业人员面谈或小组辅导，倾听老年人感受，给予支持，助其正确认识瘙痒，疏导情绪，调整心态，应对不良影响。

认知行为干预方面，可以采用"习惯逆转训练"，通过意识训练、替代行为（如握拳）训练，让老年人有意识控制抓挠行为，减少搔抓。

5. 传统医学的运用

针对终末期老年人的瘙痒问题，护理员和照护者可以在中医师的指导下，运用中医调理原理，通过食疗、生活干预及温和锻炼等非药物方式缓解症状。

（1）润燥止痒饮食疗法

中医认为瘙痒多与"血虚风燥""湿热内蕴"相关，饮食宜滋阴润燥、清热利湿，避免辛辣、腥发之物加重瘙痒。

① 桑葚百合粥：桑葚滋阴养血，百合润肺安神，适合血虚风燥型瘙痒（皮肤干燥、脱屑、夜间痒甚）。

② 绿豆薏米汤：绿豆清热解毒，薏米利湿消肿，适合湿热型瘙痒（皮肤发红、水疱、伴口臭口苦）。

③ 蜂蜜水润肤饮：仅限无糖尿病的老年人，每日晨起空腹饮用100～150 mL，可润燥滑肠，间接改善皮肤干燥瘙痒。

（2）日常生活干预：温和护理，避免刺激

中药药浴（需辨证使用），具体如下。

① 血虚风燥型：用当归10 g、黄芪10 g、地肤子10 g煎水，放凉至38～40 ℃后，用纱布蘸取擦拭瘙痒部位，每日1～2次。

② 湿热型：用黄柏10 g、苦参10 g、白鲜皮10 g煎水外洗，可清热燥湿止痒，注意避开破损皮肤。

③ 操作要点：护理员需在中医师指导下选择药材，煎药后过滤残渣，避免药液刺激；擦拭时动作轻柔，以不引起疼痛为宜。

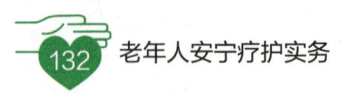

任务实施

表 5-10　为瘙痒老年人进行膏药涂抹照护

操作环节		操作程序	注意事项
操作前：准备		① 照护人员仪表端庄，服装得体 ② 环境准备：环境安全，室内温度、湿度、光线适宜 ③ 老年人准备：老年人状态平稳	保持良好职业形象，避免划伤老年人、传播病菌
操作中	（1）沟通与评估	① 自我介绍、询问照护对象姓名、年龄，对照任务单等任意两种有效方式是否和对方回答信息一致 ② 自然亲切开启话题，介绍、解释本次照护的内容、目的、关键步骤、注意事项及需要时长 ③ 对老年人进行综合评估 全身情况（如精神状态、饮食、二便、睡眠等）；局部情况（如肌力、肢体活动度等）；特殊情况（睡眠习惯等） ④ 为老年人介绍照护任务（涂抹药膏）、任务目的（缓解瘙痒）、操作时间、关键步骤 ⑤ 介绍需要老年人注意和配合的内容（发挥自主能动性），询问老年人对沟通、解释过程是否存在疑问，是否愿意配合	① 沟通耐心，尊重隐私，确保信息准确，身份核对信息无误 ② 物品齐全、无菌、适用，药物质量合格 ③ 动作轻柔，防损伤，防刺激，清洁彻底，不残留污垢，有异常及时报告 ④ 避免污染，二次核对，确保用药准确 ⑤ 动作连贯、轻柔、贴紧，无褶皱、气泡
	（2）照护实施：为老年人涂抹膏药	① 物品准备：根据医嘱选合适膏药，查看膏药有效期，确保在有效期内，检查外观有无变色、变形、异味，若有异常及时更换；准备清洁纱布、生理盐水、棉签、剪刀、一次性手套、弯盘 ② 选择部位：协助老年人露出用药部位，动作轻柔，观察皮肤有无破损、红肿、皮疹、水疱，避开毛发、褶皱、关节活动处 ③ 清洁方法：戴上手套，用生理盐水浸湿棉签，从中心向外环形擦拭皮肤，换棉签重复至清洁，用纱布擦干 ④ 打开包装：洗净双手，再次核对膏药信息，用剪刀小心剪开膏药包装，取出 ⑤ 涂抹 取药：根据涂抹部位、面积及医嘱确定膏药用量（如关节疼痛取豌豆大小），使用无菌棉签或戴手套的手指从药膏容器中取出，避免直接用手接触剩余药膏造成污染 涂抹手法：将药膏均匀涂抹于目标皮肤区域，动作轻柔，从中心向四周延展推开，确保覆盖全部病变部位，厚度约1~2 mm（避免过厚导致浪费或皮肤不适） 特殊部位处理：若涂抹于关节、褶皱处，可辅助老年人缓慢活动关节（如屈伸膝盖），使药膏充分渗入皮肤；若需涂抹多部位，更换棉签或清洁双手后再操作，防止交叉感染 ⑥ 整理：涂抹结束，询问老年人药膏涂抹后的感受，告知相关注意事项	
操作后：整理记录		① 洗手、记录 ② 密切观察老年人瘙痒感受，并跟进处理	垃圾分类正确，保持环境整洁
风险防范		终末期老年人病情变化快，需要做好发生意外的紧急预案	

> **资料卡**
>
> ### 古希腊认知里老年人瘙痒的"内外"密码
>
> 在古希腊,对于老年人瘙痒的认知与当时独特的医学观念紧密交织。以希波克拉底倡导的"体液学说"为核心,人体被认为由血液、黏液、黄胆汁和黑胆汁四种体液维系平衡以保持健康。老年人瘙痒问题,首先被归因于体液失衡。随着年岁增长,身体机能衰退,古希腊医者察觉到老年人"火气"渐消,黑胆汁相对增多。黑胆汁特性黏稠、阴冷,过多时被视作干扰皮肤神经传导的主因,致使皮肤出现瘙痒之感。而且,衰老使皮肤愈发干燥、黯淡无光,这也被联系到体液失衡影响了皮肤滋养,如同干涸的土地易受刺激,皮肤对外界的耐受性变差,稍受触动便引发瘙痒。环境因素同样备受关注。潮湿寒冷的季节,或是阴暗潮湿的居住环境,被发现会加剧老年人的瘙痒症状。古希腊人依据自然哲学理念,类比自然万物受环境左右,认为寒冷潮湿之气侵入人体,与失衡的体液相互扰动,打乱身体的正常秩序,让瘙痒愈发顽固。再者,老年人的生活方式也被纳入考量范畴。过度安逸、缺乏运动,会造成身体气血运行不畅,新陈代谢废物难以顺利排出,积聚体内后反映在皮肤上,诱发瘙痒。长期精神压力、焦虑情绪,亦被当作打破体液平衡的关键因素,心灵的不安引发身体和谐状态的瓦解,进而导致瘙痒乘虚而入,困扰老年人的生活。这种多维度的认知体系,虽有别于现代医学,却为后续探索奠定了基础,推动着对老年人瘙痒问题的持续钻研。

任务练习

扫码完成在线练习。

在线练习

项目六

安宁疗护舒适照护

舒适照护是以提升患者生活质量为核心的照护理念。在安宁疗护情境中,要以终末期老年人为中心,旨在通过生理、心理、社会适应及精神等多方面的综合照护,从而缓解其身心痛苦、促进人际和谐,得到精神慰藉,收获完满感。本项目从一般舒适照护和中医舒适照护两个任务出发,以中西医结合的形式,解决终末期老年人的不适症状,满足其舒适需求,尽可能让老年人处于舒适、放松状态,最大程度地提高其生活质量。

任务1 终末期老年人一般舒适照护

任务情境

邵奶奶,71岁,有中风后遗症,神志清楚,言语尚清晰,左侧肢体偏瘫,需要扶行,如厕等日常活动需要协助;邵奶奶进食饮水呛咳,留置胃管鼻饲营养液维持营养需求,奶奶最近感觉口干、口苦,检查发现其口腔粘膜、舌面干,口腔异味明显;有活动性义齿。

【任务】请为邵奶奶清洁口腔,进行口腔护理;在午餐时间协助邵奶奶进食。

任务目标

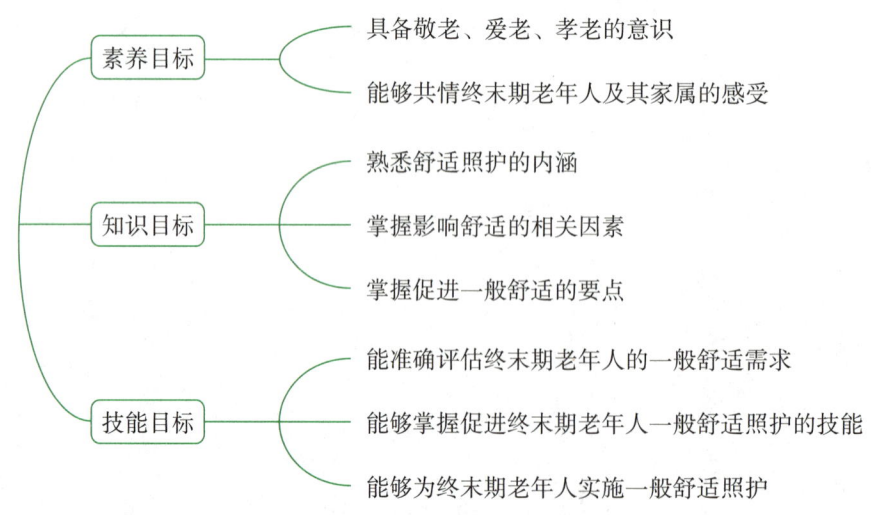

🧑‍⚕️ 任务描述

一、舒适照护概述

1995年，美国护理专家凯琴琳·柯卡芭提出舒适照护的概念，认为舒适照护更注重患者的舒适感受和满意度。以人为本，提高生命质量是舒适照护的使命。舒适照护的内涵包括身体舒适、心理安慰、社会舒适和精神慰藉4个方面。身体舒适，指的是身体最直接的感觉，患者对身体舒适方面的需求是舒适照护中首要满足的条件之一；心理安慰，是指患者的心理感受，包括平和的心态、愉悦的心境等心理状态；社会舒适，是指家庭、人际关系、就业等多个层面给人带来的舒适；精神慰藉，指的是个人信念或宗教信仰等方面带来的舒适。影响舒适的相关因素主要包括：躯体不适，如疾病、体位、个人卫生等引起的身体不适；心理不适，如焦虑、恐惧等；社会不适，如缺乏社会家庭支持等；环境不适，如进入陌生环境、噪声、强光刺激等。因此，主要从生理、心理、社会、环境等方面促进舒适。

二、终末期老年人舒适照护

终末期老年人舒适照护一般包括环境照护、清洁照护、睡眠照护和营养支持。其中，睡眠照护请见项目五。

1. 环境照护

（1）概述

环境是指人类生活的空间中能够直接或间接影响人类生存和发展的各种自然因素和社会因素的总称。人体的健康要考虑自然环境和社会环境对人体的影响。环境因素不仅可以引起机体的不适，而且可以影响人的精神状态，能够缓解或加重疾病和死亡的过程。在安宁疗护中环境照护的目标是以老年人为中心来创建环境，并且尽可能改善不良环境，处理好老年人个性化需求、安宁疗护照护特点及环境之间的关系，把老年人安置在空气清新、整洁、温暖、安静及光线充足良好的最佳环境中。

（2）评估

① 物理环境，具体如下。

评估空间的大小、布局、家具设施、整体安全性等：老年人所处空间是否使老年人获得稳定感和安全感，空间整体布局、家具设施等是否安全。

评估环境温度、湿度：适宜温度、湿度可使老年人轻松、舒适、安宁，并降低身体消耗。

评估噪声：评估老年人所处环境有无噪声刺激。强烈的噪声可刺激人体的交感神经，使心率加快，血压升高，疼痛感觉加重，影响睡眠等。

评估光线、通风：明亮柔和的光线、轻柔的通风，有助于开阔老年人的心胸，减轻其压抑感，带来舒适、欢快、明朗的感觉。

评估色彩：不同的色彩给人不同的感受，环境的氛围会由于色彩不同而不同。病房合适的色彩搭配，有利于缓解疲劳，抑制烦躁，调节情绪，改善机体功能。评估病房色调是否协调、老年人对色调的喜好等。

② 化学环境：评估老年人所处环境是否有危险化学品，如酒精、环境消毒液等，避免消毒环境时消毒用的化学物质气体蒸发对老年人造成不利影响。

③ 人文社会环境：环境的变动、角色的改变、人际关系的变化、生活方式的改变、文化差异、

规章制度的约束等,必然给老年人造成不同程度的压力。需评估了解老年人角色、人际关系、生活方式的变化;评估老年人对所处环境的文化、制度的接受程度。

(3) 照护要点

① 病房布局,具体如下。

病区环境危险因素的修正:良好的居住环境、合理的布局设计可以为终末期老年人提供更好的医疗保健服务。注意修正包括病房内外的环境的危险因素,如床旁、室内家具、走廊、餐厅、浴室及洗手间等有无障碍物,还要注意时间(如夜间)、天气(如雨雪)和气候(如冬夏)的变化对老年人所处环境的影响。

家具的选择:使用高度可调节病床,可使老年人坐在床边时,双足能接触地面,方便老年人从座位站起,即使由于老年人不慎从床上滑落,低病床也可减少跌落及相关损伤。提供坚固的床拦,进行安全有效的床旁移动。可在病床上安装离床报警系统,对神志不清及焦虑的老年人使用离床报警系统可有效预防跌倒坠床的危险。避免使用太深太厚的沙发,防止沙发过于塌陷或松软而引起跌倒。家具简单稳固,衣柜、储物柜等高度适宜,摆放位置避开老年人活动区域。

配套设施的建设:提供相应的配套设施,厕所、浴室及走廊安装墙壁扶手,扶手的高度与老年人腰部持平,洗手间安装垂直的扶手更为实用。浴室及厕所加装防滑垫,提供洗澡椅和坐便椅。

② 保持舒适的物理环境:空间宽敞无障碍物。病房温度维持在老年人舒适的温度,防寒保暖;湿度以50%~60%为宜,如老年人感到口干咽燥,可增加加湿器等。避免噪声刺激,工作人员做到"四轻":说话轻、走路轻、关门轻、操作轻;进出病房随手关门;门窗作隔音处理等。保持病房光线柔和、通风,老年人休息时应拉上窗帘;长期卧床老年人应尽可能安排在靠窗的位置;每天定时开小窗通风30 min,更换室内空气,可有助于降低病房细菌总数,预防院内感染。病房装饰色调柔和,如墙面选择低饱和度的调和色,窗帘、床上用品选浅色系,在室内适当放置合适的绿色植物等。

③ 避免化学环境的损伤:加强管理消毒液等化学物品,定点存放、摆放有序、标识清楚、不得混放。避免使用水银产品,如水银体温计、水银血压计,杜绝水银泄露。清洁员打扫或用消毒液擦拭消毒后,要开窗通风30 min,避免化学物质气体蒸发对人体产生不利影响。

④ 提供温馨的人文环境:对老年人热情、细心、耐心照护,与老年人建立良好的信任关系,为老年人提供稳定感和安全感。组织人文活动,鼓励老年人参与,帮助老年人融入新环境等。

2. 清洁照护

老年人清洁照护是照护工作的基础性工作,旨在通过规范化的卫生照护措施保障老年人身体舒适度、预防感染风险,并维护其尊严与心理健康。该内容贯穿疾病治疗与康复的全过程,是提升老年人生活质量的重要环节。

① 日常洗漱:评估头面部、口腔、会阴、指甲/趾甲是否清洁。

② 全身皮肤:评估全身皮肤是否潮湿、有异味、有损伤或皮肤疾病。

③ 伤口造口:评估是否有伤口、造口,如有,需要描述大小及深度,渗出液的颜色及量。

(1) 口腔护理

① 每天晨起执行口腔护理,此时老年人处于较清醒的状态。

② 若老年人出现呕吐症状,呕吐后予以口腔护理,除去口中异味。

③ 可进食老年人,协助早晚刷牙、三餐后漱口,鼓励老年人尽量自己完成。

④ 具体操作流程,参考图6-1。

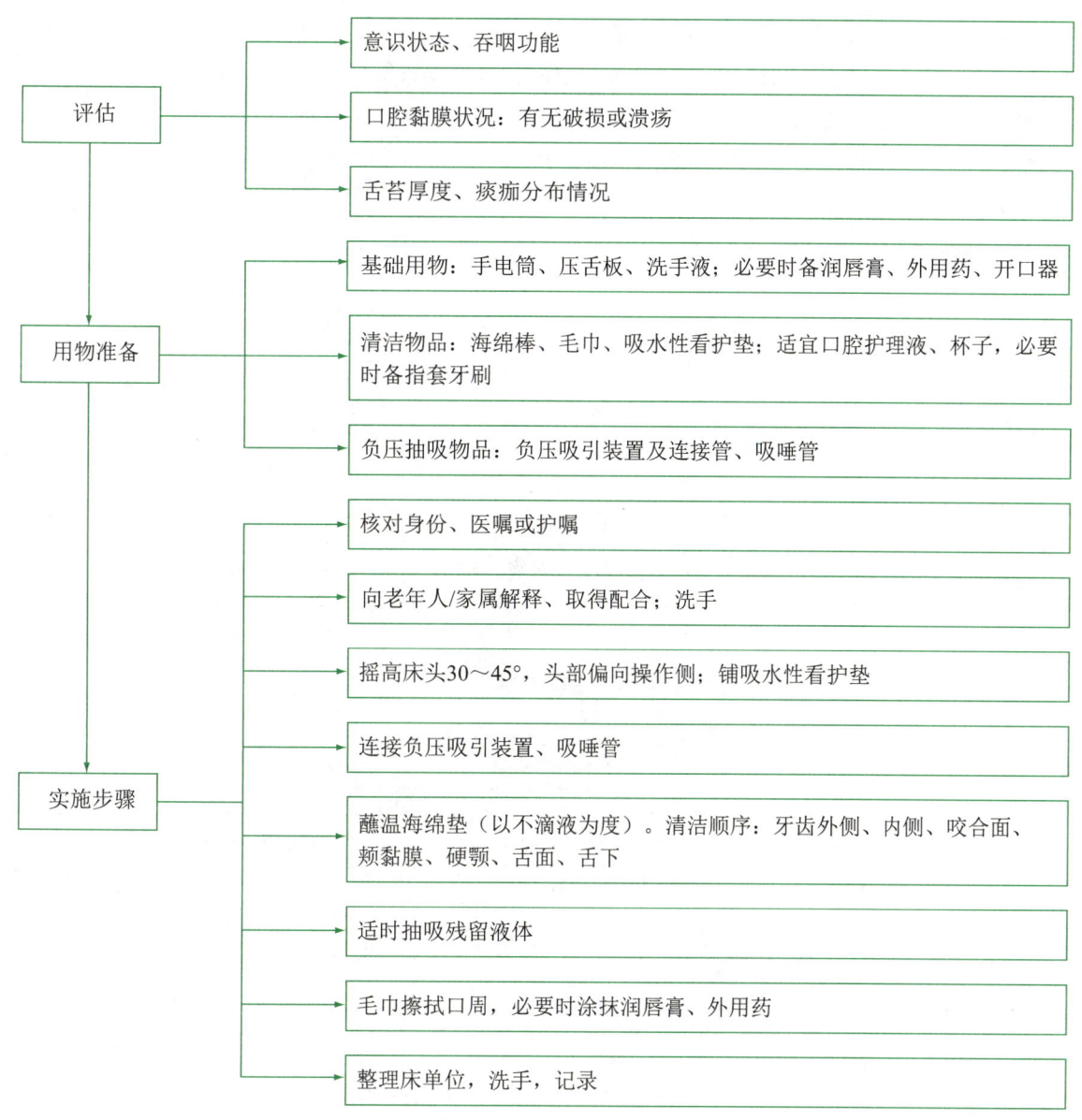

图6-1 口腔护理操作流程

⑤ 注意事项：

a. 评估、记录老年人口腔状况。

b. 不要用化学漱口液（如复方硼砂漱口液、醋酸氯己定漱口液）进行口腔护理漱口，内含不宜吞咽化学成分。

c. 可用清水、盐水、茶、柠檬水、维生素C、新鲜凤梨汁等做口腔护理，若老年人吞服也没关系。如感染，则根据感染类型选择合适的口腔护理液。如真菌感染可选择碳酸氢钠；如细菌感染可选择呋喃西林等。如患者口腔恶臭，可选择双氧水进行口腔护理。

d. 可利用口含新鲜凤梨片（将凤梨片用纱布包裹，再替老年人刷除口腔内舌苔），或是用新鲜凤梨汁搭配海绵牙棒做口腔舌苔的清洁。

e. 口腔护理工具，如海绵牙棒（可随老年人口腔任意变形，不会造成老年人口腔伤害），牙刷，吸唾器，指套牙刷，超声波喷雾器等，视老年人情况决定用具。对于张口困难老年人，可使用指套牙刷进行清洁。对于无法使用工具清洁口腔的老年人，使用注射器连接软针头进行口腔清洗。

f. 若口腔中有脓、血、痰等蛋白质分泌物，口腔护理前可使用超声波喷雾器湿化口腔，软化分泌物结痂。如口腔分泌物多时，先行抽吸后再清洁口腔。

g. 若有溃疡时，需先用局部麻醉剂利多卡因镇痛，可涂锡类散促进溃疡愈合。

h. 如老年人昏迷，则禁忌漱口。使用开口器打开口腔，应从臼齿开始。

i. 如有义齿，义齿取出后，用凉水冲洗干净，并放入装冷开水的杯中。

（2）身体清洁护理要点

① 床上洗发流程。

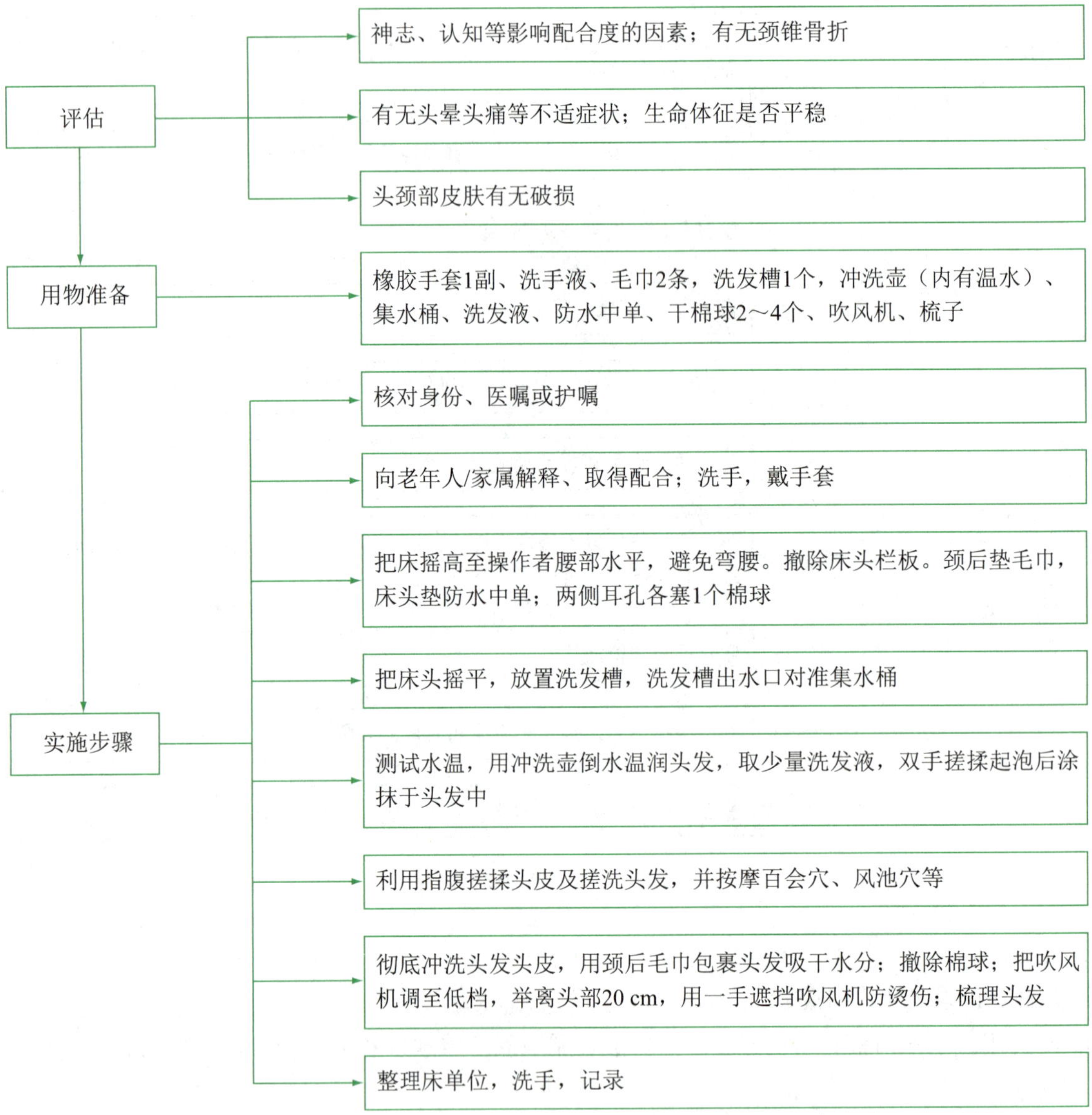

```
评估 ──┬── 神志、认知等影响配合度的因素；有无颈椎骨折
       ├── 有无头晕头痛等不适症状；生命体征是否平稳
       └── 头颈部皮肤有无破损

用物准备 ── 橡胶手套1副、洗手液、毛巾2条、洗发槽1个、冲洗壶（内有温水）、
            集水桶、洗发液、防水中单、干棉球2～4个、吹风机、梳子

实施步骤 ──┬── 核对身份、医嘱或护嘱
           ├── 向老年人/家属解释、取得配合；洗手，戴手套
           ├── 把床摇高至操作者腰部水平，避免弯腰。撤除床头栏板。颈后垫毛巾，
           │    床头垫防水中单；两侧耳孔各塞1个棉球
           ├── 把床头摇平，放置洗发槽，洗发槽出水口对准集水桶
           ├── 测试水温，用冲洗壶倒水温润头发，取少量洗发液，双手搓揉起泡后涂
           │    抹于头发中
           ├── 利用指腹搓揉头皮及搓洗头发，并按摩百会穴、风池穴等
           ├── 彻底冲洗头发头皮，用颈后毛巾包裹头发吸干水分；撤除棉球；把吹风
           │    机调至低档，举离头部20 cm，用一手遮挡吹风机防烫伤；梳理头发
           └── 整理床单位，洗手，记录
```

图6-2　床上洗发流程

注意事项：

a. 使用的用具必须避免让老年人感到不适，避免造成伤害。

b. 头部有伤口者，由专业医生评估决定是否可以洗发。如可以洗发，避开伤口部位，洗发并吹干后，进行伤口换药。

c. 可戴橡皮手套为老年人洗发。

d. 洗发过程中，注意观察，并询问老年人感觉，如有病情变化，尽快停止洗发。

② 床上擦澡流程参考如下：

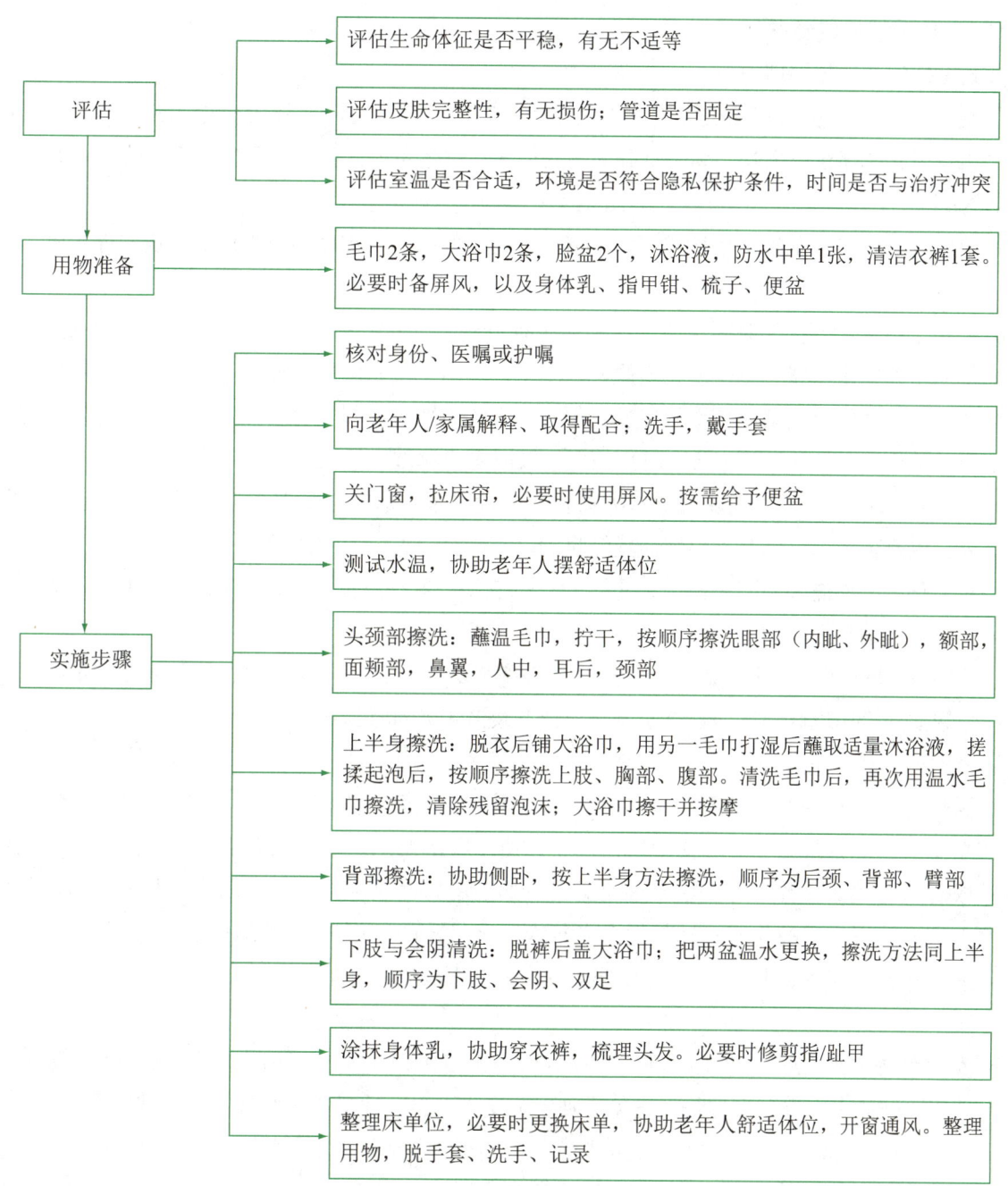

图 6-3 床上擦澡流程

注意事项：

a. 饭后不宜马上擦澡，因为热水会刺激皮肤血管扩张，使消化系统血流量减少，影响食物消化吸收。

b. 注意保暖，尽量减少翻身和暴露，保护好老年人隐私并防止受凉。

c. 动作不宜过重；注意洗净腋窝、指间、乳房下皱褶处、脐部、腹股沟、趾间等。

d. 擦洗中应根据老年人的具体情况更换热水、脸盆及毛巾。

e. 擦洗过程中注意观察病情，若老年人出现寒战、面色苍白等不适，应立即停止擦洗，给予适当处理；擦洗时还应注意观察皮肤有无异常。

f. 能用淋浴老年人，尽可能淋浴，淋浴的清洁效果及舒适度优于擦浴。

g. 注意测试水温，防烫伤。

(3) 二便失禁护理要点

大便失禁的评估与护理如下。

① 评估：评估病史、用药史、大便失禁发生的频率、持续时间、昼夜变化、粪便硬度、食物摄入情况、是否同时存在尿失禁、会阴及肛周皮肤情况、对老年人社会活动及生活质量的影响等。

② 护理：

a. 便后及时使用软湿纸巾蘸拭或用温水清洗会阴、肛门周围皮肤，再喷洒油性皮肤保护膜，如赛肤润。

b. 动态了解老年人排便时间规律，观察排便前表现，如多数老年人进食后排便，照护人员在饭后及时给予老年人使用便器。对排便无规律者，酌情定时给予便器尝试排便，帮助老年人逐步建立排便反射。必要时，使用成人纸尿片或纸尿裤，须先和老年人商量取得配合，减轻老年人的不适感与排斥感。使用后，须定时询问、检查排便排尿情况，及时更换潮湿、弄脏的纸尿片或纸尿裤。

c. 如有腹泻情况，须特别注意老年人饮食，并及时报告医师；暂避免富含粗纤维的食物，如蔬菜、水果，以及乳制品，以减少肠蠕动减轻腹泻。

d. 对便秘或粪便嵌顿引起大便失禁的终末期老年人，要配合灌肠，必要时戴手套手挖粪结石。

尿失禁的评估与护理如下。

① 评估：评估病史及用药，如排尿规律、频率、量、颜色、排尿习惯及使用尿垫等情况，有无尿频尿急尿痛，会阴皮肤情况，检查膀胱充盈情况及老年人对排尿的感知。

② 护理：

a. 男性老年人根据情况选择小便工具。如使用男性尿套，先将尿套尾端打结，避免尿液渗出；尿套前端反折，避免尿套开口损伤生殖器皮肤；使用魔术贴固定于生殖器上，切勿贴太紧影响血液循环；尿套放置较低位置，避免尿液返流溢出。如使用男性尿袋，应先在阴茎皮肤上涂抹皮肤保护膜，减少尿液浸润造成的伤害；选择适合老年人阴茎尺寸的专用硅胶阴茎尿套式接尿装置；将尿袋接上阴茎套式接尿装置，并关闭尿袋末端开关，避免尿液流出，如容易松脱，则可使用魔术贴加强固定。

b. 女性小便护理注意：使用女性尿壶协助老年人床上排尿，尿壶开口需紧贴会阴部使用，并且在尿壶下方床面铺防水中单或看护垫，避免弄脏床单衣物。当女性老年人膀胱胀满、排尿困难时，可通过由上向下按压膀胱，也可通过轻拍会阴部，或由侧面冲洗会阴等方式引发尿意协助排尿。

c. 排尿困难，必要时予以留置导尿管。妥善固定尿管，避免拉扯，保持尿袋在低位，防止返流；每日进行会阴抹洗1~2次；观察尿液颜色、性状、量，如尿液浑浊，警惕尿路感染，应对尿液标本进行化验。留置尿管期间，协助老年人多饮温开水，净化尿道。

(4) 皮肤护理

皮肤护理包括皮肤瘙痒的照护及皮肤压力性损伤及伤口照护两部分。其中皮肤瘙痒照护在项目五已详细叙述。皮肤压力性损伤的评估及伤口照护在"基础与生活照护"课程中已重点学习过。此处介绍压力性损伤的预防。

① 根据病情及老年人意愿、舒适度和耐受度，定期调整老年人体位，并翻身、摆位，每2~4 h为患者调整体位1次，或每2~4 h抬高肢体减压1次。对于活动时感到极度疼痛的老年人，请医生在调整体位前30 min给予镇痛治疗。

② 向老年人解释翻身原因并充分考虑舒适的翻身摆位，评估气垫床的压力。若条件允许，推荐使用测压工具测压（国外使用简易测压仪、测压毯）；选择改变支撑面的措施使压力再分布，建议使

用气垫床或新型凝胶床垫或新型防压力性损伤床垫产品，如仿生设计床垫，防水、透气、防尿液渗漏弹力保健床单，含聚氨酯防压力性损伤床垫。Braden压力性损伤评分≤12分，必须使用气垫减压，同时使用顺滑的翻身垫（移位垫/移位毯）、各种L形软枕、小垫子等辅助工具。

③ 酌情使用预防敷料（泡沫敷料）：尽可能使压力再分布，移位时注意方法，用手掌支托老年人，注意避免拖、拉、拽，建议采用翻身垫，避免划破皮肤；保证老年人的每一个关节不要牵拉、扭曲及强直，身体任何部位不受压，保证双侧肢体、膝盖无重叠、压迫，所有骨突位置均需软垫支撑。

④ 保持皮肤清洁：尽可能不使用热水及酒精，可选择润肤乳擦拭、保护皮肤，选择棉质吸汗的衣物，减少身体摩擦。

⑤ 全身营养支持：加强营养支持，以符合老年人病情及老年人意愿的方式尽量维持营养供应。

⑥ 适当活动：可选择坐轮椅、被动运动肢体等促进老年人血液循环，避免身体局部长期受压导致压力性损伤。

3. 营养支持

（1）概述

终末期老年人普遍存在营养不良状况。为保证终末期老年人营养摄入的需求，照护团队经营养评估，对存在营养风险的老年人选择适宜的协助进食、饮水方法，常用的方法主要有口服、鼻饲、胃造口等营养支持途径。对于疾病引起的吞咽困难老年人，经评估选择适宜的进食方法及食物，达到纠正老年人营养失调的目的。协助进食、饮水，虽操作简单，但也容易因操作不当引起误吸，甚至引起吸入性肺炎。

（2）评估

营养评估主要包括：一般资料、体格检查、身高体重测算、实验室检查（如血红蛋白、血清蛋白等）和饮食史；常用评估工具：NRS 2002营养风险筛查表。

① 协助进食、饮水评估：协助老年人进行进食、饮水评估，首先识别老年人是否能自行进食、饮水，是否有吞咽困难，识别营养不良症状。同时，考虑其他方面的原因，包括抑郁评估、心理评估，老年人是否有过度的饮食限制、个人喜好，综合评估口腔健康状况，是否接受他人协助，评估是否停用或减少可能导致注意力不集中、口干、运动障碍或厌食的一些药物，并不是所有的进食问题都与吞咽困难有关，许多造成进食困难的因素都可以通过针对性的措施纠正。评估老年人口腔、食管、胃肠道功能；进食的体位、食物形态等。

② 吞咽困难的评估：评估老年人进食、饮水有无呛咳，可通过吞咽困难评估工具，如洼田饮水试验等评估吞咽困难的程度。

（3）照护要点

① 协助老年人经口进食、饮水。

a. 室内环境和物品准备：室内通风，排除令人不愉快的气味；环境整洁，并准备需要的餐具。

b. 床单位和老年人准备：床头、床尾1/3的部位抬高，协助老年人取舒适的体位；如坐位进食，摆正、稳定老年人坐位，将软垫放入腘窝处，使膝部弯曲，将毛巾围于老年人颔下、胸前，以保持服装、床单位清洁；如侧卧位，将毛巾遮盖老年人胸部并披到托盘下面；如仰卧位，则将托盘放在铺有餐巾的移动餐桌上或床上，让老年人借助镜子看见饮食物品，注意保证老年人肘部活动自如，协助把食物分为老年人一口能咽下的团块，准备饮水用吸管或吸壶。督促并协助老年人漱口、洗手，按需戴上义齿，检查口腔情况。把呼叫器放置在随手可取的地方，便于联络。

任务实施

表6-1 为终末期老年人进行口腔护理

操作环节		操作程序	注意事项
操作前：准备		① 操作人员：着装符合要求 ② 环境准备：环境安全，室内温湿度、光线适宜 ③ 老年人准备：老年人状态平稳 ④ 用物准备：手电筒、压舌板、适宜的漱口液、杯子、吸水性看护垫、海绵棒、毛巾、润唇膏；负压吸引装置、吸痰器、吸唾管	① 用物准备齐全 ② 环境安全舒适
操作中	（1）沟通与评估	① 自我介绍、核对老年人信息、查对医嘱 ② 介绍操作内容、目的、关键步骤、注意事项及需要时长 ③ 洗手，评估检查老年人口腔情况、整体状况 ④ 询问老年人是否理解、是否可以配合操作	① 不用化学漱口液，选择合适的非化学漱口液 ② 选择合适的口腔护理工具 ③ 要摇高床头、头偏向一侧 ④ 口腔护理工具不要太潮湿，防误吸 ⑤ 负压吸引装置处于备用状态，警惕误吸 ⑥ 正确及时处理口腔内痰痂、分泌物 ⑦ 观察老年人生命体征变化、表情变化等
	（2）实施	① 选择合适的漱口液 ② 体位摆放，抬高床头，头偏向一侧。胸前垫吸水性看护垫 ③ 打开吸痰器，接上吸唾管，置于口腔内低位以备用 ④ 用海绵棒蘸取漱口液清洁口腔，清洁牙齿内外、咬合面、口腔内颊及舌头，直到清洁干净为止 ⑤ 协助老年人漱口，将漱口水吐在杯子内 ⑥ 用毛巾擦净老年人口腔周围，以护唇膏润滑唇部，预防口唇干裂	
操作后：整理记录		① 询问老年人感受，并交待注意事项 ② 整理物品 ③ 洗手、记录	
风险防范		终末期老年人病情变化快，需要做好发生意外的紧急预案，如误吸	

表6-2 为终末期老年人进行协助进食

操作环节	操作程序	注意事项
操作前：准备	① 操作人员：着装符合要求 ② 环境准备：环境安全，室内温湿度、光线适宜 ③ 老年人准备：老年人状态平稳 ④ 用物准备：治疗盘、鼻饲注射器、水杯（备温开水）、鼻饲用营养液（加温）、防水治疗巾、听诊器；床边负压吸引装置备用	① 用物准备齐全 ② 环境安全舒适

续表

操作环节		操作程序	注意事项
操作中	（1）沟通与评估	① 自我介绍、核对老年人信息、核对医嘱 ② 介绍操作内容、目的、关键步骤、注意事项及需要时长 ③ 洗手，评估检查老年人状态、体位以及胃管是否在胃内（回抽、放入水中有无水泡，注入空气时用听诊器听剑突处有无气过水声，回抽有无胃潴留） ④ 问老年人是否理解、是否可以配合操作	① 鼻饲与鼻饲后都要保持床头摇高 ② 鼻饲后避免搬动 ③ 鼻饲前检查确认胃管位置 ④ 回抽确认无胃潴留 ⑤ 鼻饲营养液温度适宜（38～40 ℃） ⑥ 鼻饲量不超过200 mL ⑦ 观察老年人生命体征变化、表情变化，并适时表达关心
	（2）实施	① 摇高床头30°，颌下放置防水治疗巾 ② 测试营养液温度 ③ 胃管注入温开水10～20 mL ④ 根据医嘱经胃管分次注入营养液 ⑤ 经胃管注入温开水10～20 mL，并抬高胃管尾端，把尾端的温开水全部流入胃内 ⑥ 夹闭或封闭胃管口并反折，妥善固定 ⑦ 维持床头高度	
操作后：整理记录		① 询问老年人感受，并交待注意事项 ② 整理物品 ③ 洗手、记录	
风险防范		终末期老年人病情变化快，需要做好意外发生的紧急预案准备，如误吸	

资料卡

压力性损伤国际分期标准

压力性损伤分期按照2016年美国国家压力性损伤咨询委员会（NPUAP）更新的压力性损伤分期如下。

1期：皮肤完整，但出现局部红斑，按压后红斑不消退。

2期：表皮和部分真皮层受损，表现为浅表溃疡或水疱。伤口呈粉红色或红色，无坏死组织。

3期：全层皮肤受损，涉及皮下组织，但未累及筋膜。

4期：损伤深及肌肉、筋膜、骨骼或支撑结构。伤口内有广泛坏死组织或腐肉，可能有潜行或窦道。

不可分期：伤口被坏死组织或焦痂覆盖，无法确定实际深度。

可疑深部组织损伤：局部皮肤完整，但皮下组织受损，表现为紫色或褐红色，可能伴有水疱或血疱。

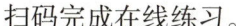 **任务练习**

扫码完成在线练习。

任务2　终末期老年人中医舒适照护

任务情境

陈奶奶，73岁，肺癌晚期，多发骨转移。口服阿片类药物羟考酮缓释片止痛，40 mg/次，每12 h服药一次，每日口服乳果糖15 mL帮助缓解便秘。近日疼痛效果控制不理想，夜间出现疼痛加重，影响睡眠。门诊就医后口服止痛药调整为60 mg/次，每12 h服药一次。加大止痛药剂量后，出现腹胀、便秘等不适，陈奶奶比较担心，睡眠差。

【任务】请运用中医舒适照护技术为陈奶奶缓解腹胀、便秘和失眠。

任务目标

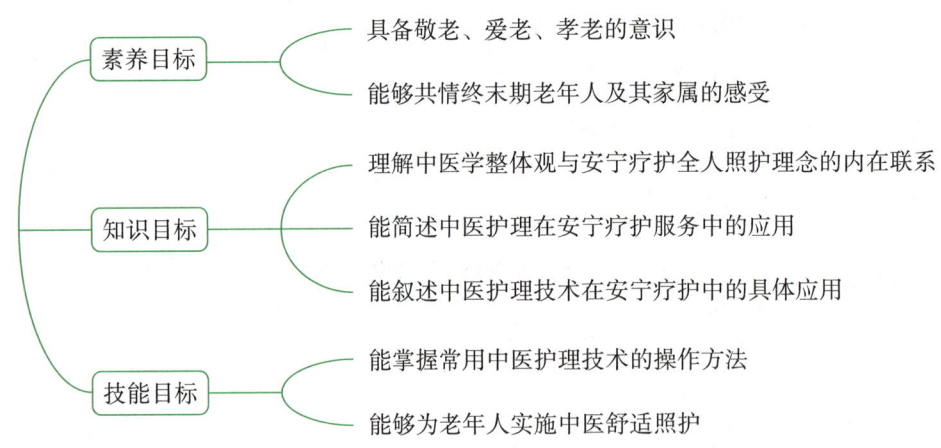

任务描述

一、概述

中医护理是在中医理论指导下，应用整体观念、辨证施护中医技术，对患者及其他人群进行全面照护，保护和促进人类健康。中医护理包含大量的预防、保健、养生、康复知识，涉及从人出生到死亡的全过程，并伴随人类社会的进步而不断发展和创新。积极推动中医特色护理，如饮食调护、情志护理、中医个体化健康教育等在安宁疗护中的应用，从而减轻疾病痛苦，提高终末期老年人生活质量，达到中医舒适照护效果。

二、中医护理在安宁疗护舒适照护中的应用

辨证施护是中医护理的精髓。证，又称证候，其内涵包括了病变的部位、原因、性质和邪正盛衰的变化。辨证就是将望、闻、问、切所收集的资料，通过分析、归纳、鉴别、诊断为某种性质的证候。施护就是根据辨证的结果，遵循辨证理论，确定相应的调护措施，实施全面护理。针对终末期老年人的特点，辨证施护主要体现在通过个性化中医舒适照护方案的制订及实施，使用中医饮食调护、中医情志护理、中医护理技术、中医健康指导等技术，缓解终末期老年人身心痛苦。

1. 中医饮食调护

根据不同的证候，给予不同的膳食。食物具有寒、热、温、凉之四性，辛、甘、酸、苦、咸之五味以及升降浮沉等作用。凡能减轻或消除寒证的食物可温中补虚，消除冷痛，如生姜、羊肉、红糖等，一般属于温热性；凡能减轻或消除热证的食物可清热生津止渴，如西瓜、梨子等，一般属于寒凉性；而如扁豆、莲子等寒作用不明显的食物，属于平性。终末期老年人饮食要评估老年人是否为寒证还是热证，提供相应的饮食指导。食物的五味与治疗关系密切，不同味的食物具有不同的治疗作用。如辛能散能行，善于行气导滞、解表散寒；甘能补、能缓、能和，长于补益，和中缓急；酸能收、能涩，善于收敛固涩；苦能泄、能燥，有通泄热结、降泄肺气和清热泻火燥湿的作用；咸能软、能下，有软坚散结和泻下的作用。正是由于食物有寒热温凉之异，酸苦甘辛咸之别，补泻之殊，才能同药物一样发挥扶正祛邪和调节阴阳平衡的作用。饮食调护必须根据终末期老年人体质、疾病性质，选择不同性味的食物进行配膳，从而做到寒热相宜，五味调和。

（1）平性食物

性味平和，既没有寒凉之偏性，又没有温热之偏性，具有补益、和中的功效。如猪肉、鸡蛋、山药、木耳、花生、香菇、银耳、胡萝卜、白菜等，适用于各类老年人，特别是疾病恢复期老年人，终末期老年人在胃肠道正常的情况下食用。

（2）寒凉性食物

性味苦寒、甘寒，具有清热、泻火、解毒功效，如苦瓜、西瓜、丝瓜、莲藕、萝卜、荸荠、梨、莴笋、绿豆等。常用于实热证调护，但寒性食物易损伤阳气，故终末期老年人因阳气不足、脾胃虚弱慎用。

（3）温热性食物

性味辛温、辛热，具有温中散寒、益火助阳功效。如生姜、大蒜、花椒、胡椒、辣椒、桂皮、羊肉、鸽子肉、鲤鱼、糯米、南瓜、桂圆、荔枝、大枣、红糖等，常用于各种阴寒内盛的实寒证调护以及阳气虚弱的虚寒证调护。但热性食物多辛香燥烈，易助火伤津，故终末期老年人若有热证、阴虚火旺忌用。

2. 中医情志护理

中医认为，怒伤肝、喜伤心、思伤脾、忧伤肺、恐伤肾，怒则气上、喜则气缓、悲则气消、恐则气下、惊则气乱、思则气结。过度愤怒可使肝气上冲，血随气逆，并走于上；过度喜乐使心气涣散，神气不能收持；过度悲伤可耗伤肺气；过度恐惧可使肾气不固，气泄于下；突然受惊导致气机紊乱，气血失和，心神失常；思虑过度导致脾气郁结，运化失常。终末期老年人常出现悲伤、恐惧、焦虑、绝望等复杂的心理变化，照护人员须全面评估，及时提供支持和力量。中医情志护理常用的方法有说理开导法、释疑解惑法、宣泄解郁法、移情易性法、顺情从欲法，在此详细介绍以情胜情法和五音疗法。

（1）以情胜情法

是指有意识地采用一种情志抑制另一种情志，达到淡化甚至消除不良情志，保持良好精神状态的情志护理方法。中医学认为，人有七情，分属五脏，五脏与情志之间存在阴阳五行生克原理，用相互克制的情志转移和干扰对机体有害的情志，从而达到协调情志的目的。

① 恐胜喜：是通过恐惧因素来收敛耗散的心神，克制大喜伤心、恢复心神功能的方法。本法常用于喜笑不休、心气涣散的病证及因过喜而致的情志失调。

② 怒胜思：是通过愤怒因素来克制思虑过度，恢复心脾功能的方法。本法常用于思虑过度，伤脾耗神所致的郁证、失眠等。

③ 喜胜悲：是通过喜乐因素来消除悲哀太过的方法。本法常用幽默诙谐的语言和表演，如说笑话、听相声、观看喜剧等方法促使老年人出现好动、高兴等情绪状态，以促进阴阳协调、气血顺畅。适用于情绪低落、表情淡漠及悲哭证等。

④ 悲胜怒：是通过悲哀因素来克制愤怒太过的方法。本法常用于情绪亢奋者，如眩晕、狂证等。

⑤ 思胜恐：是通过思虑因素来克制惊恐太过的方法。本法常用于惊恐证的康复疗法，以消除老年人的惊恐情绪。

（2）五音疗法

中医在情志护理方面，还强调用五音（宫、商、角、徵、羽）入五脏（肝、心、脾、肺、肾）的方法，来调节五脏的生理功能，相当于现代的音乐疗法。终末期老年人常有孤独、悲哀、暴躁、绝望、焦虑、愤怒、烦躁不安等不良情绪，就可根据五音原理进行治疗。

① 孤独苦闷时：应多听些宫调式音乐，如《蓝色多瑙河》《春江花月夜》等，此类乐曲悠扬沉静、亲切清新，如暖流入心，清风入梦，净化心灵，使其从忧虑及痛苦中解脱出来。

② 悲哀、痛苦欲绝时：应多听些商调式音乐，如贝多芬的《第五命运交响曲》、柴可夫斯基的《悲怆交响曲》等，此类乐曲高亢悲壮，能发泄心头郁闷，抒发情感，使人情绪松弛。

③ 愤怒时：应多听些角调式音乐，如《春之声圆舞曲》《克莱德曼现代钢琴曲》等，此类乐曲亲切清新、生机蓬勃，能疏导、发泄愤怒的情绪。

④ 绝望时：应多听些徵调式音乐，如《轻骑兵进行曲》《喜洋洋》《步步高》等，此类乐曲热烈欢快、活泼轻松，能重新唤起对美好未来的希望。

⑤ 暴躁时：应多听些羽调式音乐，如小提琴协奏曲《梁山伯与祝英台》《小夜曲》等，此类乐曲清纯、苍凉、柔润，能缓和、克制急躁情绪。

终末期老年人的心理状态复杂多变，实施安宁疗护服务时可运用中医相关知识因人、因时、因地施护，使其不良情绪得到疏解，平静、安详地面对治疗及生命的进程。

3. 中医舒适照护技术

中医舒适照护技术，是以中医基础理论为指导，将中医传统治疗方法应用于护理工作中，具有独特疗效的护理技能操作。根据辨证结果，确定适宜的中医护理技术和方法。如使用耳穴贴压技术缓解失眠症状时，主穴常为心、神门、交感、皮质下，但同时还要根据老年人的证候特点增加配穴。如心肾不交证失眠，可加肝、肾穴；心脾两虚证失眠，可加脾和小肠穴。再如脾胃虚寒证胃痛，可用艾灸技术、中药热熨敷技术（胃热证忌用）；而气滞胃痛，则推荐应用穴位按摩技术配合情志调护法等进行辨证护理。

终末期老年人常用的中医技术包括经穴推拿技术、耳穴贴压技术、悬灸技术、中药热熨敷技术等。

（1）经穴推拿技术

经穴推拿技术是以按法、点法、推法、叩击法等手法作用于经络腧穴，具有减轻疼痛、调节胃肠功能、温经通络等作用。

① 适用范围：终末期老年人头痛、肩颈痛、腰腿痛等痛症，以及失眠、便秘等症状。

② 操作流程，参考表6-3。

表6-3 经穴推拿技术

操作环节		操作程序	注意事项
操作前：准备		① 操作人员：着装符合要求 ② 环境准备：环境安全，室内温度、湿度、光线适宜 ③ 老年人准备：老年人状态平稳 ④ 用物准备：治疗盘、治疗巾、润滑油、纱块、弯盘、必要时备屏风	① 用物准备齐全 ② 环境安全舒适
操作中	（1）沟通与评估	① 自我介绍、核对老年人信息、核对医嘱 ② 介绍操作内容、目的、关键步骤、注意事项及需要时长 ③ 洗手，评估检查主要症状、既往史；推拿部位皮肤情况；对疼痛的耐受程度 ④ 告知老年人推拿时及推拿后局部可能出现酸痛的感觉，如有不适及时告知护理人员；推拿前后注意局部保暖，可喝温开水；询问老年人是否理解、是否可以配合操作	① 常用的推拿手法主要有点法（拇指端点法、屈拇指点法、屈食指点法），揉法（拇指揉法、中指揉法、掌跟揉法），叩击法等。手法可根据老年人情况灵活综合应用。推拿力道宜适度、均匀、持久，切记暴力 ② 推拿时间一般宜在饭后1~2 h进行 ③ 操作前应修剪指甲，以防损伤老年人皮肤 ④ 操作过程中，注意保暖，保护老年人隐私，并及时关注老年人感受 ⑤ 注意识别禁忌症
	（2）实施	① 调节室温、拉好床帘或屏风；协助老年人排空二便；协助取合适、舒适体位 ② 遵医嘱确定腧穴部位，选用适宜的推拿手法及强度，每个穴位施术1~2 min，以局部穴位透热为度 ③ 操作过程中询问老年人的感受。若有不适，应及时调整手法或停止操作，以防发生意外 ④ 操作结束协助老年人着衣	
操作后：整理记录		① 询问老年人感受，并交待注意事项 ② 整理物品 ③ 洗手、记录	
风险防范		避免在有血栓的肢体、在局部有肿瘤的位置进行推拿	

③ 举例，具体如下。

a. 头部按摩（开天门推拿法）。

适用范围：失眠、焦虑、头晕头痛。

选择穴位及步骤：推上星（从印堂至上星）36次，抹头维（从印堂至头维）36次，抹眉（从眉头至眉尾）36次，梳理头部太阳经10~20次，叩印堂36次，叩百会36次，揉太阳（顺时针10次，逆时针10次），叩击额部3 min，按风池10次，按肩井10次。

开天门推拿法操作视频

b. 腹部按摩。

适用范围：便秘腹胀。

选择穴位及步骤：顺时针依次点按中脘穴、左侧天枢穴、气海穴、右侧天枢穴各30次或

1～2 min；在腹部均匀涂抹润滑油；用手掌跟沿着以上四个穴位顺时针360°。按揉腹部5 min；点按上巨虚穴位（位于小腿）30次；揉按上巨虚穴位顺时针10次，逆时针10次。

（2）耳穴贴压技术

耳穴贴压技术是采用王不留行籽、莱菔籽等丸状物贴压于耳郭上的穴位或反应点，具有疏通经络、调整脏腑气血功能等作用。

① 终末期老年人疼痛、失眠、焦虑、眩晕、便秘、腹泻等症状。

② 操作流程，参考表6-4。

表6-4 耳穴贴压技术

操作环节		操作程序	注意事项
操作前：准备		① 操作人员：着装符合要求 ② 环境准备：环境安全，室内温度、湿度、光线适宜 ③ 老年人准备：老年人状态平稳 ④ 用物准备：治疗盘、王不留行籽或莱菔籽等丸状物、胶布、75%乙醇溶液、棉签、探棒、止血钳或镊子、弯盘、污物碗，必要时可备耳穴模型	① 用物准备齐全 ② 环境安全舒适
操作中	（1）沟通与评估	① 自我介绍、核对老年人信息、核对医嘱 ② 介绍操作内容、目的、关键步骤、注意事项及操作时长 ③ 洗手，评估检查主要症状、既往史；对疼痛的耐受程度；有无对胶布、药物、酒精等过敏情况；耳部皮肤情况 ④ 告知老年人耳穴贴压的局部感觉：轻微的热、麻、胀、痛，如有不适，应及时告知。询问老年人是否理解、是否可以配合操作	① 耳郭局部有炎症、冻疮或表面皮肤有溃破者不宜施行 ② 耳穴贴压每次选择一侧耳穴，双侧耳穴轮流使用。夏季易出汗，留置时间1～3天，冬季留置3～7天。指导或协助老年人每天按压3～5次，每次每穴1～2 min ③ 观察老年人耳部皮肤情况，留置期间应防止胶布脱落或污染；对普通胶布过敏者改用脱敏胶布 ④ 老年人侧卧位耳部感觉不适时，可适当调整 ⑤ 注意识别禁忌症
	（2）实施	① 调节室温、拉好床帘或屏风；协助老年人排空二便；协助取合适、舒适体位 ② 遵照医嘱，探查耳穴敏感点，确定贴压部位 ③ 75%酒精自上而下、由内到外、从前到后消毒耳部皮肤 ④ 选用质硬而光滑的王不留行籽或莱菔籽等丸状物黏附在0.7 cm×0.7 cm大小的胶布中央，用止血钳或镊子夹住贴敷于选好耳穴的部位上，并给予适当按压（揉），使老年人有热、麻、胀、痛感觉，即"得气" ⑤ 观察老年人局部皮肤，询问有无不适感	
操作后：整理记录		① 询问老年人感受，并交待注意事项 ② 整理物品 ③ 洗手、记录	
风险防范		有活动性出血或出血倾向禁忌耳穴贴压	

③ 耳穴常用按压手法。

对压法：用食指和拇指的指腹置于老年人耳郭的正面和背面，相对按压，至出现热、麻、胀、痛等感觉，食指和拇指可边压边左右移动，或做圆形移动，一旦找到敏感点，则持续对压20～30 s。对内脏痉挛性疼痛、躯体疼痛有较好的镇痛作用。

直压法：用指尖垂直按压耳穴，至老年人产生胀痛感，持续按压20～30 s，间隔少许，重复按压。

点压法：用指尖一压一松地按压耳穴，每次间隔0.5 s。本法以老年人感到胀而略刺痛为宜，用力不宜过重。

（3）悬灸技术

悬灸技术是采用点燃的艾条悬于选定的穴位或病痛部位之上，通过艾条的温热和药力作用刺激穴位或病痛部位，达到温经散寒、扶阳固脱、消瘀散结的作用。属于艾灸技术范畴。

① 适用范围：终末期老年人各种慢性虚寒型疾病及寒湿所致的疼痛，如胃脘痛、腰背酸痛、四肢凉痛等；中气不足所致的急性腹痛、吐泻、四肢不温等症状。

② 悬灸操作流程，参考表6-5。

表6-5　悬灸技术

操作环节		操作程序	注意事项
操作前：准备		① 操作人员：着装符合要求 ② 环境准备：环境安全，室内温度、湿度、光线适宜 ③ 老年人准备：老年人状态平稳 ④ 用物准备：艾条、治疗盘、打火机、弯盘、广口瓶、纱布，必要时备浴巾、屏风、计时器	① 用物准备齐全 ② 环境安全舒适
操作中	（1）沟通与评估	① 自我介绍、核对老年人信息、核对医嘱 ② 介绍操作内容、目的、关键步骤、注意事项及需要时长 ③ 洗手，评估询问、检查主要症状、既往史；有无出血病史或出血倾向、哮喘病史或艾绒过敏史；对热、气味的耐受程度；施灸部位皮肤情况 ④ 告知老年人：询问老年人是否理解、是否可以配合操作	① 大血管处、皮肤感染、溃疡、瘢痕处，以及有出血倾向者不宜施灸。空腹或餐后1 h左右不宜施灸。高热或阴虚火旺者不易施灸 ② 一般情况下，施灸顺序自上而下，先头身，后四肢 ③ 施灸时防止艾灰脱落烧伤皮肤或衣物。结束后整理用物时要确保艾条放入瓶中灭火 ④ 注意观察皮肤情况，对糖尿病、肢体麻木及感觉迟钝的老年人，尤应注意防止烧伤 ⑤ 如局部出现小水疱，无须处理，自行吸收；若水疱较大，可用无菌注射器抽吸疱液，用无菌纱布覆盖 ⑥ 灸后4 h避免对流风，避免接触冷水、空调 ⑦ 也可使用便捷的艾灸工具，如艾灸架、随身灸等工具，节省人力
	（2）实施	① 调节室温、拉好床帘或屏风；协助老年人排空二便；协助取合适、舒适体位 ② 遵照医嘱确定施灸部位，充分暴露施灸部位，注意保护隐私及保暖 ③ 点燃艾条，进行施灸 ④ 及时将艾灰弹入弯盘，防止灼伤皮肤 ⑤ 施灸结束，立即将艾条插入广口瓶，熄灭艾火 ⑥ 施灸过程中询问老年人有无不适，观察老年人皮肤情况，如有艾灰，用纱布清洁	

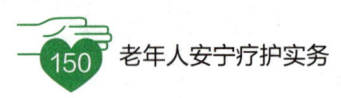

续表

操作环节	操作程序	注意事项
操作后：整理记录	① 询问老年人感受，并交待注意事项 ② 必要时协助老年人穿衣，酌情开窗通风，注意保暖，避免吹对流风。 ③ 整理床单位、物品 ④ 洗手、记录	
风险防范	有活动性出血或出血倾向者禁忌艾灸；警惕烫伤，防火灾	

③ 常用施灸方法如下。

温和灸：将点燃的艾条对准施灸部位，距离皮肤2～3 cm，使老年人局部有温热感为宜，每处灸10～15 min，至皮肤出现红晕为度。

雀啄灸：将点燃的艾条对准施灸部位2～3 cm，一上一下进行施灸，如此反复，一般每次灸10～15 min，至皮肤出现红晕为度。

（4）中药热熨敷技术

中药热熨敷技术是将中药加热后装入布袋，在人体局部或一定穴位上移动，利用温热之力使药性通过体表透入经络、血脉，从而达到温经通络、行气活血、散寒镇痛、祛瘀消肿等作用。

① 适用范围：终末期老年人脾胃虚寒所致的胃脘疼痛、腹冷泄泻、呕吐；风寒湿痹引起的关节冷痛、酸胀、沉重、麻木等症状。

② 中药热熨敷操作流程，参考表6-6。

表6-6　中药热熨敷技术

操作环节		操作程序	注意事项
操作前：准备		① 操作人员：着装符合要求 ② 环境准备：环境安全，室内温度、湿度、光线适宜 ③ 老年人准备：老年人状态平稳 ④ 用物准备：治疗盘、遵医嘱准备药物及器具、凡士林、棉签、布药袋2个、大毛巾、纱布或纸巾，必要时备屏风、毛毯、温度计等	① 用物准备齐全 ② 环境安全舒适
操作中	（1）沟通与评估	① 自我介绍、核对老年人信息、核对医嘱 ② 介绍操作内容、目的、关键步骤及注意事项及需要时长（15～30 min） ③ 洗手；评估询问主要症状、既往病史、药物过敏史；对热和疼痛的耐受程度；热熨部位的皮肤情况 ④ 告知老年人：感觉局部温度过高或出现红肿、丘疹、瘙痒、水疱等情况，应及时告知工作人员；询问老年人是否理解、是否可以配合操作	① 大血管处、皮肤破损及炎症、局部感觉障碍处忌用 ② 操作过程中应保持布药袋温度，温度过低则需及时更换或加热 ③ 药熨温度适宜，一般保持50～60 ℃，不宜超过70 ℃。对于感觉障碍老年人，药熨温度不宜超过50 ℃。操作中注意保暖

续表

操作环节	操作程序	注意事项
（2）实施	① 调节室温、拉好床帘或屏风；协助老年人排空二便；协助取合适、舒适体位 ② 取适宜体位，暴露药熨部，必要时屏风遮挡老年人 ③ 根据医嘱，将药物加热至60～70℃，备用 ④ 测量药物温度 ⑤ 先用棉签在药熨部位涂一层凡士林，将布药袋放到患处或相应穴位处用力来回推熨，以老年人能耐受为宜。力量要均匀，开始时用力要轻，速度可稍快，随着布药袋温度的降低，力量可增大，同时速度减慢。布药袋温度过低时，及时更换布药袋或加温 ⑥ 药熨操作过程中注意观察局部皮肤的颜色情况，及时询问老年人对温度的感受 ⑦ 操作完毕擦净局部皮肤，协助老年人着衣，安排舒适体位。嘱老年人避风保暖，多饮温开水	④ 药熨过程中应随时听取老年人对温度的感受，观察皮肤颜色变化，一旦出现水疱或烫伤时应立即停止，并给予适当处理 ⑤ 也可以使用热熨的药物，进行热封包治疗，减少推熨的动作
操作后：整理记录	① 询问老年人感受，并交待注意事项 ② 必要时协助老年人穿衣，取舒适体位 ③ 整理床单位、物品 ④ 洗手、记录	
风险防范	有活动性出血或出血倾向禁忌中药烫熨；警惕烫伤	

（5）终末期老年人常见症状的中医护理技术应用

① 疼痛，具体如下。

a. 耳穴贴压，选交感、神门、皮质下穴位感疼痛部位对应穴位（如肝区痛，取穴：肝）。

b. 阿是穴（即疼痛的部位）穴位贴敷。

c. 阿是穴中药热熨敷。

② 咳嗽咳痰，具体如下。

a. 耳穴贴压，选肺、气管、神门、皮质下等穴位。

b. 循经拍打，选择手太阴肺经。

c. 穴位按摩，取列缺、太渊、膻中、天突、迎香等穴位。

③ 恶心、呕吐，具体如下。

a. 耳穴贴压或皮内埋针，选穴：脾、胃、肝、耳中、神门、三焦、皮质下等。

b. 中药热熨敷，选穴：中脘、天枢、气海等。

c. 穴位贴敷，选穴：内关、足三里等。

④ 腹胀、便秘，具体如下。

a. 穴位按摩，选穴：中脘、气海、天枢、上巨虚等。

b. 循经拍打，选手阳明大肠经、足阳明胃经。

c. 艾灸，选穴：中脘、天枢、上巨虚、肝俞等。

d. 穴位贴敷，选穴：中脘、神阙、气海、天枢、大横等。

e. 中药热熨敷，选穴：中脘、神阙、天枢、大横等。

f. 中药保留灌肠。

⑤ 失眠，具体如下。

a. 五音疗法，睡前播放对应证型的音调的音乐，睡前播放20～30 min。

b. 耳穴贴压，选穴：神门、交感、皮质下、心、肝、肾等。

c. 穴位按摩，可睡前应用开天门推拿法，或选穴：涌泉。

d. 给予宁心安神的中药药枕。

e. 给予宁心安神的中药泡洗。

4. 中医健康指导

中医在长期的实践中形成了四季调养、运动调理等调护方法和手段，从而保养机体元气，调整内外阴阳平衡，增强抵御外邪的能力，对慢性病颐养及终末期老年人照护具有重要意义。

（1）生活起居

① 顺应四时，平衡阴阳。阴阳四时的变化，是万物生长变化的根本，从根本上来保养身体，才能和万物一样，顺应阴阳之性而生活于生长收藏规律之中。

春季：春与肝相应，肝主疏泄，恶抑郁而喜调达。因此应戒郁怒以养性，使气血顺畅、精神旺盛，并应食辛甘发散之品，不宜食酸收之味。初春天气乍寒乍暖"一日三变"，衣服不可顿减，以免引发或加重呼吸系统疾患。

夏季：夏季阳热之气旺盛，昼长夜短，气温较高。因此，应适量参加户外活动，多晒太阳。保持卧室通风凉爽，保证适当的午睡时间和充足的睡眠，以培补阳气、培养阴气。

秋季：秋内应于肺，秋燥易伤津液，饮食应以滋阴润肺为宜。起居应早卧以顺应阳气之收，早起使肺气得以舒展，且防收之太过。初秋，暑热未尽，凉风时至，需酌情增减衣服，但不宜立刻着衣太多，以免削弱机体对气候转冷的适应能力。深秋时节，风大转凉，应及时增加衣服，特别是体弱之人。

冬季：立冬天渐冷，应防寒伤肾，宜食滋阴潜阳、热量较高的膳食。要注意早睡晚起，保证充足的睡眠时间，以利阳气潜藏、阴精积蓄。衣着过少过薄、室温过低，则既耗阳气，又易感冒。反之，衣着过多过厚，室温过高，则腠理开泄，阳气不得潜藏，寒邪亦易于入侵。

② 起居有常，劳逸适度。起居有常指起卧作息和日常生活的各个方面有一定规律，并合乎自然界和人体的生理规律。劳逸适度是指在病情允许的情况下，凡能下床活动者都要保持适度的休息与活动。适度的活动能促使气血流畅，筋骨坚实，提神醒志，增强体魄及加强抗御外邪能力。人体的患病过程即正邪相搏的过程，若正盛邪衰，则疾病逐渐痊愈，若邪盛正衰，则疾病继续发展。应鼓励老年人参加适当的劳作及运动，但不能过于疲劳，不能勉强做自己力所不能的剧烈运动。

（2）运动调养

中国传统的运动调养健身方法有很多，如太极拳、八段锦、五禽戏、太极剑等。每一项都有其适应证和适应人群，终末期老年人练功要特别注意适度，只要达到锻炼的目的即可。注意以不感到劳累、疲乏为度。

任务实施

表6-7 为终末期老年人进行腹部按摩缓解腹胀、便秘

操作环节		操作程序	注意事项
操作前：准备		① 操作人员：着装整洁、指甲长短合适 ② 环境准备：环境安全，室内温度、湿度、光线适宜，保暖，保护隐私 ③ 物品准备：治疗盘、治疗巾、润滑油、纱块、弯盘，必要时备屏风 ④ 老年人准备：老年人状态平稳	准备过程中注意沟通的技巧，保护老年人隐私；评估有无操作的禁忌证
操作中	（1）沟通与评估	① 自我介绍、核对老年人信息、核对医嘱 ② 介绍操作内容、目的、关键步骤、注意事项及需要时长 ③ 洗手，评估：按摩的局部皮肤完整；老年人无按摩禁忌证 ④ 协助老年人排二便 ⑤ 询问老年人是否理解、是否可以配合操作	① 做好解释 ② 注意保暖及隐私保护 ③ 按摩时机合适 ④ 穴位定位准确 ⑤ 按摩的力道、频次合适 ⑥ 按摩过程中观察、并询问老年人感受，并适时表达关心
	（2）实施	① 顺时针依次点按中脘穴、左侧天枢穴、气海穴、右侧天枢穴各30次或1~2 min；在腹部均匀涂抹润滑油；用手掌跟沿着以上四个穴位顺时针360°按揉腹部5 min；点按上巨虚穴位（位于小腿）30次；揉按上巨虚穴位顺时针10次，逆时针10次 ② 操作结束协助老年人着衣，安置舒适卧位，整理床单位，并交待注意事项	
操作后：整理记录		① 询问老年人感受 ② 整理物品 ③ 洗手、记录	
风险防范		终末期老年人病情变化快，需要做好发生意外的紧急预案	

表6-8 为终末期老年人进行头部按摩改善失眠

操作环节	操作程序	注意事项
操作前：准备	① 操作人员：着装整洁、指甲长短合适 ② 环境准备：环境安全，室内温度、湿度、光线适宜，保暖、保护隐私 ③ 物品准备：治疗盘、治疗巾、梳子，必要时备屏风 ④ 老年人准备：老年人状态平稳	准备过程中注意沟通的技巧，保护老年人隐私；评估有无操作的禁忌证

续表

操作环节		操作程序	注意事项
操作中	（1）沟通与评估	① 自我介绍、核对老年人信息、核对医嘱 ② 介绍操作内容、目的、关键步骤、注意事项及需要时长 ③ 洗手，评估：按摩的头部皮肤完整；老年人无按摩禁忌证 ④ 协助老年人排二便 ⑤ 询问老年人是否理解、是否可以进行配合操作	① 做好解释 ② 注意保暖及隐私保护 ③ 穴位定位准确 ④ 按摩的力道、频次合适 ⑤ 按摩过程中观察、并询问老年人感受，并适时表达关心
	（2）实施	① 推上星（从印堂至上星）36次，抹头维（从印堂至头维）36次，抹眉（从眉头至眉尾）36次，梳理头部太阳经10～20次，叩印堂36次，叩百会36次，揉太阳（顺时针10次，逆时针10次），叩击额部3 min，按风池10次，按肩井10次 ② 操作结束协助老年人梳理头发，安置舒适卧位，整理床单位，并交待注意事项	
操作后：整理记录		① 询问老年人感受 ② 整理物品 ③ 洗手、记录	① 如老年人已入睡，则避免询问 ② 整理用物动作轻柔，避免影响老年人入睡
风险防范		终末期老年人病情变化快，需要做好发生意外的紧急预案	

资料卡

耳穴贴压治疗的理论基础

耳穴贴压治疗是一种基于中医理论的疗法，它认为人体的耳朵上分布着与全身各部位相对应的穴位。通过刺激这些穴位，可以调节身体的功能，达到治疗疾病的目的。其主要理论基础如下。

① 全息理论：认为耳朵是人体的一个缩影，耳朵上的各个区域对应着身体的不同部位和器官。通过刺激耳朵上的特定区域，可以影响到对应的身体部位。

② 经络理论：认为人体内有经络系统，经络是气血运行的通道。耳朵上的穴位与经络相连，通过刺激这些穴位可以调节经络的气血运行，从而影响身体健康。

③ 神经反射理论：认为耳朵上的穴位与神经系统有密切联系，刺激这些穴位可以通过神经反射机制影响大脑和身体的其他部位，从而产生治疗效果。

任务练习

扫码完成在线练习。

项目七

安宁疗护心理与精神照护

终末期老年人承受着晚期疾病带来的各种躯体不适感，面临着即将死亡的事实，会产生不可控制的精神心理压力，如恐惧、焦虑、抑郁等，使老年人长期处于无法自我调整的焦灼状态，迫切需要心理和精神的支持和帮助。根据心身医学理论，心理上的冲突会加重老年人的躯体体验。因此，有效的心理干预和精神支持不仅可以调适老年人的心理状态，缓解其心理痛苦，同时也可以降低躯体痛苦。

任务1 终末期老年人心理照护

任务情境

李爷爷，72岁，40年吸烟史，近3个月来出现咳嗽、咯血、消瘦、乏力，在家属陪同下到医院就诊，经过多次复查结果一致显示"肺癌晚期"，爷爷得知病情后极力否认，认为是搞错了，要求家属去其他医院做进一步检查，自己则上网查询"误诊案例"。在多家医院确诊后，李爷爷开始大发脾气，他拒绝配合检查，有天早上摔了水杯："治什么治！都是骗钱的！"最激烈时，他指着儿子吼叫："你们是不是盼着我早死？"但深夜护士查房时，又发现他偷偷抹眼泪看全家福。转折发生在孙子带着月考成绩单来医院那天。李爷爷突然主动询问医生："如果好好治疗，能不能挨到孙子中考？"此后他开始认真记录服药时间，化疗时强忍恶心说"我没事"。但每次检查前都会失眠，悄悄对老伴说："老天保佑，再给我三个月，等孩子考完试……"说话时手指不停摩挲着孙子的照片。然而，虽然经过了2个疗程的化疗，李爷爷的病情并未得到有效控制。当最新的检查报告显示癌细胞已扩散至肝脏和骨骼时，李爷爷精神状态明显下降，他整日卧床不起，对最爱的孙子的探望都提不起兴趣，他常常望着窗外发呆，餐盘里的饭菜总是原封不动。夜深人静时，他会偷偷抹眼泪，有一次还对陪护的女儿说："治不好了，你们别白费钱了。"而且他开始拒绝服用部分药物，说"反正都没用了"。

【任务】李爷爷当前处于终末期心理发展的哪个时期？请针对该时期的老年人进行心理照护。

任务目标

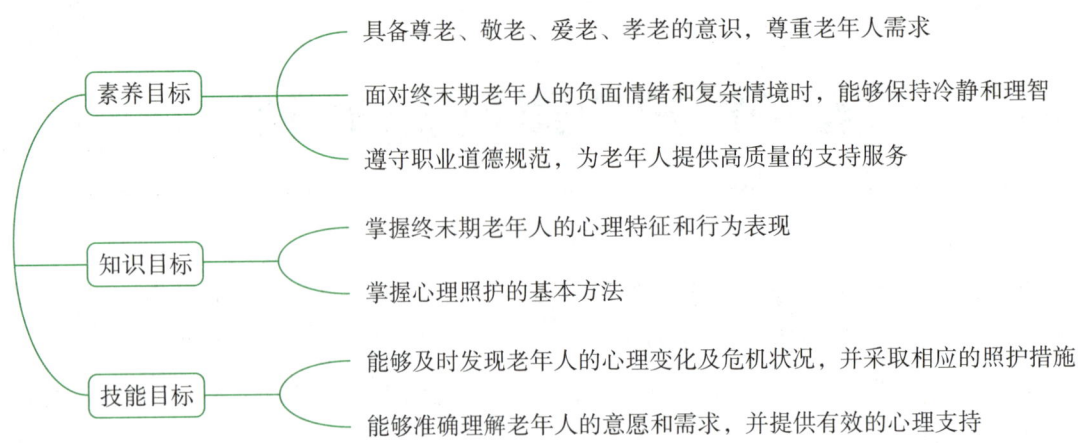

任务描述

一、终末期老年人心理发展理论

美国精神科医师库伯勒·罗斯从1964年开始,在芝加哥大学的医院里观察研究了200多个终末期老年人的案例,并对这些老年人进行深入、系统的谈话和细致的观察,从中得到一些描述性的材料,收集在她1969年出版的《论死亡和濒死》一书中。在这本书中,库伯勒·罗斯提出,当一个人得知自己患了不治之症,或者疾病发展到晚期正面临死亡的时候,其心理发展大致经历否认、愤怒、协议、抑郁和接受五个阶段。

1. 否认期

多数老年人在开始得知自己患了不治之症时,最初的反应多为否认。例如,面对诊断为癌症的检查报告等,他们会说"不,不可能""他们一定是搞错了""这一切不会是真的",否认自己身患绝症或病情恶化的事实,认为是医生误诊。他们既听不进对病情的任何解释,也无法处理有关问题或做出任何决定。即便经过复查证明最初的诊断是对的,他们仍希望找到更有力的证据来否定最初的诊断。事实上,老年人对疾病和死亡的否认,通常只是一种暂时的心理防卫反应,是个人对令人震惊的坏消息的缓冲。过不了多久,就会由部分否认、部分接受代替。

2. 愤怒期

当老年人对死亡的否定无法继续保持下去,有关自身疾病的坏消息被证实时,随之而来的心理反应是气愤、暴怒、嫉妒和怨天尤人,这个阶段的老年人往往很沮丧,他们想不通"为什么会是我而不是别人得了绝症""为什么我这么倒霉"。他们常常会迁怒于家属和医护人员,无法控制自己的情绪,会无缘无故地摔打东西,抱怨饭菜不好或人们对其照顾不够,对诊断和治疗过程过于吹毛求疵,甚至无端地指责或辱骂别人等。从工作人员的角度看,处于愤怒期的老年人很难与之沟通,治疗措施也常常很难得到老年人的满意。

3. 协议期

又称为讨价还价阶段或交涉阶段。这个阶段持续时间一般很短,而且不如前两个阶段明显。所谓的"讨价还价"或"协议",可能是指老年人与某种超自然力量进行"讨价还价",也可能是指老年人与自己的命运"讨价还价",乞求命运之神给自己一个好运气,能够出现绝症消失自愈的奇迹。还可能是指老年人与医护人员等"讨价还价",乞求医护人员给自己用"好药"、请权威专家给自己治疗,目的在于能够延长自己的生命,使自己完成未完的事业。协议阶段的心理反应,实际上是一种延缓死亡的企图,是人的生命本能和生存欲望的体现。老年人在经历"否认"和"愤怒"阶段之后,就想千方百计地延长生命,或是希望免受死亡的痛苦与不适。这是一种自然的心理发展过程。

4. 抑郁期

这一时期的老年人积极配合治疗,但疾病却更加恶化,老年人的身体更加虚弱,这时他们的气愤或暴怒也被巨大的失落感所取代,"被病磨得已经没有了脾气"。疾病的恶化、身体功能的丧失、频繁的治疗、经济负担的加重、地位的失去、无亲人关照等,都会成为失落的原因。老年人主要表现为对周围事物的淡漠,语言减少,反应迟钝,对任何东西均不感兴趣。

5. 接受期

经过上述四个阶段以后,老年人的愤怒、讨价还价、沉闷不语等均不能发挥作用,疾病仍在恶化,身体状态每况愈下,他们失去了一切的希望与挣扎的力量,于是不得不接受死亡即将到来的现实。在这个阶段中,老年人往往表现出坦然,他们不再抱怨命运,也不显示淡漠的情绪。老年人通常表现为疲倦和虚弱,喜欢休息和睡眠,并希望自己"悄悄地离开这个世界"。接纳死亡说明一个正在走向死亡的人发现了"超脱现实""超脱自我"的需求压倒了一切,于是接受了死亡的到来,这种"接纳"与"无能为力""无可奈何"的无助心理具有本质的区别,因为它代表了人的心理发展过程的最后一次对自我的超越,是生命最后阶段的成长。

关于库伯勒·罗斯提出的终末期老年人心理发展的五个阶段,有一些学者提出异议。他们认为,由于终末期老年人的文化背景、人生观、价值观、社会地位、年龄等因素的差异,其心理发展存在显著的个体差异。并非所有终末期老年人都会经历这五个阶段,即便存在这些心理表现,其出现的时机和顺序也各不相同。因此,照护人员在掌握阶段特征的同时,应特别注意各阶段潜在的焦虑、抑郁、自杀等风险,及时提供针对性的心理支持。

二、终末期老年人心理特点

1. 焦虑

(1)概念

焦虑是对现实的潜在挑战或威胁的一种情绪反应,而且这种情绪反应是与现实挑战或威胁的事实焦虑相适应的,是一个人在面临其不能控制的事件或情境时的一般反应。

(2)原因

① 生理因素:随着病情的恶化,老年人的身体机能逐渐下降,且终末期老年人往往遭受着疾病的折磨,包括疼痛、呼吸困难、乏力等。这些生理上的痛苦会加剧老年人的焦虑情绪。

② 对死亡的恐惧:担心死后会失去意识、无法掌控自己的生活、与亲友的分离、未完成的心愿、未达成的目标或未解决的问题,都会成为他们焦虑的源头。

③ 社会因素:担心自己的医疗费用、家庭负担等经济问题,也可能是家庭关系的不和谐、家庭成员之间的矛盾或缺乏支持等,或是缺乏社会支持网络、无法获得及时有效的帮助和关怀。

④ 文化因素:不同的宗教信仰对死亡有不同的看法和态度。一些老年人可能因宗教信仰而更加平静地接受死亡,而另一些老年人则可能因宗教信仰而产生更多的焦虑和不安。

（3）表现

① 生理表现：终末期老年人的焦虑表现为躯体症状和心理症状的综合状态，躯体症状可能会掩盖心理症状，出现一系列的临床表现，如口干、吞咽困难、厌食、恶心、呕吐、腹泻、肌肉颤动、坐立不安、心神不定、搓手顿足、踱来走去、小动作增多等，可伴有自主神经功能亢进症状，如胸闷、胸部紧缩感、过度换气、面色苍白、出汗、心悸、尿频、尿急等。

② 心理特征：包括恐惧、神经过敏、注意力不集中、沉思、意志消沉、乏力、应对技巧减退等。许多终末期老年人会出现睡眠障碍、做噩梦，可能在夜晚甚至白天不愿意独处。

2. 恐惧

（1）概念

恐惧是人们在感受到外部威胁和危险情境，企图摆脱又无能为力时产生的一种被惊吓、惧怕的负性情绪反应，常以情绪低落为特征。恐惧对正常人群来说是一种保护性防御反应，但持续时间长或过度的恐惧会影响个体的健康。

（2）原因

① 对死亡的恐惧：生命是人类一切美好情感的基础，如爱情、亲情、友情等。死亡一方面意味着物质财富、家庭亲情、社会地位、人际关系等美好事物的逝去，另一方面代表着危险、黑暗、悲痛、丧失、恐慌、未知、失控等痛苦的来临。

② 对未知的恐惧：死亡具有神秘性和不可经验性。首先，死亡到底意味着什么，人死后主观意识会去哪里，会不会继续存在，生命终末期身体会发生什么变化，会有什么意想不到的事情发生等，这些都没有确切答案。其次，死亡具有不可经验性，死亡的"未知"让人无法捉摸，未死之人没有死亡经验，已死之人无法返回来告知体验。所以，死亡的一切都需要每个人亲自去了解和经历，这些都会使人产生恐惧。

③ 对痛苦的恐惧：生命终末期多种痛苦症状并存，如日渐加重的疼痛感、呼吸困难带来的窒息感、疲乏带来的无力感、多种症状折磨带来的无奈感。此外，负性情绪的影响、社会关系的改变、精神方面的困扰等因素相互叠加，导致老年人对痛苦的恐惧更甚。尤其是终末期难治性癌痛老年人，表现出对痛苦的恐惧甚至多于对死亡的恐惧。现代医学虽然尽力去缓解终末期老年人的痛苦，但仍不能完全消除。

（3）表现

① 生理表现：主要有失眠、口干、眩晕、颈胸背部疼痛、心率加快、血压升高、出汗、腹泻或尿频、说话声音发颤、易激动、肌肉紧张而无法松弛等。

② 心理特征：对死亡的思考可能引起恐惧，影响老年人的认知功能和行为，导致他们对周围环境过度敏感，出现焦虑、失眠和饮食问题，以及频繁寻求家人和医护人员的关注。

3. 抑郁

（1）概念

抑郁是个体对客观事件的主观反映。抑郁情绪是一种复合的情绪体验，是一种弥散性的不快乐感，其特点是有一种沮丧感、不适感，或消沉、悲观、反应性降低等。

（2）原因

① 自我尊严感下降：终末期老年人面临身体形象和社会角色的改变，无法承担家庭责任，导致产生病耻感、失落感和愧疚感。他们常因现实与预期的差距感到悲伤，失去自我价值和尊严。独立性和控制感的减弱，以及日常生活自理能力的丧失，增加了挫败和沮丧感，从而最终导致抑郁或抑郁症。

② 社会隔离感增加：终末期老年人因活动能力下降和身体衰弱，难以参与日常活动，与外界隔离，社交范围缩小。同时，由于身体耐受力差，沟通时间受限，家庭成员隐瞒病情，造成老年人社会隔离，加剧其孤独、抑郁和绝望情绪。

③ 相关知识缺乏：当终末期老年人缺乏疾病、死亡、缓解痛苦症状相关的知识时，往往会产生惧怕痛苦、恐惧死亡等心理而导致抑郁。此外，当老年人和家属未充分了解安宁疗护的目的和意义时，他们可能误认为转诊至安宁疗护病房是"放弃所有希望"，此时，老年人会明显感觉到无助，这也是导致抑郁产生的重要因素之一。

④ 疾病困扰加重：终末期痛苦症状若未得到适当的治疗或控制时可能导致老年人出现抑郁，其中病痛加重是导致抑郁出现的常见原因。终末期老年人所用药物及合并的病理状态也可诱发抑郁障碍，如阿片类镇痛药、抗焦虑药、糖皮质激素和降压药物等。

（3）表现

① 核心症状：与处境不相称的心境低落、丧失兴趣、思维迟缓。

② 典型表现：失去积极的情感和生活喜乐，疲惫感增加、活动减少、精力下降或稍活动即感觉明显倦息、社会隔离、注意力难以被转移、易怒、过度内疚/负罪感、难治性疼痛、反复出现死亡念头或有自杀意念等。

③ 伴随症状：在意志方面出现动力不足、意志缺乏；在认知方面表现为注意力和记忆力下降，产生自责、自罪、无望、无助、无价值感等心理。

④ 身体症状：表现为生理功能明显减退，食欲不振，体重下降，睡眠障碍（失眠、早醒、睡眠过多），病情可出现"昼重夜轻"节律。

4. 自杀意念

（1）概念

对于生命无助感强烈或是对痛苦无法耐受的终末期老年人，可能会选择用自杀来消极应付，对于伴有焦虑、抑郁的终末期老年人，要尽早识别是否有自杀意念或行为。

（2）原因

① 躯体症状：终末期老年人罹患严重或慢性难治性躯体疾病，伴随恶心、呕吐、疼痛、乏力、淋巴水肿、畸形、便秘、失眠、食欲丧失、吞咽困难、代谢紊乱、心力衰竭、呼吸困难、神经系统病变、皮肤瘙痒等躯体症状，使老年人不堪疾病的折磨，渴望寻求解脱。

② 经济压力：对于某些老年人来说，治疗费用可能成为一个沉重的负担。他们可能担心自己的医疗费用会拖累家庭，或者担心自己无法承担后续的治疗费用。这种经济压力可能促使老年人产生自杀意念，以减轻家庭的负担。

③ 抑郁障碍：终末期老年人因疾病诊断治疗及合并症、疾病纠正不及时、内分泌紊乱、个性特质、周边环境改变等综合因素导致情绪低沉、悲观抑郁，从而产生消极厌世甚至自杀的想法。

④ 社会支持缺乏：缺乏亲朋好友、医护人员和社会支持网络的关心和陪伴，可能让老年人感到更加孤独和无助。这种社会支持的缺乏可能加剧他们自杀意念的产生。

（3）表现

① 言语表现：a.直接诉说："我想死，不想活了，活着没意思，想死了算了。"b.间接诉说："我的生活毫无意义；我的未来毫无希望；我感觉自己活不下去了；没有我，他们会过得更好/我拖累家人/是他们的负担。"c.谈论与自杀有关的事，或开自杀方面的玩笑。d.谈论自杀计划，如自杀工具、自杀方法、自杀地点和日期等。e.与亲友道别，叮嘱家人好好照顾自己。

②行为表现：a.出现突然的、明显的行为改变，如中断与他人的交往，或出现很危险的自伤行为；b.抑郁的行为表现；c.经常浏览关于自杀方法的网站；d.将自己珍贵的东西送人，如告知银行卡号和密码等；e.饮酒量增加；f.频繁出现意外事故。

三、终末期老年人心理照护

1. 一般心理支持

（1）倾听共情，建立信任

在中国传统思想的影响下，大多数老年人在面对死亡时选择逃避，不愿正面接受，并表现出强烈的悲伤、失落、孤独和威胁感。照护人员应定期与老年人交流沟通，积极关注并鼓励老年人表达自己的内心想法，通过共情性回应和支持，取得老年人信任。通过细心观察，运用语言性沟通和非语言性沟通技巧对老年人进行心理记录和评估，了解老年人的个性及意志行为等心理状态及特征，从而对老年人有全面的了解和认知，方便后续照护。

（2）引导宣泄，调整心态

对于有焦虑、恐惧及抑郁症状的老年人，可以在信任基础上鼓励老年人表达自己的感受、症状对生活的影响，一方面尝试根据老年人的喜好，选择带老年人做放松训练、正念冥想，喜欢音乐的老年人可以使用音乐疗法或者艺术治疗等，帮助老年人宣泄焦虑抑郁，重新获得内心的平和；另一方面，可以考虑用合理情绪疗法或叙事疗法帮助老年人调整心态。如叙事治疗，可以帮助老年人将困扰的问题外化或解构，并尝试引入例外故事、直线故事等增添新的愿景、找到积极的认同，从而调整老年人心态，消除不良情绪。

（3）认知生命，接纳死亡

通过生命意义重构与死亡焦虑化解，帮助终末期老年人实现从"被动承受"到"主动完成"的生命闭环，在维护尊严中达成身心安宁与遗憾释然。在心理专业人员的帮助下，通过生命回顾疗法，借助老照片、口述史等协助老年人梳理人生轨迹，挖掘高光时刻与隐性价值，如制作家族相册或录制生活智慧视频，强化其自我认同与存在意义。同时，以自然隐喻开展死亡教育，用"身体逐渐休息"等比喻和解释生理过程，配合绘本、纪录片等媒介消解对死亡未知的恐惧，引导其正视生命规律。

2. 亲情与社会支持

通过系统化的家庭治疗干预，可以帮助老年人与家属共同面对生命终结这一特殊阶段。在家庭治疗中，通过生命回顾、未完成事件对话和仪式化活动，将终末期过程转化为家庭关系修复与情感连接的契机；实施预演性哀伤管理，借助告别仪式、遗产传递等方式，缓解突发性丧失带来的心理冲击；建立医疗团队与家庭的支持联盟，形成以老年人需求为中心的照护网络。同时，也要为终末期老年人构建安全的支持性环境，可以采用团体治疗，让面临相似处境的老年人在彼此理解中获得心理慰藉。团体治疗过程中，可通过结构化的主题讨论（如死亡恐惧处理、生命意义探索）结合艺术治疗、音乐冥想等非语言技术，帮助老年人完成整合人生经历、处理存在性焦虑、了结未完成事件、实现自我和解等课题。

3. 终末期老年人五阶段心理照护

（1）否认期

老年人心理反应是不承认即将到来的死亡现实，应理解否认是老年人正常的心理防御反应。积极创造安静、舒适的良好环境，根据老年人对其病情的认识程度进行沟通，耐心倾听老年人的诉说，实施正确的死亡教育，注意维持老年人适当的希望，使老年人逐步面对现实。真诚、温和地回答老年人对病情的询问，不轻易揭露老年人的防卫机制，也不欺骗老年人，在与老年人交流的过程中注意保持对病情说法的一致性。关心、陪伴老年人，注意非语言交流技巧的使用，尽量满足老年人心理方面的需求。

（2）愤怒期

老年人常因疾病感到心理不平衡，抱怨不公，并可能对其家人或工作人员发泄情绪。照护者应理解这种宣泄对老年人情绪转换有益，需耐心倾听并劝导老年人表达不满。可用角色置换的方法与老年人进行交谈，如对老年人说："我很理解，我要是得了癌症肯定心情也不好，也会发脾气的。"此阶段，照护者和家人应尽量多陪伴老年人，提供时间和空间让老年人自由表达或发泄内心之痛苦和不满，进行护理操作时动作轻柔，态度和蔼，必要时可以适当使用镇静剂，及时制止和防卫老年人的破坏性行为，预防意外事件的发生。

（3）协议期

突出地表现为"求生尽责"，期望争取一些时间来实现自己的愿望，如等到住进了新居或等孩子上大学等家庭及社会满足。从老年人的心态上讲，这一阶段对老年人是有益处的，护理上会得到老年人的合作，照护者应鼓励老年人诉说内心感受，积极教育、引导老年人，减轻其心理压力；积极主动地关心和指导老年人，尽量满足老年人的需要，使其积极配合治疗和护理，以减轻痛苦；尊重老年人的信仰，鼓励老年人表达自己的合理要求，以满足其心理需求。

（4）抑郁期

应多探望和陪伴老年人，创造安静舒适的环境，让他们自由表达感情。给予老年人关爱、照顾、鼓励和支持，增强其信心；安排老年人与亲友见面，增加社会支持；密切观察老年人心理状态，及时进行心理辅导和死亡教育，预防老年人自杀。

（5）接受期

为老年人提供一个整洁、舒适的环境，鼓励他们表达最后的愿望，并尽可能实现这些愿望。在生命的最后阶段，照护者应创造一个安静、舒适的环境，减少干扰，持续提供关心和支持，加强基础护理。尊重老年人，通过陪伴、握手、触摸、拥抱和眼神交流等方式给予心灵慰藉，帮助他们在爱的包围中平静、有尊严地离开。

4. 心理危机干预

（1）识别自杀风险

应利用专业工具（如自杀风险评估量表）以及临床对话，来衡量老年人自杀念头的频次、力度和详细计划。要紧密监测潜在的高风险迹象，比如突现的情绪稳定（可能预示着自杀的决定）、安排后事的行为或避开人际交往等。

（2）保障老年人安全

移除病房内可能用于自我伤害的物品（如锐器、药物、绳索等），安排专人陪护或增加巡查频次。对于居家终末期老年人，需指导老年人家属进行环境改造，如安装防护栏、锁好危险品存放柜等。同时，建立24 h紧急联络机制，确保老年人随时能获得专业支持。

5. 自杀危机干预

（1）建立安全的治疗性联结

护理人员应以老年人视线水平接近老年人，避免穿戴可能引发压迫感的着装，用较慢语速轻声开场。例如："张爷爷，需要我陪您坐会儿吗？"同时注意非语言信号，保持开放体态，维持适当个人空间。对于不愿交流者，先进行日常交流，建立信任，避免直接询问自杀相关问题，而是通过观察行为线索，用躯体化问题自然切入话题。

（2）稳定化技术

实施分层干预，关注老年人的生理和心理需求。优先处理可能加重心理痛苦的躯体症状，如使用镇痛药物缓解疼痛，调整氧流量改善呼吸困难，为心理干预打基础。心理症状方面，可在心理危机干预专家的指引下，采用接地训练、箱式呼吸等方法稳定情绪。接地训练，即"5—4—3—2—1"感官训练，能迅速转移老年人注意力，减少自杀意念。对惊恐发作的老年人，箱式呼吸法（4 s吸气→4 s屏息→4 s呼气→4 s暂停）配合手势引导，通常3～5个循环可显著缓解焦虑。

（3）认知重构干预

还可以采用动机式访谈技术，通过开放式提问探索老年人的痛苦源："您最无法忍受的是什么？""如果有一种方法能减轻这种痛苦，您愿意尝试吗？"运用认知行为疗法中的思维记录表，帮助老年人识别"我死了家人会更轻松"等自动化消极思维，并帮助建立合理的认知。对于表达困难的老年人，使用表达干预形式。

（4）全方位的社会支持

重点加强家庭支持，对家属进行专项培训，建立同伴支持系统，可以组织3～5名情况相似的终末期老年人成立支持小组，每周开展1次线上或线下交流，由专业心理师引导讨论"如何面对死亡恐惧"等主题。对行动不便的老年人，可安排志愿者进行"陪伴阅读"或"生命故事记录"服务。

（5）整合专业支持资源

跨学科团队每周进行个案讨论。社工负责链接社会资源，如申请居家照护补助。建立持续跟进机制，前两周每日进行风险评估，之后每周1次，通过抑郁量表和临床观察动态监控干预效果，及时调整方案。

任务实施

表7-1 为否认期终末期老年人进行心理照护

操作环节		操作程序	注意事项
操作前：评估准备		① 护理人员个人做好准备 ② 环境准备：环境舒适安全，具有私密性 ③ 老年人准备：老年人状态平稳，身体舒适	操作过程中注意沟通的技巧，保护老年人隐私
操作中	（1）沟通与评估	① 自我介绍、核对老年人信息 ② 介绍操作内容、目的、关键步骤、注意事项及需要时长 ③ 评估老年人身体、心理、社会支持、对死亡的看法及既往应对方式 ④ 询问老年人是否理解、是否可以配合操作 ⑤ 根据老年人情况选择合适的心理照护方法	① 注意语言的沟通，做好人文关怀 ② 避免一直追问 ③ 避免直接谈论死亡或病情进展

续表

操作环节	操作程序	注意事项
（2）实施	① 引导表达 ② 支持性沟通技巧：通过理性语言、开放式提问表达支持 ③ 情绪调节技巧：采用回忆疗法，注意力转移、感官刺激、呼吸放松、渐进式肌肉放松等技巧帮助调节情绪问题 ④ 观察生命体征与心理状态 焦虑线索：生理上，呼吸加快、握拳、出汗（可能因话题触及病情引发）；行为上，突然打断对话、反复要求见医生"复查" 出现上述信号时，立即切换话题或提供放松活动（如递温水、调整体位）	④ 避免使用"终末期""最后"等词汇 ⑤ 允许否认性语言 ⑥ 运用语言与非语言沟通技巧
（3）评估干预	根据照护结果，持续改进照护计划，提出针对性干预措施，并实时跟进处理	
操作后：整理记录	① 询问老年人对服务的满意度 ② 整理物品 ③ 洗手、记录	
风险防范	否认期可能突发情绪崩溃，表现为大哭、摔物品、指责医护人员，发生这种情况应立即停止谈话，陪伴支持，提供安静空间	

资料卡

回归当下：接地技术的原理与应用

接地技术是一类通过感官和认知训练帮助个体从创伤性回忆或焦虑状态回归当下的心理稳定化方法。其核心机制是通过感官锚定（如触觉、听觉）和认知转移（如分类列举、倒数计数）打破负面思维的循环，激活副交感神经系统以降低生理唤醒水平。接地技术包括以下几种。

① 5—4—3—2—1技术：系统调用视觉（5个物体）、触觉（4种触感）、听觉（3种声音）、嗅觉（2种气味）和味觉（1种味道），通过多感官输入强化现实感。

② 身体觉察练习：通过深呼吸、双脚平贴地面、跺脚、握拳与放松、手掌对压、快速搓手、伸展双臂等动作建立身体与当下的连接。

③ 环境锚定法：通过专注观察并详细描述周围某个固定物体（如时钟或海报）的细节，同时配合语言确认当前时空（如"我现在在办公室，时间是下午3点，这里是安全的"），帮助重新建立现实感。

④ 分类列举法：激活工作记忆（如列举国家、电影名称），通过认知负荷转移注意力。

⑤ 心智练习：列举视线内的所有物体，详细描述一项熟练活动的步骤，从100倒数，每次减7，描述手中物品的细节，倒拼自己及另外三人的全名，列举家庭成员及其年龄、爱好，逐字母倒读一段文字（至少持续几分钟），通过需投入逻辑思维的任务，从而阻断侵入性念头。

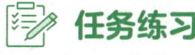 **任务练习**

扫码完成在线练习。

任务2　终末期老年人精神照护

任务情境

张奶奶，72岁，6个月前确诊为肺癌晚期。刚确诊时，奶奶心中满是对生的渴望，积极配合医生的每一项治疗方案。手术、化疗、放疗，每一种治疗带来的痛苦她都咬牙承受，只为能多陪伴自己的两个儿子。然而，病情却一次次反复，身体每况愈下。如今，张奶奶整日躺在病床上，身形消瘦，面色苍白。精神上，张奶奶更是陷入了低谷。她看着两个儿子为了照顾自己，奔波于医院和工作单位之间，疲惫不堪。觉得自己的存在只是给孩子们徒增负担，生活已然失去了意义。她常常望着病房的天花板发呆，一待就是几个小时，并多次向家人和医护人员流露出想要了结生命的想法。她认为自己已经度过了70年的人生，本应含饴弄孙、享受天伦之乐，如今却只能在病痛中苟延残喘。在她眼中，生命已经失去了原本的光彩，只剩下无尽的痛苦与折磨。

【任务】请分析张奶奶的精神需求有哪些。请为张奶奶回顾人生，制作生命故事书，并使用意义疗法帮助张奶奶。

任务目标

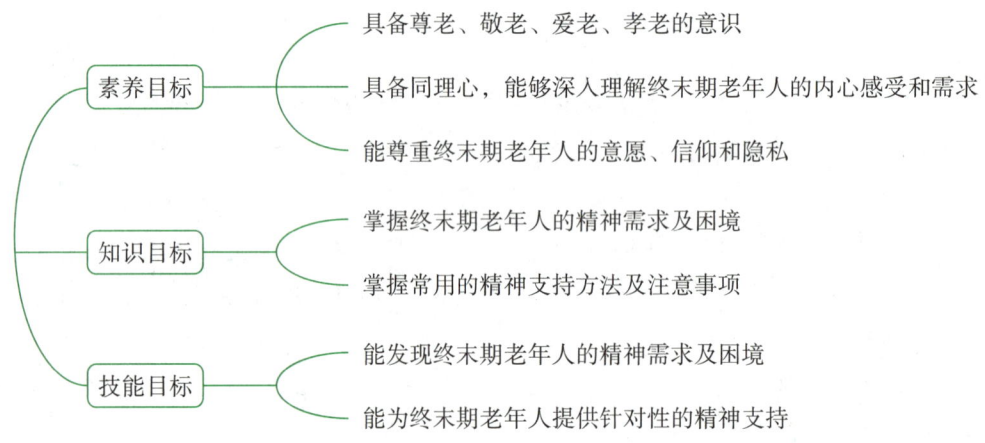

任务描述

一、终末期老年人精神状况

终末期老年人的精神需求是生命末期个体寻求终极意义与超越，体验与自我、他人、社会、自然以及重要事物的关系。精神满足意味着个体达到与自我、他人、社会、自然关系的共融，即发现并认同真正的自我，与他人的关系和谐，与社会、自然有共鸣，有自己内心坚定的信念，找到生命意义与价值。

精神支持是安宁疗护的重要内容，帮助老年人缓解其精神困扰，获得生命存在感，让老年人安宁地走完人生最后一段旅程，收获完满。

1. 终末期老年人精神需求的内容

（1）自我探索的精神需求

① 自我认知与接纳的需求：终末期老年人面临身体机能衰退与角色转变，亟须重新认识当下的自我。他们需要理解衰老与疾病的自然性，接纳生命周期的客观规律。这种需求表现为对生命历程的回顾与整合，渴望以平和心态看待自己的身心状态变化，与现状达成和解。

② 自主性追求与维持的需求：在医疗依赖增强的处境下，老年人仍强烈渴望保持决策自主权。这种需求体现在医疗方案选择、日常生活安排等具体事务中。他们抗拒完全被动接受照护的处境，希望在能力范围内保留决定权，通过微小但重要的选择来维护尊严和自我价值感。

③ 自我超越与认同的需求：超越病痛束缚，确认持续存在的价值是终末期老年人的深层精神渴求。他们需要被认可为经验传承者和智慧持有者，渴望自己的生命经验能够影响后人。这种需求往往通过讲述人生故事、传授技能等方式表达，在有限时间内实现精神层面的延续。

④ 生命意义与目的的需求：面对生命终结，老年人迫切需要重新确认存在的意义。这种需求表现为对人生价值的追问，包括对过往经历的诠释和对死亡意义的探索。他们希望理解痛苦经历的深层价值，在生命最后阶段找到个体存在的独特性和不可替代性。

（2）外界探索的精神需求

① 爱与归属的需要：终末期老年人格外需要体验无条件的接纳与关爱。这种需求超越实用价值，老年人渴望纯粹的情感连接。他们需要确认自己仍然属于某个家庭或社群网络，在衰弱状态中依然能够获得情感支持，避免陷入被遗弃的恐惧之中。

② 关系联结与维持的需要：修复重要人际关系成为终末期阶段的关键需求。老年人希望解决未完成的关系议题，包括表达歉意、给予原谅、传递爱意等。这种需求常表现为对特定亲人的强烈思念，或对过往矛盾的释怀渴望，追求在生命终点达成关系的圆满。

③ 精神信仰与宇宙观的需要：依据个人信仰体系理解死亡是普遍存在的精神需求。老年人需要与超验存在建立连接，完成宗教或精神层面的生命终结仪式。这种需求可能表现为对特定宗教仪式的坚持，或对生命终极问题的思考。

④ 自然与艺术连接的需要：通过审美体验获得心灵慰藉是终末期老年人的特殊需求。他们渴望接触自然景观，通过艺术表达实现情感升华。这种需求表现为对美好事物的珍视，在音乐、绘画等艺术形式中寻找生命最后的平静与超越。

2. 终末期老年人精神困扰

（1）自我探索的精神困扰

① 死亡焦虑与恐惧：终末期老年人面对死亡时，往往会产生深层的存在性焦虑。这种恐惧不仅来自对肉体消亡的害怕，更源于对死亡本质的困惑——死亡究竟是永恒的沉睡还是另一种存在形式？许多老年人会反复思考"死后我会去哪里？""会不会很痛苦？"等问题。随着身体机能衰退，他们可能因逐渐失去对生命的掌控而加剧这种恐惧。有些老年人会表现出明显的死亡回避行为，拒绝谈论相关话题；另一些人则可能过度关注死亡细节，比如反复询问葬礼安排。这种焦虑常常在夜间加剧，导致失眠、噩梦等睡眠障碍，进一步影响身心健康。值得注意的是，长期积累的死亡恐惧有时会转化为躯体症状，如不明原因的疼痛或消化问题。

② 生命存在性痛苦：当生命进入最后阶段时，老年人往往会进行深刻的人生回顾，这个过程可能带来强烈的存在性痛苦。他们可能陷入对过往选择的反复思索："如果当初做了不同决定会怎样？"这种反刍思维特别容易聚焦在人生重大转折点，如职业选择、婚姻关系或子女教育等方面。身体功能的持续衰退更强化了这种痛苦，简单的日常活动如进食、如厕都需要他人协助时，老年人可能产生强

烈的羞耻感和自我否定。部分文化背景下的老年人还可能因传统价值观（如"养儿防老"）与现实处境的反差而感到额外痛苦。这种存在性危机若得不到疏导，可能导致抑郁、绝望等严重心理问题，甚至加速生理机能的衰退。

③ 生命意义的困惑：随着社会角色的逐步剥离，许多终末期老年人会陷入深层的意义危机。退休后失去职业身份，子女独立后失去家长角色，身体衰弱后失去自理能力——这一系列"失去"使老年人难以找到继续存在的价值支点。他们可能产生"我活着还有什么用"的虚无感，尤其当看到同龄人陆续离世时，更易产生被时代抛弃的孤独感。部分一生勤劳的老年人难以接受自己从"贡献者"向"被照顾者"的角色转变，这种价值感的丧失可能表现为拒绝进食、拒绝治疗等自我放弃行为。

（2）外界探索的精神困扰

① 爱与归属的困扰：终末期阶段的人际关系往往呈现出复杂、矛盾的特征。老年人既渴望亲密陪伴，又害怕成为负担；既想表达情感，又担心被拒绝。这种矛盾心理可能导致关系疏离——子女以为父母需要安静而不常探望，父母却因不想打扰子女而保持沉默。特殊群体如海外游子、独居老年人等，还可能面临"叶落不能归根"的地域性归属缺失。研究显示，拥有稳定情感支持的终末期老年人疼痛耐受力更高，心理痛苦更少，但现实是许多老年人恰恰在这一阶段经历着最严重的社会关系流失：朋友相继离世，子女忙于事业，情感支持网络快速萎缩。这种归属感的丧失往往比肉体病痛更令人难以承受。

② 关系的困扰与遗憾：未完成的人际关系常成为终末期老年人最沉重的精神负担。与子女长期积累的矛盾、未能及时表达的歉意、中断的重要关系，这些未解决的情感纠葛会在生命末期变得格外尖锐。一些老年人会反复讲述特定往事，试图在叙述中寻找解脱；另一些老年人则可能将遗憾转化为对照顾者的苛责，代际冲突在这一阶段可能加剧。特别值得关注的是那些有创伤经历的老年人，如战争幸存者、经历过特殊历史时期的个体，他们可能带着未能言说的秘密走向生命终点。这些压抑的情感若得不到疏导，可能以躯体化症状或异常行为表现出来。

③ 遗留问题的焦虑：终末期老年人对身后事的担忧往往超出旁观者的想象。他们不仅关注物质遗产的分配是否公平，更在意精神遗产能否延续：家族故事是否会被记住？价值观能否传承？这种焦虑在传统文化观念深厚的家庭中尤为明显。实务性担忧也很常见，如配偶今后的生活保障、特殊子女的照料安排、未偿还的人情债务等。部分有控制倾向的老年人可能试图通过事无巨细的安排来缓解焦虑，但这反而可能引发家庭矛盾。现代社会的复杂性更增加了这些担忧——数字遗产处理、宠物安置等都可能成为新的焦虑源。这些未竟事务若得不到妥善处理，可能使老年人难以平静地面对死亡，甚至出现"弥留不去"的现象。

二、终末期老年人精神照护

1. 认识生命，认知死亡

对于终末期老年人而言，面对生命终结的过程往往伴随着复杂的心理变化，包括对死亡的恐惧、对未完成心愿的遗憾以及对生命价值的怀疑。工作人员可以通过系统化的人生回顾干预，帮助老年人梳理生命历程，接纳过去，并以更加平和的心态面对死亡。这一过程不仅能够缓解老年人的焦虑和抑郁情绪，还能增强其自我认同感，使其在生命最后阶段获得安宁。

在人生回顾治疗过程中工作人员应创建安全的支持环境，鼓励老年人分享人生故事。使用开放式问题引导老年人回顾重要阶段，并在倾听时保持专注和共情，给予肯定反馈以强化老年人的自我价值。对于表达困难者，利用照片、音乐等物品激发回忆和情感表达。针对老年人的遗憾或自责，采用认知重构策略,帮助他们客观地看待过去,接纳不完美,并认识到自己的努力和贡献。对于有宗教信仰者,结合其信仰探讨生死观,提供精神支持。工作人员还应关注老年人对死亡的认知和态度。对于回避谈论死亡的老年人,逐步引入话题;对于恐惧死亡者,通过死亡教育减轻其焦虑。在整个过程中,尊重老年人的节奏和意愿,避免强行推动未准备议题。

2. 探寻生命的意义

当生命接近终点时,老年人常常会陷入存在性痛苦,质疑自己一生的价值和意义。这种"意义危机"可能表现为深切的绝望感、无价值感,甚至加速病情的恶化。意义疗法在终末期关怀中的应用,旨在帮助老年人在有限的时间内重新发现和确认生命的意义,从而获得精神上的慰藉和满足。这种干预不仅关注老年人的过去,更着眼于当下和未来,强调即使在最困难的境遇中,生命仍然保有潜在的意义。

在实施意义疗法时,照护人员需首先评估老年人的意义需求层次,针对性地采取干预措施。对于重视家庭角色的老年人,可通过引导性问题(如"您留给子女最重要的影响是什么?")帮助其认识到影响的延续性;对职业认同感强的老年人,则着重探讨其专业贡献和社会价值。对于身体虚弱的老年人,可采用创新方式如生命回顾录音、创作活动或"生命歌单"等作为精神遗产载体,也可根据宗教信仰提供宗教支持。在面向未来的意义建构中,需设定短期可实现目标(如完成一封信、参与家庭事件),即使是微小目标也能提供生活支点。疼痛和症状的良好控制是实施基础,同时要重视家属参与,通过分享感恩和回忆故事增强老年人的意义感。通过这种多维度干预,帮助老年人在生命终末期找到独特意义,获得心灵平静。

3. 在关系中体验爱

终末期阶段的人际关系处理对老年人的心理安宁具有决定性影响。许多老年人在生命最后时期的痛苦并非来自疾病本身,而是源于未表达的情感、未化解的矛盾或未完成的告别。"四道人生"(道谢、道歉、道爱、道别)作为一种系统化的关系修复模式,为终末期老年人提供了表达情感、修复关系的结构化途径,能够显著减少老年人的心理痛苦,提升其生命终末期的质量。

在"道谢"环节,工作人员需要帮助老年人识别那些值得感恩的人和事。有些老年人可能觉得"没什么好感谢的",这时可以温和地引导:"在您生病的这段时间里,有没有特别想感谢的人?可能是经常来探望您的朋友,或者悉心照顾您的护士?"对于表达困难的老年人,可以提供替代性方式,如代写感谢卡、录制语音留言,或者简单地握住对方的手说"谢谢你"。当老年人完成道谢后,通常会感到一种释然和轻松,这种积极的情感体验对提升其心理状态非常重要。同时,也要鼓励家属向老年人表达感谢,这种双向的情感流动能够加深彼此的联结。

"道歉"可能是最具挑战性但也最治愈的环节。许多终末期老年人心中都藏着一些愧疚或遗憾,可能是对配偶的亏欠、对子女教育方式的后悔,或者是对某个老朋友的伤害。工作人员需要敏锐地察觉这些未解决的情感负担,创造安全的空间让老年人表达。可以这样引导:"在回顾一生时,有没有什么关系或事情让您感到遗憾?如果有机会,您想对那个人说些什么?"对于无法直接沟通的情况(如对方已故或失去联系),可以采用象征性的方式,如写信然后焚化,或者通过想象对话来完成心理上的和解。这个过程的重点不在于事实层面的对错,而在于老年人内心的释怀。

"道爱"是四道人生中最温暖的部分。在中国文化背景下,很多人一生中很少直接表达爱意,终末期时往往有强烈的情感表达需求但不知如何开口。工作人员可以扮演桥梁的角色,比如建议老年人:"您要不要告诉女儿您有多爱她?"或者引导家属:"妈妈可能很想听您说爱她,您愿意试试吗?"对于不习惯语言表达的家庭,可以鼓励非言语的方式,如长时间的拥抱,或者共同观看家庭影像。这些亲密互动能够带来深层次的情感满足，为老年人和家属都留下珍贵的最后记忆。

最后的"道别"环节需要特别的文化敏感性。不同家庭对死亡的接受度和告别方式有很大差异。工作人员应该尊重每个家庭的节奏和偏好，提供多样化的选择。可以协助老年人和家属策划一个有意义的告别仪式，可能是家庭聚会、宗教仪式，或者简单的床边谈话。对于无法言语交流的老年人，可以引导家属进行"反向道别"——由家属向老年人表达允许其离去的意愿，如"爸爸，您辛苦了，我们都会好好的，您放心"等话语，这种许可往往能给濒临死亡的老年人带来极大的安慰。

"四道人生"并非严格的程序，可以与家庭会议、人生回顾等灵活结合，注重效果而非形式，切忌程序式地实施"四道人生"。工作人员还需要注意以下四点：把握时机，在老年人精神状态较好时进行；保持灵活性，不必严格遵循顺序，根据老年人需求调整；提供持续支持，因为情感表达可能会引发强烈情绪反应；做好记录，特别是有重要意义的表达，以便后续回顾和传承。通过做好"四道人生"，绝大多数老年人能够在关系层面获得完满感，平静、安详地走向生命终点，而家属也能因此获得更好的哀伤调节，实现生死两相安。

任务实施

表7-2 为终末期老年人进行生命回顾照护

操作环节		操作程序	注意事项
操作前：准备		① 工作人员确定访谈模块、设置主题、构建访谈引导问题 ② 环境准备：环境安静、舒适 ③ 老年人准备：老年人状态平稳，身体舒适 ④ 用物准备：家庭照片、纪念品、音乐等能触发回忆的媒介，录音设备	尊重老年人的个人喜好和习惯，保护老年人隐私
操作中	（1）沟通与评估	① 自我介绍、核对老年人信息 ② 介绍操作内容、目的、关键步骤、注意事项及需要时长 ③ 为老年人进行身心、社会状况评估，包括疾病情况、心理状态、社会关系、价值观和信仰等 ④ 询问老年人是否理解、是否可以配合操作 ⑤ 征求老年人同意录音	① 对老年人进行全面的评估，了解其精神健康状况、认知功能、情绪状态等 ② 与老年人及其家属进行深入交谈，了解老年人的人生经历、兴趣爱好、工作生活环境等 ③ 尊重老年人意愿，不要强迫老年人回忆或分享他们不愿意谈论的话题 ④ 关注老年人情绪，及时给予情感支持和鼓励 ⑤ 根据老年人的具体情况和需求，灵活调整生命回顾的流程和内容
	（2）实施	① 引导回忆：按照计划的主题和内容，引导老年人开始回忆自己的生命历程；使用记忆触发物（纪念品等）、提问等方式，帮助老年人回忆重要的生活经历 ② 分享与讨论：鼓励老年人分享自己的回忆和经历。与老年人进行深入的讨论，探索这些经历对他们的意义和影响 ③ 反思与整合：帮助老年人反思这些经历，整合他们的生命故事。引导老年人从积极的角度来看待过去的事件和经历，找到生命的连贯性和意义 ④ 总结与回顾：对生命回顾的过程进行总结。强调老年人生命中的积极面和成就，增强其自信心和自我价值感 ⑤ 制订未来计划：与老年人一起制订未来计划，包括生活目标、兴趣爱好、社交活动等。鼓励老年人积极参与社交活动，保持积极的生活态度	

操作环节	操作程序	注意事项
	⑥ 记录与保存：制作生命回顾纪念册，记录老年人自己的生命故事和回忆。将这些记录保存下来，作为宝贵的遗产留给家人和朋友 对老年人进行后期随访，了解其生命回顾后的生活状态和心理变化；根据老年人的需要，提供必要的支持和帮助	
操作后：整理记录	① 询问老年人对服务的满意度 ② 整理物品 ③ 洗手、记录	
风险防范	终末期老年人病情变化快，需要做好发生意外的紧急预案	

资料卡

尊严疗法：守护生命终点的尊严与意义

尊严疗法是由加拿大精神病学家哈维·马克斯·乔奇诺夫（Harvey Max Chochinov）教授及其团队在21世纪初发展的一种创新型心理社会干预方法，专门针对终末期老年人设计。该疗法建立在"尊严心理社会模型"的理论基础上，强调每个生命个体无论处于何种健康状况都应享有基本尊严。其核心理念认为，终末期老年人的心理痛苦不仅来自身体症状，更源于意义丧失、自主权剥夺和社会关系断裂等多重因素。

尊严疗法实施过程采用半结构化访谈形式，治疗师会引导老年人探讨三个关键维度：回顾人生重要经历（"您最自豪的成就是什么？"）、表达价值观和人生智慧（"您想传承给后代的宝贵经验有哪些？"），以及对亲友的特别嘱托。这些内容会被精心整理成一份"个人遗产文档"，成为老年人留给家人的珍贵精神礼物。研究表明，尊严疗法能显著提升终末期老年人的生活质量，减轻抑郁和焦虑症状。约80%的参与者报告感受到更强的生命意义感，90%的家属认为这份遗产文档帮助他们更好地应对哀伤。这种干预方法现已广泛应用于姑息治疗领域，成为现代终末期关怀体系中不可或缺的重要组成部分。

任务练习

扫码完成在线练习。

在线练习

项目八

社会支持照护

社会支持对终末期老年人有重要的意义。在生理层面,能缓解老年人的病痛,减轻身体不适,提升生活舒适度。在心理层面,家人的陪伴、朋友的探望带来的情感慰藉为老年人驱散内心的恐惧与孤独。在社会关系层面,助其维持并拓展社交圈,防止老年人因患病而与社会脱节。在精神层面,尊重老年人的信仰,助力其探寻生命意义,让他们感受到人生价值。社会支持还减轻了家属的负担,维系家庭关系的和谐,为老年人营造出一个温暖、安宁的终末期生存环境。本项目通过对终末期老年人社会支持梳理及社会支持照护两个任务,介绍如何为终末期老年人及其家属提供社会支持照护。

任务1　终末期老年人社会支持梳理

任务情境

王叔,70岁,患有高血压、癫痫、肺气肿、脑梗死后遗症等疾病。3个月前因脑出血住院治疗,治疗中还发现患有腹主动脉瘤,待病情稳定后,由家人接回家中照料。王叔因多次中风,现瘫痪在床,反复感染,身体每况愈下,需要妻子照顾日常生活起居,家庭经济状况一般。他们有一儿一女,儿子三年前因车祸去世,女儿已婚,女儿一家住王叔隔壁小区。女儿与女婿为工厂流水线工人,平常上班时间较长,收入一般,且有两个小孩需要照顾,平常难以照顾王叔起居。王叔现在主要由李姨一人照顾。王叔妻子李姨,69岁,虽无严重疾病,但承受着心理、照料以及经济等多重压力,感到焦虑无助、不堪重负。

【任务】请使用恰当的评估工具及方法对王叔的社会支持情况进行梳理。

任务目标

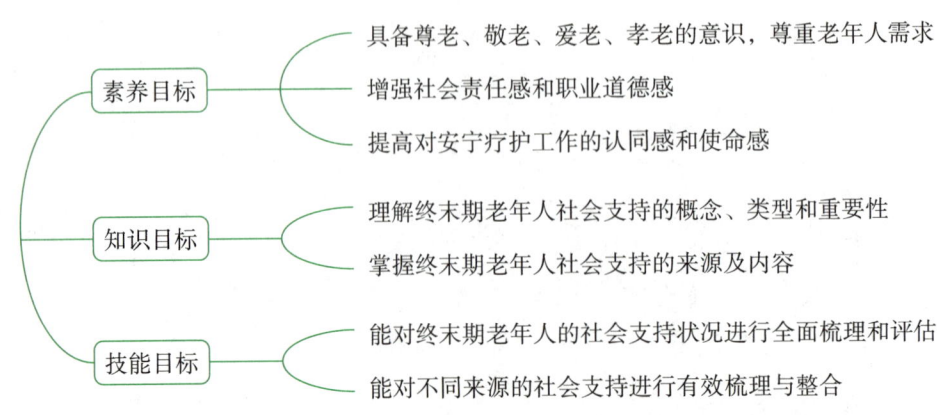

任务描述

一、终末期老年人社会支持的概念与范畴

1. 终末期老年人社会支持的概念

终末期老年人社会支持是指来自社会各个层面，包括家庭、朋友、社区、医护人员、社会组织等给予终末期老年人及其家属在生理、心理、社会等方面的支持系统。它旨在帮助终末期老年人在生命的最后阶段能够维持较好的生活质量，减少痛苦，有尊严地离世，同时也为家属提供必要的情感和实际帮助。

2. 终末期老年人社会支持的范畴

从社会支持的来源来看，终末期老年人的社会支持可分为家庭支持、医疗支持、社区支持、朋辈支持及社会组织支持等。具体支持情况如表8-1所示。

表8-1 终末期老年人社会支持范畴

序号	支持来源	支持项目	支持内容及特点
1	家庭支持	情感支持	包括表达爱意、陪伴、倾听老年人的心声等 家庭成员是终末期老年人最亲近的情感支持来源，其陪伴和倾听对老年人至关重要
		日常照顾支持	家人负责老年人的日常生活起居，如喂食、洗漱、翻身等。对于瘫痪在床且居家的终末期老年人，家人需要投入大量的时间和精力来确保老年人身体的舒适
		经济支持	承担老年人医疗费用、护理用品费用等经济开销。有些家庭可能会因为老年人长期患病而面临经济压力
2	医疗支持	专业医疗护理	医护人员为终末期老年人提供专业的医疗服务，如缓解疼痛、控制症状等
		医疗建议和指导	为家属提供关于老年人病情、护理要点等方面的建议
3	社区支持	社区关怀服务	社区组织志愿者定期看望终末期老年人，与他们聊天，为他们读书、打扫房间等。社区还可以组织一些小型的文化活动，让老年人在熟悉的社区环境中感受到关怀
		社区资源整合	社区帮助老年人及其家属链接各种社会资源，如慈善救助、福利政策等。例如，社区工作人员协助符合条件的家庭申请困难救助金
4	朋辈支持	情感陪伴	同事、朋友的探望可以让终末期老年人回忆起以往的社交生活，给老年人带来快乐和安慰
		社交支持网络维持	帮助老年人与外界保持一定的联系，避免老年人因为身体原因而产生社交隔离
5	社会组织支持	专业终末期关怀服务	一些专门的终末期关怀组织会为老年人提供全方位的关怀服务，包括心理辅导、精神慰藉等

二、终末期老年人社会支持的独特性

1. 情感支持的深度和复杂性

终末期老年人对情感支持的需求极为强烈。他们处于生命的最后阶段,往往伴随着对死亡的恐惧、对生命的留恋、对未完成事务的遗憾等复杂情绪。其家人和朋友的情感支持不仅要包含日常的陪伴和安慰,还需要能够深入理解他们这些复杂的情感。此外,这种情感支持还具有一定的单向性。由于老年人身体和心理状态的原因,他们更多地在接受情感慰藉,而较难像健康人一样去回馈情感。这就要求支持者能够持续地、无条件地给予关爱,而不期望老年人做出同样强度的情感回应。

2. 支持内容的针对性和终末期导向性

社会支持的内容更加侧重于终末期关怀相关方面。在医疗支持上,除了常规的疾病治疗,更强调姑息治疗和症状控制,如缓解疼痛、呼吸困难等终末期症状。医护人员需要根据老年人的具体病情和身体状况,提供个性化的医疗方案,以提高老年人终末期阶段的舒适度。对于终末期老年人的心理支持也有其独特性。心理工作者需要帮助老年人完成生命回顾、处理未完成事务的心理冲突,引导他们接受死亡的事实。

3. 社会支持网络的动态变化性

终末期老年人的社会支持网络可能会随着病情的发展而发生变化。在病情初期,朋友可能会经常探望,但随着病情加重,老年人身体状态变差,一些朋友可能因为自身心理压力或者其他原因减少探望频率。而家庭内部的角色也可能发生转变,原本不怎么负责照顾事务的家庭成员可能会承担更多的责任。同时,新的支持力量可能会介入。比如,社区志愿者组织可能会在得知老年人终末期情况后,主动提供陪伴、帮助购物等服务。这种社会支持网络的动态变化需要不断地进行梳理和协调,以确保老年人在终末期阶段能够获得稳定、有效的支持。

4. 精神支持的重要性

对于许多终末期老年人来说,宗教和精神支持在这个阶段变得尤为重要。尊重老年人的宗教信仰选择,支持其通过宗教或精神活动获得内心安宁。例如,有宗教信仰的终末期老年人可能会从宗教仪式、神职人员的祈祷和开导中获得内心的安宁。精神支持还包括对生命意义的探寻。在终末期阶段,老年人可能会思考自己一生的价值,工作者可以通过引导老年人回忆自己的贡献、分享生命的智慧等方式,帮助他们在精神层面找到归宿,这种精神支持在终末期阶段的重要性远高于其他时期。

5. 法律和伦理支持的必要性

终末期老年人面临诸多法律和伦理问题,如遗嘱的订立、医疗决策(如是否进行心肺复苏等抢救措施)等,需要专业的法律建议和伦理咨询。律师可以帮助老年人明确财产分配等意愿,确保其合法权益得到保障;伦理委员会或专业的伦理咨询师可以协助老年人及其家属在复杂的医疗决策中,遵循符合伦理道德的原则,这在其他健康人群的社会支持中相对少见。

三、终末期老年人社会支持梳理方法与工具

1. 信息收集方法

工作者通过访谈法、观察法、文档查阅法等方法来收集终末期老年人的社会支持信息。每种方法的具体内容如表8-2所示。

表8-2 信息收集方法

序号	方法	操作对象	操作过程
1	访谈法	与终末期老年人直接访谈	① 营造一个安静、舒适且让老年人感到安全的访谈环境，如在老年人熟悉的卧室或病房，以减少外界干扰 ② 使用温和、缓慢的语气，用简单易懂的语言与老年人沟通 ③ 可以从一些轻松的话题入手，如询问老年人当天的感觉、是否有什么有趣的回忆等，逐渐引导老年人谈论自己的社会支持网络。例如，询问老年人："您生病这段时间，谁经常来看望您呀？"
		与家属访谈	与家属访谈可以获取更全面的信息 ① 了解家庭内部的支持分工，如谁主要负责经济支出、谁负责日常护理等。可以询问家属："在照顾老人的过程中，你们家庭成员是怎么分工的呢？" ② 了解家属对外部社会支持的认知和利用情况。比如，家属是否知道社区有志愿服务可以利用，是否已经联系过相关的慈善机构等。还需要询问家属对未来社会支持的期望和需求
		与医护人员访谈	① 询问医护人员老年人目前的病情发展情况，是否需要特殊的医疗设备或护理服务 ② 了解医务人员观察到的老年人在医院或接受治疗过程中的社会支持情况，如是否有志愿者来陪伴老年人、老年人家属的配合程度等
		与社区工作人员的访谈	了解社区内可利用的资源信息，以及老年人在社区中接受服务的情况
		与志愿者的访谈	了解前期志愿者在志愿服务提供过程中收集到的老年人的喜好、心理状态等情况
2	观察法	生活环境观察	观察老年人的居住环境可以获取很多关于社会支持的线索。例如，房间里摆放的照片、礼物等可能暗示着重要的人际关系和社会支持来源 注意观察老年人居住环境的整洁程度、生活用品的配备情况等，这些可以反映出是否有足够的生活照料支持
		互动行为观察	在老年人与他人互动的过程中进行观察，如在医院病房、家里等场所。观察老年人与家属、医护人员、志愿者等之间的交流方式和情感表达
3	文档查阅法	医疗记录查阅	医疗记录包含老年人的疾病诊断、治疗过程、用药情况等信息。这些信息有助于了解老年人的身体状况和医疗需求，从而确定需要哪些社会支持来保障老年人的医疗护理 注重了解心理评估信息，如是否存在焦虑、抑郁等情绪问题，以便针对性地寻找心理支持资源
		社会服务记录查阅	如果老年人已经接受过社区服务、志愿服务或专业机构的服务，查阅相关的服务记录可以了解这些服务的内容、频率、效果等 对于涉及经济援助的记录，如慈善机构的资助记录、政府救助记录等，查阅这些记录可以明确老年人已经获得的经济支持情况，以及是否还需要其他经济援助渠道

2. 信息整理与分析方法

（1）分类整理

将收集到的信息按照社会支持主体进行分类，如家庭支持、社区支持、专业机构支持和政府支持等。在每个主体类别下，进一步细分具体的支持内容，如家庭支持可以分为情感支持、经济支持、生活照料支持等；社区支持可以分为社区服务项目支持、志愿者支持等。

对于每个支持内容，详细记录相关的信息，如支持来源（具体的人员或机构），支持方式（如陪伴、经济资助、医疗护理等），支持频率（如每周几次陪伴、每月多少经济资助等）。

（2）需求—供给分析

对比老年人的实际需求和已有的社会支持供给情况。通过与终末期老年人及其家属的沟通、观察老年人的生活状态等方式确定老年人的需求，包括医疗护理需求、情感陪伴需求、经济援助需求等。分析已有的社会支持在满足这些需求方面的优势和不足。例如，发现老年人有强烈的心理疏导需求，但目前家庭和社区提供的心理支持有限，这就需要考虑引入专业的心理咨询机构来满足需求。

（3）关系网络分析

绘制老年人的社会支持关系网络图，以老年人为中心，将不同的支持主体（如家庭成员、医护人员、志愿者等）用线条连接起来，线条的粗细可以表示支持关系的紧密程度，如频繁互动的支持主体之间用较粗的线条连接。通过关系网络分析，找出关键的支持节点和薄弱环节。例如，发现某个家庭成员是联系其他社会支持主体的关键人物，或者发现老年人在某些方面（如精神文化生活）的支持网络比较薄弱，需要加强。

3. 常用的社会支持评估工具

（1）社会支持网络量表

社会支持是影响人们社会生活的重要因素。社会支持从性质上可以分为两类：一类为客观的支持，这类支持是可见的或实际的，包括物质上的直接援助、团体关系的存在和参与等；另一类是主观的支持，这类支持是个体体验到的或情感上感受到的支持，指的是个体在社会中受尊重、被支持与理解的情感体验和满意程度，与个体的主观感受密切相关。目前，比较常用的社会支持网络量表是中南大学肖水源教授于1993年设计的社会支持评定量表（SSRS）。该量表有10个条目，包括客观支持（3条）、主观支持（4条）和对社会支持的利用度（3条）三个维度。该量表设计合理，具有较好的信度和效度，能较好地反映个体的社会支持水平。通过该量表可以了解个体的社会支持水平，能更好地帮助人们适应社会和环境，提高个体的身心健康水平。该量表具体内容请见项目三任务3。

（2）家庭支持评估问卷

除了使用成熟的评估量表外，工作者也可根据老年人的实际情况，编制家庭支持评估问卷或访谈提纲，了解终末期老年人的家庭支持情况，具体内容可涉及家庭内部成员之间的关系、支持分工，以及家庭成员之间的沟通频率、对老年人情感需求的了解程度、经济支持和生活照料的负担能力等。

（3）社区资源清单

社区资源清单是梳理社区内可利用的各种资源来支持终末期老年人的工具。清单内容包括社区医疗资源（如社区卫生服务中心的位置、服务项目、联系电话等），生活服务资源（如家政服务公司、送餐服务机构等），精神文化资源（如社区活动中心、老年大学等）和志愿者资源（如志愿者服务组织的联系方式、服务内容等）。

任务实施

表8-3 为终末期老年人进行社会支持梳理

操作环节		操作程序	注意事项
操作前：准备		① 工作者提前收集老年人个人信息，初步预估老年人需求 ② 根据老年人情况，选择合适的资料收集方法 ③ 告知评估对象（老年人、老年人家属或其他人员）	① 提前设计好相应的问卷或访谈提纲或观察注意事项等 ② 注意保护老年人隐私
操作中	（1）信息收集	① 自我介绍、核对老年人信息 ② 介绍交流的主要目的、内容及所需时长 ③ 了解家庭支持、朋辈支持、社区支持、医疗支持等情况 ④ 观察老年人的居住环境、心理及与他人互动等情况	① 收集资料时，注意尊重老年人，避免使用不恰当的语言，做好人文关怀 ② 适当同理评估对象的情绪与需求，避免一直追问 ③ 注意综合多方面信息，全面分析老年人的社会支持情况
	（2）信息整理与分析	① 运用分类法，对收集到的信息进行分类分析 ② 运用"需求—供给"分析法，分析老年人的社会支持情况与需求匹配情况，并列出需要重点关注的需求情况 ③ 绘制社会支持网络图，为后续社会支持服务做准备	
操作后：整理记录		① 询问老年人对服务的满意度，对其他评估对象表示感谢 ② 整理物品，梳理老年人社会支持情况	
风险防范		终末期老年人病情变化快，需要做好发生意外的紧急预案	

资料卡

五福临门的来源

"五福"这个词最早出自《尚书·洪范》。书中记载："一曰寿、二曰富、三曰康宁、四曰攸好德、五曰考终命。"

任务练习

扫码完成在线练习。

在线练习

任务2 终末期老年人社会支持照护

任务情境

张叔，68岁，患有高血压、脑萎缩、癫痫、肺气肿等疾病，曾多次中风，3个月前还因脑出血住院治疗，病情稳定后回家中由老伴照料，家庭经济状况一般。张叔由于长期卧床，导致反复感染及骶尾部压力性损伤，身体逐渐虚弱。张叔育有一儿一女，儿子在国外处于失业状态，无法顾及父母；女儿一家与张叔住同一个小区。但是，女儿女婿为工厂工人，平常上班时间较长，收入一般，且年幼的孩子需要照顾，平常难以照顾张叔起居，因此只能由妻子王姨一人照顾。王姨承受着身体、心理、经济等多重压力，经常感到焦虑不安，疲惫不堪。

【任务】对张叔社会支持系统进行梳理，并制订社会支持照护方案。

任务目标

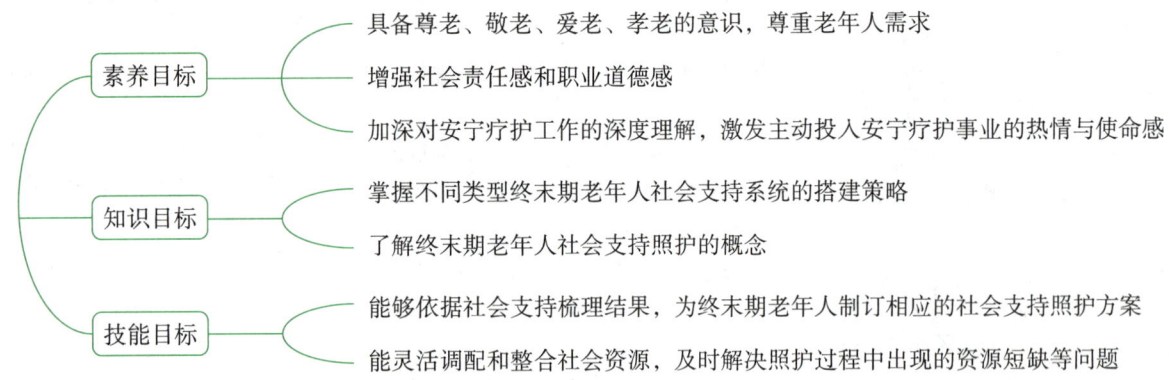

任务描述

一、终末期老年人社会支持照护的概念

终末期老年人社会支持照护是一个综合性概念，它以终末期老年人及其家属为中心，汇聚社会各层面力量，旨在全方位提升终末期老年人生命末期生活质量。

1. 多主体协同支持

涵盖家庭、朋友、社区、医护人员、社会组织等多个主体。家庭给予老年人情感依托、日常照料与经济支撑，朋友带来社交慰藉，社区提供关怀服务与资源链接，医护人员提供专业医疗护理，社会组织开展专业终末期关怀服务。例如，在张叔的案例中，妻子王姨负责日常照料，这是家庭支持的体现；社区若组织志愿者定期看望，便属于社区支持。

2. 多维度照护支持

在生理层面，提供缓解症状、舒适护理等服务，像为减轻张叔的病痛进行的疼痛管理以及防止压力性损伤的翻身护理等。心理层面，给予心理疏导、精神慰藉，帮助老年人应对对死亡的恐惧、遗憾等复杂情绪。社会关系方面，维护和拓展老年人社交网络，避免社交隔离，比如协助老年人与老友保持联系。通过多维度照护，让老年人在生命最后阶段减少痛苦，有尊严地离世。

3. 关注家属的支持

安宁疗护不仅关注老年人，也重视对老年人家属的支持。终末期老年人的家属承受着心理、照料和经济等多重压力，社会支持照护为家属提供情感支持、照护培训以及资源信息，帮助他们更好地应对老年人终末期阶段的各种情况，如为王姨提供心理辅导，缓解其焦虑无助情绪。

二、终末期老年人社会支持照护系统的搭建

在对终末期老年人的社会支持情况进行梳理后，根据其照护需求，结合其已有的社会支持系统，工作者可从家庭支持、医疗支持、社区支持、朋辈支持、社会组织支持等层面入手，增强终末期老年人的社会支持系统，为其提供全面的社会支持。

1. 强化家庭核心作用

（1）开展家属培训

工作者可根据需要为终末期老年人家属举办相关培训，教导家属基础护理技巧，如为老年人翻身以预防压力性损伤，拍背以预防坠积性肺炎，正确喂饭避免呛咳和误吸等，提升其照护能力。同时，传授与终末期老年人沟通的方法，包括耐心倾听、给予情感回应等，增进情感交流。

（2）提供心理支持

通过线上线下相结合的方式，为家属提供心理咨询服务。线上搭建交流平台，方便家属随时交流心得、宣泄情绪；线下定期组织心理讲座和小组辅导，帮助家属缓解面对亲人终末期的悲痛与压力，使其能以更积极的状态陪伴老年人。

2. 增强医疗支持系统

（1）组建跨学科照护团队

组建跨学科照护团队，涵盖医生、护士、康复治疗师、营养师等，从不同专业角度对老年人身体进行全面护理。

（2）整合医疗资源，提供便捷服务

建立转诊机制，确保老年人在病情变化时能获得更高级别医疗救治，同时利用社区卫生服务中心或家庭医生提供便捷医疗服务。搭建信息共享平台，实现各参与机构间老年人信息的实时互通。医护人员可随时了解老年人的过往病史、治疗情况；心理专家能依据老年人最新心理状态调整干预方案，提供更精准服务。

3. 拓宽社区支持网络

（1）开展社区关怀服务

开展社区关怀服务，如志愿者提供陪伴、聊天等服务，组织适合老年人参与的小型社区活动，丰富老年人精神生活，增强归属感。关注终末期老年人及其家属的心理和社会需求，使老年人在社区环境中感受到温暖与关怀。

（2）整合社会资源

链接社会资源，整合社区内部闲置资源，为老年人及其家属争取更多支持，鼓励居民互助，营造良好的社区支持网络，从社会层面满足老年人及其家属的需求。

（3）倡导社区关爱

通过开展社区活动，普及终末期关怀知识，倡导社区关爱文化，消除居民误解和偏见，营造充满爱心的社区氛围，提升整个社区对终末期老年人及其家庭的理解与支持。

4. 强化朋辈支持纽带

（1）重建朋辈支持系统

终末期老年人由于身体情况的变化，加上社会对癌症等疾病的偏见，昔日关系比较密切的好友或同事，可能联系会越来越少。但是，与社会、与他人的联动越少，越容易产生轻生等负面情绪。因此，工作者可通过举办小型聚会、好友定期探访等形式，来重建终末期老年人的朋辈支持系统，促进其更好地活在当下。

（2）搭建互助支持网络

对于终末期老年人，患友的支持特别重要，能发挥很大的支持作用。特别是对于终末期老年人家属来说，与同类疾病老年人的家属沟通，能更好感受到被同理和接纳，情绪也能引起共鸣。因此，工作者可组织终末期老年人家属支持小组、建立互助交流微信群等，搭建互助支持网络，协助终末期老年人及其家属更好地度过难关。

5. 链接社会组织资源

（1）链接专业组织资源，丰富心理关怀支持

工作者可链接一些专业心理咨询组织、终末期关怀社会组织等资源，定期为终末期老年人及其家属开展心理关怀支持等服务。例如，在广州，"十方缘"终末期关怀志愿者会定期到一些养老机构探访终末期老年人。

（2）鼓励企业赞助，提供经济资源支持

部分终末期老年人的家庭会面临较大的经济压力。工作者一方面可链接一些公益组织，为终末期老年人及其家庭提供经济支持；另一方面，可以引导企业关注终末期关怀领域，通过冠名赞助、捐赠物资等方式，为终末期关怀机构提供资金和物资支持，用于改善老年人居住环境、购置医疗设备等。

任务实施

表8-4　为终末期老年人制订社会支持照护方案

操作环节		操作程序	注意事项
操作前：准备		① 工作者提前收集老年人个人信息，初步预估老年人需求 ② 提前通过访谈、查阅资料等方法，梳理社会支持情况 ③ 提前告知社会支持系统涉及的相关人员，为搭建社会支持照护系统做准备	① 提前梳理好相关的社会支持系统情况 ② 注意保护老年人隐私
操作中	（1）与各相关方沟通，了解支持程度及意愿等	① 自我介绍、核对老年人信息 ② 介绍交流的主要目的、内容及所需时长 ③ 了解家庭支持、朋辈支持、社区支持、医疗支持等情况	① 沟通时，注意尊重老年人及其他相关人员，避免使用不恰当的语言，做好人文关怀 ② 适当同理沟通对象的情绪与需求，避免一直追问 ③ 注意引导多方面力量为老年人提供支持

续表

操作环节	操作程序	注意事项
（2）讨论各支持系统对终末期老年人的支持方式	① 与各相关方讨论能提供支持的方式、程度、频率等信息 ② 做好讨论情况记录，为制订社会支持照护方案做准备	
（3）梳理社会支持照护系统搭建计划	制订针对性社会支持照护计划（照护计划案例，请扫码查看）	
操作后	① 询问老年人对服务的满意度，对其他沟通对象表示感谢 ② 整理物品，制订终末期老年人社会支持照护系统搭建计划	
风险防范	终末期老年人病情变化快，需要做好发生意外的紧急预案	

暮光同心·全维支持照护计划

资料卡

《礼记·礼运》云："故人不独亲其亲，不独子其子，使老有所终，壮有所用，幼有所长，鳏、寡、孤、独、废疾者皆有所养。"

任务练习

扫码完成在线练习。

在线练习

项目九

善后照护

生、老、病、死是人生的自然发展过程，而死亡是生命活动的最后阶段。让老年人舒适、宁静、坦然地面对死亡，并最大限度地减轻濒死老年人生理、心理、精神上的痛苦，提高老年人的生活质量，是安宁疗护团队应尽的职责。学习和掌握照护濒死老年人的理论知识与技能，针对濒死老年人在生理、心理、社会及精神上的需求不同情况，给予相应处理，以帮助老年人在有限的生存期内，在充满人间温暖的氛围中，安详而平和、舒适而有尊严地离开人世；同时，做好家属的哀伤辅导工作，实现"生死两相安"。

任务1 终末期老年人濒死期症状照护

任务情境

李奶奶，80岁，因左下肢疼痛不适2月余，进行性加重1周，于一年半前确诊为乳腺癌骨转移，约1个月。由于年高体弱及家庭经济等原因，李奶奶未进行放化疗治疗，仅在家行止痛及对症支持治疗。在家卧床1月余，因家人缺乏护理经验，导致李奶奶骶尾部压力性损伤，面积5 cm×6 cm。近1周，老年人未进食，常有意识模糊、大小便失禁等症状。

【任务】面对老年人出现的症状，我们应该做好哪些照护措施？

任务目标

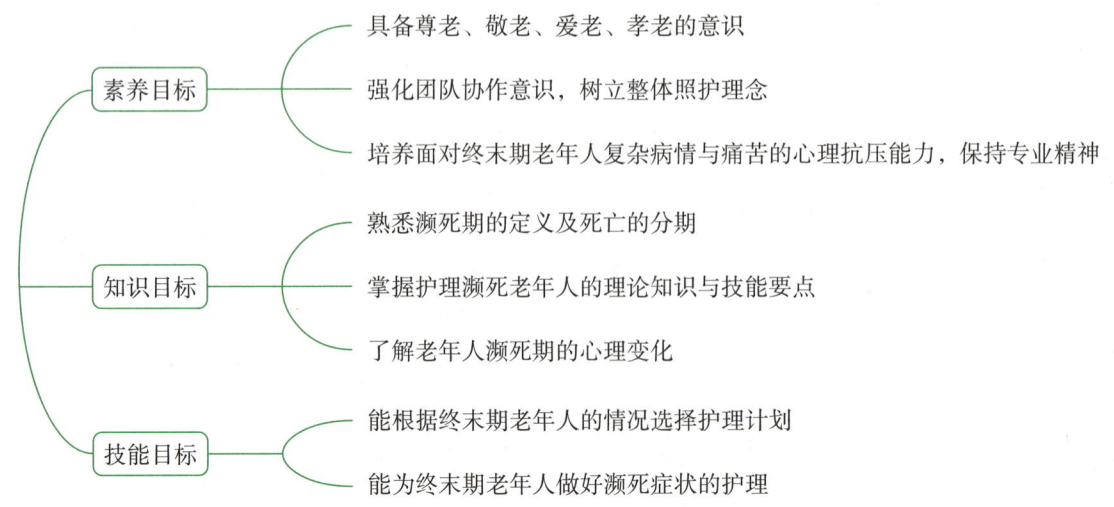

任务描述

一、濒死期的定义

濒死期，一般指由于各种疾病或损伤而造成人体主要器官功能趋于衰竭，经积极治疗后仍无生存希望，各种迹象显示生命活动即将终结，死亡不可避免并将要发生的时候。濒死期分为濒死前期（死亡前1~2周）和濒死期（生命最后2~3天）。又由于每位老年人有其个体特导性，因此，应以老年人所呈现的症状来判断濒死期。当老年人身体器官及系统的功能渐失，出现以下症状时，则可以确认老年人已经进入濒死期：①严重的虚弱无力感；②憔悴的外观；③越来越嗜睡或烦躁不安；④经口摄食越来越困难；⑤注意力越来越差；⑥方向感渐失；⑦皮肤颜色变化；⑧肢体温度改变。

二、死亡过程的分期

1. 濒死期

濒死期是指从死亡过程开始到临床死亡到来之前的一段时期。此期机体各系统的功能出现严重障碍，中枢神经系统脑干以上部位的功能处于深度抑制。根据致死原因的不同，濒死期的时间长短不一，也有极少的死亡不经过濒死期而直接到临床死亡期。一般来说，因暴力意外猝死者其濒死期很短，如头部碾压伤、心脏外伤等可以不经过濒死期而直接进入临床死亡期。而慢性病致死者濒死期较长，可达数小时或数天。依据其所患疾病的不同，其精神障碍、呼吸障碍或循环障碍等症状可同时出现，也可交错出现。

以精神障碍为主的濒死表现为谵妄、意识不清、昏迷、各种反射减弱、迟钝。视觉消失最快，不能认出亲友或看不见人。但听力维持较久，虽然说不出话来，但能听到亲人的呼唤，出现眨眼和嘴唇微启的反应，并发出低声呻吟。瞳孔可反复散大和缩小，并有躁动、手足抽搐或强烈痉挛等表现，最后躁动减弱，身体变为松软。以呼吸障碍为主的濒死表现为呼吸不规则或潮式呼吸，喉部出现鼾声、哮吼声，最后经过几次深呼吸后停止呼吸。以循环障碍为主的濒死表现为面色苍白，角膜失去光泽，血压降低，脉搏难以触及，心音非常微弱，心动过速或过缓，心律不规则，肢端湿冷等。濒死期生命处于可逆阶段，若得到及时有效的抢救治疗，生命可复苏。反之，则进入临床死亡期。

2. 临床死亡期

临床死亡期由濒死期发展而来。此期中枢神经系统的损害抑制已由大脑皮质扩散至皮下及脑干部位，延髓处于极度抑制状态，呼吸、心跳完全停止，血液循环中断，瞳孔散大，各种生理反射消失。临床死亡期的老年人虽然呼吸、心跳停止，但脑的功能尚未产生不可逆改变，各种组织细胞仍有微弱而短暂的代谢活动。在一定条件下采取积极的抢救措施，有可能使某些终末期老年人暂时复苏而延长生命。临床死亡过程通常为5~6 min，这是由大脑组织对血液循环的停止后的最长耐受时间所决定的。但在低温条件下，尤其在头部降温脑耗氧量减少时，临床死亡期可延长达1小时或更久。一般来说，濒死期较短者，其临床死亡期的过程较长，反之则较短。这是因为如果濒死期较长，则组织、细胞已经渐进性地受到不可逆的损害，一旦达到临床死亡期，就会很快死亡，所以临床死亡期较短。而对于濒死期较短的老年人，因死因多是突如其来的，其器官组织大多尚未发生急剧改变，所以临床死亡期较长，尚有救治的希望。

3. 生物学死亡期

生物学死亡期是指全身各组织、细胞的死亡，是死亡过程的最后阶段。此期整个中枢神经系统及各器官的新陈代谢相继停止，并出现早期尸体现象（尸冷、尸斑、尸僵等）及晚期尸体现象（尸体腐败等）。

三、濒死期老年人的临床表现及护理

1. 神经系统方面

神经系统症状最主要表现为意识的改变,如出现意识混乱、躁动、谵妄、嗜睡、反应迟钝、昏迷。主要的照护措施是:保证老年人的安全,防坠床、防跌倒以及各种意外伤害,继续各项生活照料及舒适照护措施,告知老年人家属这是濒死期老年人的正常过程,鼓励亲人维持与老年人之间的对话和接触;可召开家庭会议,讨论部分措施的继续或撤除。

2. 呼吸系统方面

呼吸系统最主要的就是呼吸困难和终末期喉鸣,此阶段老年人血氧饱和度进行性下降,呼吸频率和节律出现异常。此期的主要照护是:向家属解释终末期喉鸣音为老年人濒死阶段的正常现象,并不会造成不适,不影响呼吸,也不是痰液阻塞,吸痰并不一定能改善症状,反而会增加老年人痛苦。此时应该协助老年人采取舒适体位,可遵医嘱使用一些抗胆碱能药或激素类药物,随时评估药物作用、症状改善及副作用情况等。

对于濒死前的呼吸困难,处理原则为:
① 适当摇高床头,调整老年人的舒适度。
② 流动的空气可使老年人感觉呼吸较为顺畅,利用开窗、室内空调、风扇等都可令老年人感到舒适。
③ 给予鼻导管方式吸氧。
④ 放松技巧可以缓解老年人焦躁不安的情绪,借此减少呼吸频率以达到缓解症状的效果。
⑤ 与家属充分沟通,说明症状的变化,并尽可能维持老年人的舒适。
⑥ 加强口腔护理、协助舒适体位、辅助以穴位按压、芳香疗法、音乐疗法等,告知家属多陪伴,轻声说些让老年人放心的话,并给予轻轻抚摸,趁此机会完成"四道"人生,即道爱、道歉、道谢、道别,让老年人安心。

3. 心血管系统方面

心血管系统的变化是随心脏功能减弱而改变的,从而造成脉搏增加、减弱或不规则;血压下降、四肢远端冰冷或发绀、皮肤湿冷无弹性、色素沉着、全身出冷汗、水肿,部分老年人出现高热不退。在照护上应注意加强生活护理,保持身体清洁,及时更换衣服,适当保暖,但注意避免使用热水袋等取暖器,以防烫伤。

4. 感知/认知系统方面

濒死期老年人的视力会下降,瞳孔对光反射迟钝,眼睛呈半开状,眼下凹、目光呆滞、眼神涣散,有时会出现薄膜覆盖眼球,充满水状物质,看起来像透明玻璃球,临床上称为眼球结膜水肿,又称为荔枝眼,但是老年人的听觉依然存在。此时照护上应注意,保证老年人安全,预防跌倒、坠床及因视力改变导致的各种意外伤害;保持室内环境的光线适宜;鼓励家属多陪伴,多与老年人沟通。

5. 肌肉骨骼系统方面

主要表现为虚弱无力,身体活动耐力降低、身体变得不灵活、关节僵硬、移动时可能会感到疼痛,有时甚至无法进行有效的吞咽动作;肠道运动功能减弱,粪便堆积干结于肠道内而发生便秘。照护上应注意:协助维持日常生活的基本需求,包括翻身、身体清洁、口腔清洁等;注意安全、预防跌倒、坠床;如果已经出现吞咽困难,要告知老年人家属切勿强迫进食或饮水,以免发生误吸。

6. 泌尿系统方面

随着病情加重,老年人的尿量会慢慢减少,主要因为肾功能减退、摄入量减少,有时会出现尿潴留或尿失禁,最后甚至于无尿。此阶段的照护要点是:保持老年人会阴部的清洁,照护需要主动评估

老年人膀胱充盈情况，有严重尿潴留时，可给予导尿以减轻老年人的痛苦，同时告知家属这是濒死期老年人的正常生理变化。

7. 其他方面

主要表现：食欲减退、身体进行性消瘦，呈恶病质，身体虚弱无力，身体活动耐力降低，关节僵硬。在照顾终末期老年人时，虽然症状控制因人而异，但无论老年人的状态如何，需提供每天最基本的生活照护，包括口腔清洁、身体清洁、大小便清理、管道护理、皮肤护理等，在最后时期，应尽量保证老年人的舒适，让他们有尊严地离世。

三、濒死期老年人常见症状的照护

1. 意识改变（嗜睡、昏迷）

① 保持环境安静、光线柔和，避免频繁打扰。
② 轻声呼唤老年人名字，每一步操作（如翻身、擦洗），即使无反应也需保持尊重。
③ 避免在床边讨论病情或负面情绪。

2. 呼吸变化（潮式呼吸、呼吸急促或微弱）

① 抬高床头30～45°或侧卧位，减轻呼吸困难。
② 用湿纱布擦拭口唇，保持口腔湿润；必要时使用吸痰器（避免频繁操作）。
③ 开窗通风或使用风扇轻柔通风，避免直接吹风。
④ 必要时遵医嘱给予氧气（以舒适为目的，避免过度干预）。

3. 循环衰竭（四肢冰冷、发绀）

① 用毛毯保暖，但避免使用电热毯（可能加重脱水）。
② 轻柔按摩四肢，促进血液循环（若老年人无疼痛）。

4. 疼痛与躁动

① 评估疼痛程度（观察表情、呻吟、肢体动作），遵医嘱使用镇痛药（如吗啡）。
② 播放舒缓音乐、轻声安抚，减少环境刺激。
③ 避免约束肢体，可改用软垫保护。

5. 吞咽困难/无法进食

① 停止强迫进食或输液，以舒适为主。
② 用棉签蘸水湿润口腔，或提供少量冰块含服。
③ 若出现喉鸣（"濒死喉音"），侧卧并轻拍背部帮助分泌物排出。

6. 大小便失禁

① 使用成人纸尿裤或护理垫，及时清洁。
② 温水清洗会阴及臀部，涂抹皮肤保护剂（如凡士林）。

7. 感知觉变化（幻觉、濒死梦呓）

① 不纠正或否认老年人的感受，耐心倾听，回应如"我在您身边"。
② 协助完成未了心愿（如联系亲人、宗教仪式等）。

8. 家属支持与心理护理方面

① 解释病情：用温和语言说明濒死期表现，帮助家属理解这是自然过程。
② 引导陪伴：鼓励家属握住老年人的手、轻声交谈，即使无意识也可能感知。
③ 哀伤支持：提供安静空间让家属宣泄情绪，避免过度压抑。

9. 终末环境准备

① 调整室温：保持舒适温度，湿度50%～60%。

② 隐私与尊严：拉帘遮挡，减少医疗设备噪音。

10. 注意事项

① 避免无效抢救：如心肺复苏、气管插管等（需提前与家属沟通医疗意愿）。

② 停止非必要操作：如测血压、抽血等。

③ 关注照护者情绪：照护人员需定期调整心态，避免职业倦怠。

任务实施

表9-1 为濒死老年人进行症状照护

操作环节			操作程序	注意事项
操作前：评估准备			① 评估人员个人做好准备 ② 环境准备：环境安全，室内温度、湿度、光线适宜 ③ 老年人准备：老年人状态平稳	评估过程中注意沟通的技巧，保护老年人隐私
操作中	（1）沟通与评估		① 自我介绍、核对老年人信息 ② 介绍操作内容、目的、关键步骤及注意事项及需要时长 ③ 为老年人进行一般情况、肢体活动和皮肤情况、老年人个人特殊情况的评估 ④ 询问老年人是否理解、是否可以配合操作	① 评估时，避免简单粗暴 ② 注意语言的沟通，做好人文关怀 ③ 避免一直追问 ④ 促进压疮愈合，预防感染加重 ⑤ 缓解疼痛，提高舒适度 ⑥ 保持皮肤清洁干燥，预防泌尿系统感染及肛周皮肤损伤 ⑦ 观察老年人生命体征变化 ⑧ 观察老年人表情变化并适时表达关心
	（2）评估实施		臀部压力性损伤（面积5 cm×6 cm） ① 定期翻身，每2 h一次，使用减压床垫，减轻局部压力 ② 清洁压力性损伤部位，用生理盐水冲洗，每日2～3次，保持创面清洁 ③ 根据压力性损伤情况，遵医嘱外用促进愈合药物，如生长因子凝胶等，定期换药 ④ 增加老年人营养摄入，多补充蛋白质、维生素等营养物质，如瘦肉粥、鸡蛋羹、新鲜果蔬汁等，以促进组织修复	
			疼痛控制 ① 评估疼痛程度，意识清楚，能使用数字评分法等工具评估老年人疼痛程度；意识障碍（非昏迷），可用FLACC量表评估。记录并及时调整止痛方案 ② 遵医嘱按时给予止痛药物，如非甾体抗炎药或阿片类药物，并观察药物效果及不良反应 ③ 采用物理止痛方法，如局部热敷（在医生评估可行的情况下），每次15～20 min，每日2～3次 ④ 为老年人创造安静舒适的休息环境，通过听舒缓音乐、聊天等方式分散其注意力	
			大小便失禁 ① 及时清理大小便，用温水清洗会阴部及肛周皮肤，擦干后可涂抹护臀膏或凡士林 ② 选用合适的成人纸尿裤或护理垫，及时更换，保持床铺清洁干爽 ③ 观察尿液及粪便的颜色、性状、量等，若有异常及时就医 ④ 对于有一定意识的老年人，可尝试定时询问是否有便意，逐渐培养排便规律	

续表

操作环节	操作程序	注意事项
操作后：整理记录	① 询问老年人对服务的满意度 ② 整理物品 ③ 洗手、记录	
风险防范	终末期老年人病情变化快，需要做好发生意外的紧急预案	

资料卡

濒死体验

濒死体验是指人在接近死亡或遭受严重创伤时所经历的一系列特殊心理和生理现象。

得益于复苏术和重症监护医学的进步，许多人在遭遇死亡或濒死时得以幸存。这些幸存者普遍有一段濒死的经历，这些经历涉及一组具有普遍主题的独特心理回忆。

濒死经历的回忆与幻觉、迷幻药物诱发的经历不一致。不同的人可能会有不同的濒死体验，但大多数人都会感受到包括脱离身体、悬浮的感觉、完全的宁静、安全、温暖、绝对溶解的体验以及光的存在。而且濒死体验的整个过程都遵循特定的叙事弧线，有相似的过程。

第一阶段：意识似乎与身体分离，具有高度的意识以及对死亡的认识；

第二阶段：感觉自己在前往某个目的地；

第三阶段：对一生进行有意义、目的性的回顾，包括对所有针对他人的行为、意图和想法进行批判性分析；

第四阶段：处在一个类似于"家"的地方；

第五阶段：又重新活过来了。

任务练习

扫码完成在线练习。

在线练习

任务2　遗体护理

任务情境

李奶奶，80岁，确诊乳腺癌骨转移一周。因老年人出现咳嗽、咳痰、大小便失禁以及躁动不安，由家属送来我院，入院后查体温：38.9 ℃，脉搏：136次/分，呼吸：32次/分，血氧饱和度：74%。入院后医生予以告病危，经家庭会议讨论决定，签署安宁疗护协议，4天后老年人在家属和工作人员的陪伴下离世。

【任务】请为李奶奶进行遗体护理。

任务目标

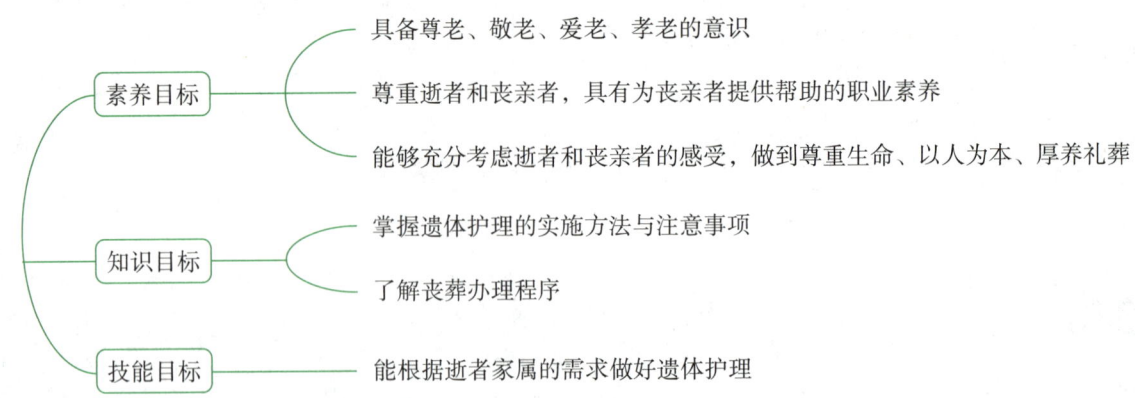

任务描述

一、遗体护理

1. 概念

遗体护理是对终末期老年人实施整体护理的最后步骤，也是安宁疗护的重要内容之一。在遗体护理的过程中，照护人员需要了解老年人去世后身体所发生的生理变化，通过了解这些变化，向丧亲者解释并帮助其认识和理解现状，从而采取适宜的丧葬计划。遗体护理不仅是一种重要的操作技术，也涉及逝者、亲属、家庭、医院多个方面相关协调工作。

遗体护理的目的在于：①借助专业技术支持，彰显对逝者的尊重；②保持遗体外观良好，呈现安详表情，便于辨认；③给予生者慰藉与支撑，缓解其哀伤之情。

2. 注意事项

（1）尽早开始，维持仪容

由医生开出死亡通知后，尽早进行遗体护理，动作果断敏捷，以防遗体僵硬，影响仪容。

（2）肃穆严谨，尊重关爱

尊重逝者和家属的民族习惯、宗教信仰，如果家属要求，可以与其一起进行遗体护理。尽职尽责做好遗体护理的工作，始终保持尊重逝者的态度，不随意摆动和暴露遗体，按操作规程严肃认真地进行护理。最后，应做好逝者家属的安抚工作，向家属解释护理过程中遗体肌肉突然收缩或身体出现移动是由尸僵造成的，避免家属担忧。尽可能为逝者家属提供发泄内心痛苦的机会，给予他们与亲人最后的道别机会。

（3）认真负责，分类处理

秉持认真负责的态度，对于逝者遗体与用物根据是否具有传染性进行分类处理，传染病老年人的遗体需严格按照隔离消毒规定进行处理，使用消毒液擦洗，并用消毒液浸泡的棉球填塞各孔道，遗体用尸单包裹后装入不透水的袋中，并做好标识，防止传染病的传播。

（4）妥善清点，寄托哀思

清点遗物交给逝者家属，若家属不在应由两人共同清点，物品列出清单，交由班长或护士长保管并联系交还逝者家属。

（5）尊重逝者的习俗和宗教信仰

不同地区以及不同民族老年人常常有不同的宗教信仰，照护人员在为老年人提供遗体照护时应充分考虑老年人以及老年人家属的宗教信仰及文化习俗。

二、丧葬事宜

老年人离世后，及时向家属讲明丧葬的办理程序，以及逝者的身后事的处理，如丧葬费的领取、户口注销的流程等，以免悲伤中的家属茫然失措、毫无头绪。

1. 开具死亡证明

死亡证明是指按照国家和社会管理的要求，因国家人口户籍和遗体殡葬管理需要，证明公民死亡的相关文书。

（1）死亡证明的作用

死亡证明的用途涉及公安管理、医疗卫生、健康保险、司法公证、社会保障管理、社区服务、民政、殡葬等多个部门的业务工作。其主要社会功能有：①注销逝者的公民户籍，是终止逝者的各项社会义务、行为能力和责任能力；②报销减免相关医疗费用；③办理各类商业保险理赔手续；④办理公证、工伤认定、不动产过户转移及遗产税手续；⑤办理遗体存放、殡葬及墓地等手续；⑥国家公民死因信息统计，制定相关人口管理和发展政策的重要资料来源。

（2）死亡证明的开具

当亲人去世后，逝者家属或单位必须取得死亡证明。在医疗卫生机构去世的由医疗机构开具正常死亡人员死亡证明；在来医疗卫生机构途中死亡（包括出诊医生到现场已死亡）者，由负责救治的执业医师签发死亡证明；家中、养老服务机构、其他场所正常死亡者，由本辖区社区卫生服务中心或乡镇卫生院负责调查的执业（助理）医师根据死亡申报材料、调查询问并进行死因推断后签发死亡证明；非正常原因死亡的老年人由区、县及以上公安机关或法医依据调查和检验鉴定结果出具死亡证明。

2. 联系火化

（1）联系程序

①打电话或派人前往殡仪馆或殡葬服务站联系火化，登记逝者姓名、住址、年龄、性别、死亡原因、死亡时间、遗体所在地、逝者户口所在地；②登记家属姓名、住址、电话、与逝者关系等；③预订服务项目、服务时间。

（2）异地逝者回归原籍的相关规定

在异地去世人员的丧葬办理根据有关规定，原则上遗体应当在当地殡仪馆火化，禁止运往外地。因特殊原因确需运回原籍的，必须符合以下条件：①必须经当地民政部门批准；②必须在当地殡仪馆进行防腐、消毒等处理；③必须由当地卫检部门出具《移运证》；④必须由当地殡仪馆承办遗体运送业务，运送到安葬地殡仪馆。

3. 遗容整理

老年人死亡后，要拉上隔帘或屏风，维护逝者的隐私，并减少对同室其他老年人的影响，请家属一起对逝者进行尸体料理。清理逝者身体的污渍，帮助老年人闭上口眼，将棉花堵塞逝者的口、鼻、耳、肛门、阴道等，拔除各种管道，清理皮肤伤口，根据习俗穿好衣服，同时和家属一起清理好逝者的遗物，交家属处理。在逝者离开之前，全体工作人员给逝者行告别仪式，送逝者离开。

4. 接送遗体

按预约的时间，家属持死亡证明在指定地点等候灵车接送遗体。

5. 遗体火化

按以下流程处理：遗体运送至殡仪馆→遗体整容→遗体告别→遗体火化，选购骨灰盒、领取火化证明→领取骨灰。

6. 安放骨灰
家属按选定方式安放骨灰，并领取骨灰存放证。

7. 注销户口
逝者家属持死亡证明到所属派出所注销户口。

任务实施

表9-2 为离世老年人进行遗体护理

操作环节		操作程序	注意事项
操作前：评估准备		① 工作人员个人做好准备 ② 环境准备：环境安全，室内温度、湿度、光线适宜 ③ 死亡确认：待医生开具死亡诊断书，明确确认老年人死亡后，需即刻开展遗体护理工作 ④ 家属评估准备：家属情绪稳定，身体状况、心理承受能力良好，尊重家属意愿，共同或由护理员协助擦拭遗体	评估过程中注意沟通的技巧，保护隐私
操作中	（1）沟通与评估	① 自我介绍、核对遗体信息 ② 向家属介绍操作内容、目的、关键步骤、注意事项及需要时长 ③ 详细了解逝者诊断、治疗及抢救全过程，明确死亡原因与时间；掌握逝者民族习俗、宗教信仰；检查遗体清洁度，留意伤口、引流管状况及渗出情况 ④ 关注逝者家属心理状态，了解其对死亡的认知程度及配合意愿，为后续沟通与辅导提供依据 ⑤ 确保操作环境安静、私密、庄重，为遗体护理及家属哀悼营造适宜氛围	① 沟通时，避免简单粗暴 ② 注意语言的沟通，做好人文关怀 ③ 维护逝者尊严，减少对同室其他老年人的影响 ④ 防止液体外溢，注意棉球不可外露，避免因填塞过量导致面容改变 ⑤ 按终末期消毒要求进行物品的消毒
	（2）评估实施	① 携带用物至床旁，用屏风遮挡遗体，可邀请家属参与护理，或请其暂时离开病房 ② 移除所有治疗装置，如吸氧管、输液管、导尿管、引流管等，为后续护理创造条件 ③ 清洁逝者面部，为佩戴义齿者正确安装，保持面部丰满；梳理头发，闭合口眼。若眼睑无法闭合，可用毛巾湿敷或在上眼睑下垫少量棉花；针对嘴部无法闭合者，轻揉下颌后用绷带或四头带托起固定 ④ 使用血管钳将棉球妥善填塞至口、鼻、耳、肛门、阴道等孔道 ⑤ 脱去遗体衣物，按上肢、胸部、腹部、背部、臀部、下肢顺序擦拭清洁，并更换于净衣物。用松节油或酒精去除胶带残留痕迹；对存在伤口的遗体，及时更换敷料；拔除引流管后，对伤口进行缝合或用蝶形胶布封闭包扎 ⑥ 为逝者穿戴衣裤或寿衣，佩戴死亡卡 ⑦ 使用尸单包裹遗体，或装入尸袋并拉好拉链，用绷带在胸部、腰部、踝部进行固定 ⑧ 协助殡仪馆工作人员将遗体平稳移至平车，覆盖大单后运送至太平间，妥善安置于遗体柜内 ⑨ 按规范处理床单位，非传染病老年人参照一般出院老年人流程，传染病老年人执行终末消毒处理	

续表

操作环节	操作程序	注意事项
操作后：整理记录	① 在当日体温单40～42 ℃区间记录死亡时间，停止所有医嘱，注销各类执行单，整理病历并办理出院手续 ② 整理物品，仔细清点逝者遗物，及时交予法定家属。若家属不在场，需由两人共同清点，列出物品清单，交由主管保管，并及时联系家属或其所在单位领导交接	

资料卡

脑死亡的标准[①]

脑死亡指全脑（包括大脑、小脑及脑干）功能不可逆性丧失，是医学界判定个体死亡的现代标准。脑死亡判定需满足以下核心条件。

① 深度昏迷：排除镇静剂、低温等干扰因素。
② 脑干反射消失（如瞳孔对光反射、角膜反射、头眼反射等）。
③ 自主呼吸停止：通过呼吸停止试验确认无自主呼吸。
④ 辅助检查验证：如脑电图呈电静息状态，经颅多普勒显示脑血流停止。
脑死亡标准的应用对器官捐献具有重要意义。

任务练习

扫码完成在线练习。

在线练习

任务3　丧葬服务

任务情境

李奶奶是一位深受社区尊敬的退休教师，因长期疾病缠身，于家中安详离世，享年85岁。李奶奶一生简朴、善良，对教育事业倾注了满腔热情，她的离世让家人和社区都沉浸在深深的哀痛之中。李奶奶的子女希望为她举办一场简单而庄重的葬礼，以表达对母亲一生的敬意与怀念。他们希望葬礼能够反映出母亲的生平事迹、教育理念以及对社区的贡献，同时也希望葬礼流程能够符合家庭的文化传统与宗教信仰。

【任务】根据李奶奶的终末期情况，需要进行哪些方面准备工作？请协助丧亲者处理丧葬事宜。

---

① 谌永毅，杨辉. 安宁疗护［M］. 北京：人民卫生出版社，2023：64—65.

任务目标

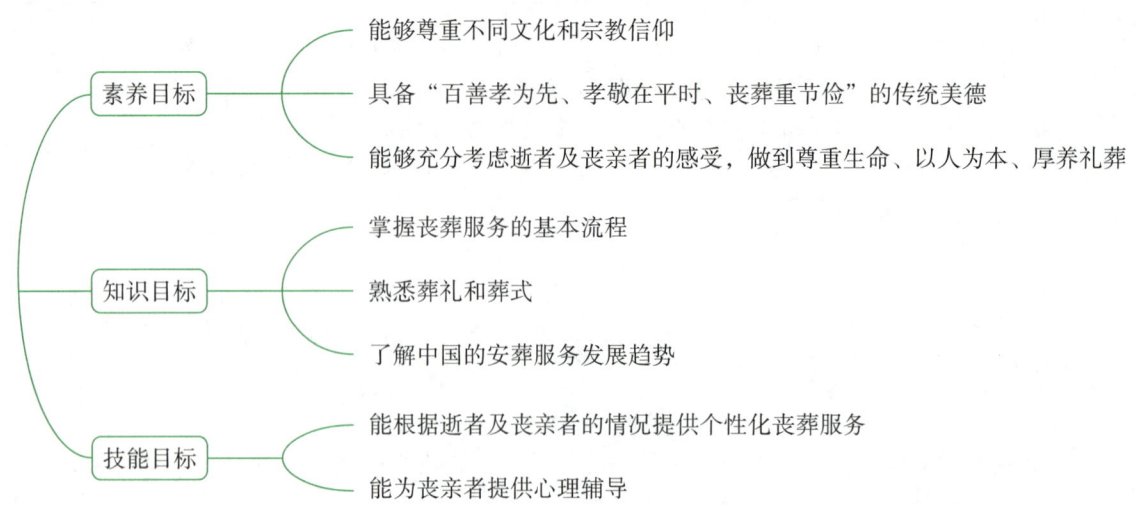

任务描述

一、丧葬仪式与文化传统

丧葬仪式是指对逝者遗体进行告别、安葬等一系列活动的总称，它承载着丰富的文化传统和深厚的历史底蕴。这些仪式不仅是对逝者的缅怀和尊重，也是家族成员之间情感联系和社会关系调节的重要方式。通过丧葬仪式，人们可以表达对逝者的哀思，同时增进家族成员之间的凝聚力和社会关系的和谐。

1. 葬礼的概念

各国各民族受文化传统、宗教信仰差异的影响，产生了形形色色的葬礼风俗。地理、宗教及社会结构均影响葬礼形式，阶级身份更是决定性因素。葬礼体现了中国人对礼的重视，如孔子讲孝的时候，说"生，事之以礼，死，葬之以礼，祭之以礼"。中国古代讲究隆丧厚葬，古人"事死如事生"，非常注重丧葬礼仪，制定了日渐繁琐的丧葬仪节。现代则提倡厚养薄葬，丧事从简。

葬礼是殡葬操作中所遵守的比较固定的程式化行为规范，狭义上仅指丧事操办中的行为及语言规范，即人们所知的殡葬礼仪。葬礼礼仪是各民族传承下来的一种特殊文化，各个地区差距很大，就是相隔数十里的村落，一些讲法和做法也不尽相同。广义上包括葬式、陵墓、庙、碑铭、祭祀、神道摆设、陪葬物等规定。然而，人们通常是从狭义上讲葬礼，其意义在于协调人们的丧事活动，使此类活动有规可循，达到有序性和一体化。其主观上帮助人们维持心理平衡并进行社会教化，客观上起到社会一体化、社会联系纽带的作用。

2. 葬礼的不同形式

葬礼不仅是对逝者的告别与纪念，更是生者表达孝道、维系家族关系、传承文化传统的重要仪式。在现代社会，随着人们生活方式的改变和价值观念的更新，葬礼的形式与内涵也在发生深刻变化。然而，无论形式如何变迁，尊重生命、表达哀思、传承孝道的核心价值始终如一。理解葬礼文化的传统与现代变迁，对于从事老年人安宁疗护工作的专业人员具有重要意义，有助于他们更好地理解服务对象的文化背景和精神需求，提供更加全面、人性化的服务。

(1) 我国的传统葬礼

中国传统葬礼以儒家"孝道"为核心，强调"慎终追远"，通过仪式表达对逝者的尊重与哀悼，同时维护家族伦理和社会秩序。送终、入殓、守灵、居丧等环节，都是孝道的具体表现，强调子女对父母的赡养和送终责任。受《论语》"未知生，焉知死"影响，葬礼强调"事死如生"，通过模拟生前场景实现灵魂过渡，表达了对死亡的敬畏和对亡者的怀念，同时也寄托了对亡者的美好祝愿。

此外，传统葬礼还体现了中国传统文化中的家族观念和社会结构。在传统社会中，家族是社会的基本单位，葬礼不仅是家庭的私事，更是社会的公共事件。通过报丧、吊唁、出殡等环节，家族与社会建立了联系，强化了社会的认同感和凝聚力。传统葬礼也反映了中国传统文化中的自然观念和宇宙观。通过特定的仪式活动，如选择吉日、确定墓地等，表达了人与自然的和谐关系，体现了"天人合一"的哲学思想。

中国传统葬礼是孝道文化的重要体现，不同地区、不同民族的流程虽有差异，但基本流程大致相通。

① 临终关怀。中国传统葬礼始于临终阶段，子女需昼夜守在病榻前"送终"，确保逝者在亲人陪伴中离世。离世后，立即焚烧"倒头纸"，意为为逝者提供阴间路费。

② 遗体处理，包括净身更衣、停灵守孝。

净身更衣：由直系亲属用温水为逝者擦拭身体，更换寿衣（通常为奇数件，象征阴阳平衡），口中含银或饭团，寓意"含殓"。

停灵守孝：遗体移至堂屋灵床，头朝内脚朝外，点燃长明灯。子女披麻戴孝，遵循"五服"制度（斩衰、齐衰、大功、小功、缌麻），通过服饰材质与样式区分亲疏关系。

③ 报丧与吊唁。丧家通过"讣告"通知亲友，部分地区以鸣枪、敲锣等方式告知邻里。亲友携带纸钱、挽幛前来吊唁，行跪拜礼，丧家需回礼致谢。期间设"流水席"招待宾客，体现家族凝聚力。

④ 出殡与安葬，包括择日下葬、土葬仪式。

择日下葬：请风水先生选定吉日，避免与家属生辰八字相冲。出殡时，长子抱灵牌走在最前，次子持"引路幡"，沿途撒纸钱"买路"。

土葬仪式：棺木入土前需"暖穴"（焚烧纸钱），安葬后堆砌坟头，立墓碑。部分地区保留"停丧待葬"习俗，棺木停放山坡待吉日再葬。

⑤ 居丧守制。子女需守孝三年，其间不参加娱乐活动，春节贴白色春联。满周年时举行"除灵"仪式，焚烧灵牌与纸扎物品，标志丧期结束。

(2) 我国现代殡葬形式和葬礼

在中国，殡葬形式因地区、家庭和个人信仰而异，既有传统形式也有现代形式，主要有以下几种。

墓葬：这是中国最常见的现代殡葬形式之一，火化后，骨灰会被存放在骨灰盒中，然后安葬于公墓中。

生态葬：这是一种新兴的现代殡葬形式，包括树葬、花坛葬等。这种方式强调环保和与自然和谐共存，符合现代社会的环保理念。

海葬：将骨灰撒入大海也是一种现代殡葬形式，尤其在沿海城市较为常见。这种方式被认为是一种回归自然的方式。

草坪葬：在一些现代化墓园，人们会选择草坪葬，即不建传统墓碑，而是在草坪上放置小型纪念石或标识。

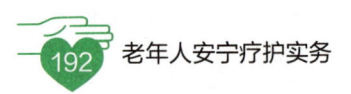

现代葬礼形式在中国的普及程度因地区而异，城市地区通常更倾向于现代形式，而农村地区则可能更保留传统习俗。

随着社会的现代化进程，中国葬礼文化也在不断适应新的社会环境，呈现出传统与现代并存的复杂格局。现代城市葬礼逐渐形成了一套标准化的程序，如设立灵堂、办理火化手续、出殡、火化、安葬和答谢宾客等，这些程序既简化了传统葬礼的复杂仪式，也融入了现代社会的特点和需求。

在城市地区，尤其是对于名人或有社会影响力的人物，可能会举行追悼会，这是一种现代形式的送别仪式，通常在殡仪馆或公共场所举行。

在农村地区，葬礼则保留了更多的传统元素，如入殓、守灵、出殡等，这些仪式通常由家族成员和邻里共同参与，体现了农村社会的互助传统和文化传承。

（3）不同宗教的葬礼

在中国，不同宗教的葬礼习俗各具特色，反映了各自对生死的理解和价值观。佛教葬礼强调简单、隆重和精神超度；道教葬礼融合了传统中国丧礼的元素，有其独特的仪式和习俗；伊斯兰教葬礼强调清洁、简朴和迅速安葬；天主教和新教的葬礼则有特定的宗教仪式和祈祷，强调精神安慰和信仰的力量。这些不同宗教的葬礼虽然形式各异，但都试图为生者提供表达哀思和寻找安慰的仪式和场所。

对于从事老年人安宁疗护工作的专业人员来说，理解中国葬礼文化的传统与时代变迁，以及不同宗教的葬礼习俗，具有重要的实践意义。它有助于安宁疗护人员更好地理解服务对象的文化背景和精神需求，提供更加全面、人性化的服务。同时，也有助于促进不同文化背景的人们之间的相互理解和尊重，共同维护社会和谐与稳定。

二、丧礼用品与场地布置

在中国传统的丧礼文化中，丧礼用品与场地布置承载着对逝者的缅怀与敬意，同时也体现了丧亲者对逝者的深厚情感。

1. 丧礼用品

丧礼用品主要包括棺材或骨灰盒、花圈花束、祭品、纸钱香烛及灵位遗像等。棺材或骨灰盒作为逝者安息之所，其选择依据逝者喜好、家庭信仰与经济条件，表达尊重与纪念。花圈花束常用菊花、百合等寓意纯洁哀悼之花，装饰现场，传达哀思和缅怀。祭品如水果、糕点、酒水，象征逝者在彼岸世界的美好生活。纸钱香烛，传统祭祀用品，寓意财富光明，寄托丧亲者的哀思与祝福。灵位遗像是丧礼的核心，承载着逝者精神形象，让亲友祭拜时感其存在，缅怀逝者。这些用品共同构成丧礼的重要元素，寄托着生者对逝者的无尽哀思。

2. 场地布置

灵堂是丧礼活动的核心场所，其布置应庄重肃穆，色调以黑色、蓝色等深色为主，避免鲜艳色彩。灵堂内应摆放祭案、烛台、香炉等物品，供丧亲者及亲友祭拜。同时，可设置花圈、花束等装饰物，增添哀思氛围。祭案作为供奉逝者祭品的平台，应置于灵堂中央或显眼位置，便于亲友祭拜。

3. 注意事项

① 尊重逝者与丧亲者的意愿，充分考虑逝者的文化背景与信仰，避免触犯忌讳或引起不必要的纷争。例如，在选择棺材或骨灰盒时，应尊重逝者生前的意愿与家庭信仰；在布置灵堂时，应避免使用逝者忌讳的色彩或物品。

② 保持丧礼现场的整洁与秩序，避免杂物乱放或人员拥挤。在丧礼用品的摆放与装饰物的设置上，应注重美观与实用相结合，避免过于繁琐或浪费。同时，应做好安全防范措施，确保丧礼活动顺利进行。

③ 遵守当地法律法规及殡葬管理规定，不得进行违法违规活动。在丧礼用品的选择与场地布置上，应尊重当地风俗习惯与法律法规，确保丧礼活动的合法性与规范性。

三、安葬服务

安葬服务是指为逝者提供从遗体护理（详见任务2）到墓地选择、葬礼策划及后续祭奠等一系列服务的总称。在中国，安葬服务不仅体现了对逝者的尊重与缅怀，还承载着深厚的文化传统和社会情感。随着社会的不断进步，安葬服务日益朝着更加文明、环保和个性化的方向发展。

1. 墓地选择

墓地选择是安葬服务的关键环节之一。墓地通常分为经营性公墓和公益性公墓两类。经营性公墓由个人或企业投资建设，提供多样化的墓地选择和个性化服务；公益性公墓则由政府投资建设，主要面向低收入群体和特殊人群。在选择墓地时，丧亲者应综合考虑墓地的合法性、地理位置、环境设施、管理服务以及文化传统等因素。

2. 葬礼策划

葬礼策划是安葬服务的重要组成部分，它涵盖了告别仪式、出殡仪式、安葬仪式等多个环节。在中国，葬礼策划通常结合了传统文化与现代元素，既体现了对逝者的缅怀与尊重，又满足了丧亲者对个性化服务的需求。同时，葬礼策划也注重环保与节约，鼓励采用鲜花代替纸钱、进行网络祭奠等新型方式。

3. 符合中国国情的安葬服务发展趋势

随着社会的不断进步和殡葬改革的深入推进，中国安葬服务呈现出新的趋势。

（1）文明节俭

国家积极倡导文明节俭的殡葬新风，鼓励采用鲜花代替纸钱、网络祭奠等新型方式，减少资源浪费和环境污染。同时，政府还通过出台相关政策、加强宣传教育等措施，推动殡葬行业的转型升级。

（2）绿色环保

绿色环保成为安葬服务的重要方向。越来越多的墓地开始采用树葬、花葬等生态葬法，既满足了丧亲者对逝者的缅怀需求，又实现了对环境的保护。同时，政府也在积极推动公墓绿化、美化等工作，提升墓地的整体环境质量。

（3）个性化服务

随着人们消费观念的转变和个性化需求的增加，安葬服务也呈现出多样化的趋势。一些墓地开始提供个性化的墓碑设计、丧葬仪式策划等服务，以满足丧亲者对逝者的独特缅怀需求。同时，一些企业也开始涉足殡葬行业，推出更加多样化的产品和服务。

（4）智能化管理

智能化管理成为安葬服务的新趋势。通过引入物联网、大数据等先进技术，可以实现对墓地的智能化管理和监控。这不仅可以提高墓地的管理效率和服务水平，还能为丧亲者提供更加便捷、高效的祭扫体验。

任务实施

表9-3 协助丧亲者处理丧葬事宜

操作环节		操作程序	注意事项
操作前：准备		① 自身准备：服务人员做好自身准备 ② 丧葬用品准备：根据丧亲者需求和预算，选购寿衣、骨灰盒、花圈、祭祀用品等丧葬用品 ③ 与丧亲者提前沟通：了解逝者的生平事迹、喜好、宗教信仰等信息，以便策划个性化的葬礼	根据逝者生前和丧亲者的需求，提供个性化的丧葬服务方案
操作中	（1）沟通与评估	① 自我介绍、核对逝者信息 ② 给予丧亲者心理慰藉 ③ 为丧亲者提供丧葬具体处理流程并作引导和解释，具体流程请扫码查看 ④ 根据逝者情况和丧亲者需求提供个性化的丧葬服务方案	① 注意语言的沟通技巧，做好人文关怀 ② 在殡仪馆或指定场所举行告别仪式，让丧亲者和亲友有机会向逝者表达最后的敬意和告别 ③ 在整个丧葬服务过程中，始终尊重逝者和丧亲者的意愿和感受
	（2）评估实施	① 为逝者选择合适的悼念活动 ② 根据逝者情况选择合适的丧葬仪式 ③ 观察丧亲者的心理状态	
	（3）评估干预	根据丧葬服务方案，提出针对性干预措施，并实时跟进处理	
操作后：整理记录		① 询问丧亲者对服务的满意度 ② 整理物品 ③ 洗手、记录	
风险防范		关注细节，确保丧葬服务的每一个环节都符合丧亲者的期望和要求	

丧葬的具体处理流程

资料卡

古代的厚葬与薄葬之争

春秋战国，诸侯纷争，统治者生前穷奢极欲，幻想死后到另一个世界，仍能显示赫赫权威，享受富贵生活，因而建造高大的坟墓，用许多贵重的物品随葬；加之儒家对孝道的倡导，故而形成厚葬之风。秦汉时期，随着集权政权的建立，坟墓等级分明，帝王的坟墓最宏大，称为陵。秦始皇陵，先后征发70多万人，修建40年，墓内还有阵容庞大的兵马俑；明朝十三陵，有富丽堂皇的地下宫殿；清朝东西二陵，有气势恢宏的陵寝建筑群。

历史上，薄葬与厚葬两种观念的斗争从未停止过。《墨子·节葬》提出："棺三寸，足以朽体；衣衾三领，足以覆恶。以及其葬也，下毋及泉，上毋通臭，垄若参耕之亩，则止矣。"庄子更是身体力行，《庄子·列御寇》记载，庄子将死，弟子欲厚葬，庄子曰："吾以天地为棺椁，以日月为连璧，星辰为珠玑，万物为赍送，吾葬具岂不备邪？何以加此！"后世，除帝王和一些显贵家族以外，用贵重物品随葬已不多见。

任务练习

扫码完成在线练习。

任务4　居丧期照护

 任务情境

刘阿姨，68岁，退休语文教师，与丈夫张伯伯（退休工程师）共同生活45年，育有一子一女。一个月前，张伯伯因慢性心力衰竭在家中安详离世，生前已接受3年规律治疗，夫妻二人对病情发展有心理准备。刘阿姨全程参与照护，并在临终阶段通过安宁疗护团队获得专业支持。张伯伯离世后，子女因异地工作无法长期陪伴，但每周通过视频通话保持联系，并委托社区志愿者每日探访。

【任务】刘阿姨目前的哀伤过程属于哪个阶段？如何为刘阿姨进行哀伤辅导服务？

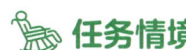 **任务目标**

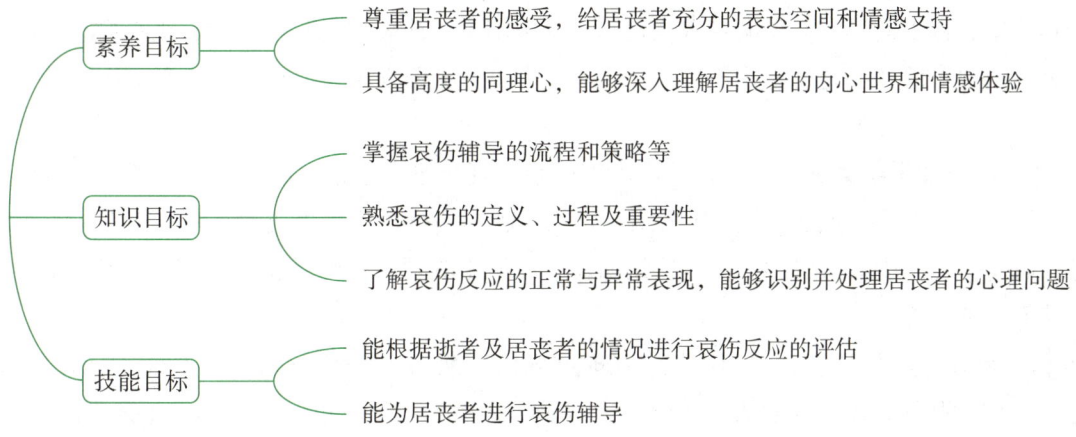

任务描述

一、居丧与居丧期

1. 居丧的概念

居丧，是指丧亲者在失去亲人（如父母、配偶等）之后的一种自然反应和哀悼过程。它基于孝与亲情，是人们在其亲人去世后的一段时间内遵循一定的习俗节制生活，以表示对亡人的哀悼和思念。居丧的观念深深植根于儒家传统孝道之中，认为子女在父母去世后应通过一定的方式来表达自己的悲痛和孝心。

2. 居丧期的定义与阶段

居丧期是从亲人去世到个体逐步接受事实并重建生活意义的过程。居丧期通常分为以下四个阶段。

① 认识到失去亲人的现实：这是居丧期的开始阶段，个体需要逐渐接受亲人已经去世的事实，

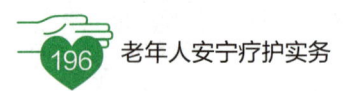

并开始进入哀悼过程。

② 感觉到丧失的痛苦：在这一阶段，个体会深刻体会到失去亲人的痛苦和悲伤，这种痛苦可能表现为生理上的不适（如筋疲力尽、头痛等）或情感上的压抑（如愤怒、悲伤等）。

③ 接受丧失对自己产生的影响：个体开始逐渐接受亲人去世带来的生活变化，并尝试调整自己的生活方式和心态来适应这种变化。

④ 寻找生活的意义，度过居丧期：在这一阶段，个体开始积极寻找新的生活目标和意义，努力从悲痛中走出来，重新投入生活中去。

二、哀伤反应

1. 哀伤的定义与重要性

哀伤是个体在经历亲人、朋友或重要他人离世后所经历的一系列情感、认知、行为和生理反应。理解哀伤有助于个体更好地处理丧失带来的痛苦，促进心理健康和社会适应。

2. 哀伤反应与过程

（1）正常哀伤反应

正常哀伤反应是个体在面对丧失（如亲人去世）时，所经历的一系列生理、情感、行为和认知上的变化。这些反应通常被认为是自然的、适应性的，有助于个体逐渐接受丧失并重新建立生活平衡。

① 生理反应：丧亲之后，居丧者会在一段时间内感觉到身体上的痛苦，持续的时间在 20～60 min 之间，因人而异。常见的有喉咙发紧、呼吸困难，或者觉得腹部空空、恶心呕吐，或者出现肌肉无力、胸口紧缩的痛楚感。丧亲后 6 个月内，居丧者生理方面的症状还可能有头痛、眩晕、失眠、食欲缺乏、消化不良等。

② 认知反应：如果亲人突然离世，居丧者可能会表现出不相信亲人已经离世的事实，会试图用各种方法和逝者"相见"；部分人会感到困惑、思维混乱、注意力不集中或健忘等，甚至在视觉、触觉、嗅觉、听觉方面产生短暂的幻觉。这些认知反应可能影响到日常生活和工作效率，但通常会随着时间的推移而逐渐改善。

③ 情绪情感反应：居丧者会在相当长一段时间内出现悲伤、沮丧、愤怒、内疚、焦虑、孤独等情绪反应，反应的强烈程度与居丧者的个性特点以及与逝者的情感深度相关。如果是久病的老年人，照护者在悲伤的同时还可能会有解脱感。随着时间的推移，该类反应通常会在一段时间后逐渐减弱，并随着对丧失的接受而逐渐消失。

④ 行为反应：居丧者在哀伤期间可能会出现睡眠紊乱、饮食紊乱、心不在焉、退出社交、回避与丧失事件相关的话题或场景等行为反应。这些行为反应是个体在尝试应对哀伤情绪时的一种自我保护机制。

以上生理、认知、情绪及行为的反应均属于正常哀伤的表现，但若这些症状持续超过 6 个月或者超过了当地文化的接受的范围，且悲伤情绪严重到无法进行日常活动，出现强烈自杀念头或行为，或者有长期注意力无法集中、记忆力减退等影响正常生活功能的情况，就可能转变为病理性哀伤。需要高度重视，及时引导其寻求专业精神科医生或心理咨询师进行干预和治疗。

（2）延长哀伤障碍

延长哀伤障碍是一种异常持久且剧烈的哀伤综合征，即死亡发生 6 个月后，个体对逝者的想念影响到了生活各方面，且社会功能受损。它超出了正常的哀伤过程，持续时间较长，且对个体的社会功能产生显著影响。典型症状包括强烈的思念、渴望或情感痛苦，频繁想起和回忆逝者，不相信或无法接受失去，难以想象没有逝者的有意义的未来，可引起工作、健康和社会功能严重受损。延长哀伤障碍需要区分文化因素的影响，避免将正常哀伤夸大化。

（3）预期性悲伤

预期性悲伤是指个体预感到有可能失去对自己有意义或有价值的人时，所出现的理智与情感上的反应和行为，是"对未来丧失的提前哀悼"。预期性悲伤由于对未来的不确定及对失去亲人的预期感到恐惧，认为自己无法承受亲人的离去，是对丧失的灾难化想象。这种情绪会加重照护者的照护压力，从而影响自身健康，出现睡眠障碍、情绪低落，甚至焦虑、抑郁等情绪障碍或者行为退缩、紊乱等表现，进而影响对老年人的照护质量。当老年人离世后，预期性悲伤的照护者除经历正常的哀伤反应外，还有可能陷入延长哀伤障碍，难以重新适应生活。

（4）哀伤过程的发展

心理学家科林·帕克斯（Colin Parkes）提出了哀伤过程的4个阶段，这4个阶段是循序渐进的，中间没有明显界限。丧亲者经历这些阶段大约需要一年时间，但每个丧亲者的表现和时间经历会有所不同。

① 麻木僵化期：这是哀伤过程的初期阶段，个体往往因为无法接受丧失的事实而表现出麻木、僵化的状态。他们可能会感到震惊、困惑，甚至无法相信所发生的事情。

② 渴念搜寻期：随着麻木僵化期的逐渐消退，个体开始进入渴念搜寻期。他们开始频繁地回忆逝者生前的点点滴滴，产生强烈的思念之情。同时，他们也可能会在日常生活中寻找与逝者相关的物品或线索，以寄托自己的哀思。

③ 忧郁绝望期：在这个阶段，个体可能会经历深刻的情感波动和内心挣扎。他们可能会感到沮丧、无助、绝望，甚至对生活失去信心和希望。这个阶段是哀伤过程中最为艰难和痛苦的时期。

④ 重组复原期：经过前面的挣扎和痛苦，个体逐渐开始接受丧失的事实，并尝试重新适应没有逝者的新生活。他们可能会通过寻求社会支持、参与活动、培养新的兴趣爱好等方式来转移注意力，缓解内心的痛苦。随着时间的推移，他们可能会逐渐走出哀伤，重新找回生活的乐趣和意义。

3. 哀伤评估

（1）哀伤评估的概念

哀伤评估是指对个体在经历丧失（如亲人去世等）后的情感反应、心理状态、行为变化以及生理健康等方面进行全面、系统的评估。其目的在于了解个体的哀伤程度、识别可能存在的哀伤障碍或心理问题，并为后续的哀伤干预和治疗提供科学依据。

（2）哀伤评估的主要内容

① 情感反应评估：评估个体的悲伤、愤怒、思念、孤独、无助等情感反应的强度和持续时间。关注个体是否存在过度哀伤、抑郁、焦虑等负面情绪。

② 认知功能评估：评估个体的现实感、记忆力、注意力、决策能力等认知功能是否受损。关注个体是否存在对丧失事件的否认、逃避或过度沉溺等认知障碍。

③ 行为表现评估：评估个体的社交活动、工作学习、生活自理等方面的行为变化。关注个体是否存在社交退缩、工作学习效率下降、生活自理能力受损等行为问题。

④ 生理健康评估：评估个体的睡眠质量、食欲、体重、身体状况等生理指标。关注个体是否存在睡眠障碍、食欲不振、体重下降等变化。

（3）哀伤评估的方法

① 标准化量表评估：即使用经过验证的标准化量表，如延长哀伤障碍问卷、复杂性哀伤问卷等。这些量表通过一系列问题来量化个体的哀伤程度、持续时间以及伴随的负面情绪和行为。标准化量表

哀伤评估标准化量表

评估具有客观性和可比性的优点，能够较为准确地反映个体的哀伤状况。

② 临床访谈评估：面对面的交流能深入了解个体的哀伤经历、情感体验、应对方式以及社会支持情况。因此，临床访谈评估能够获取更详细、更深入的个体信息，有助于识别潜在的哀伤障碍或心理问题。

③ 自我报告评估：让个体填写问卷或日记，记录自己的哀伤体验、情绪变化以及日常生活的影响。自我报告评估具有简便易行的优点，能够反映个体在较长时间内的哀伤状况。

三、哀伤辅导

1. 哀伤辅导的概念

哀伤辅导是指专业人员协助丧亲者在合理时间内产生正常悲伤，使其能够适应并重新开始正常生活。有效的哀伤辅导可帮助丧亲者增强身心承受能力，阻止其向非正常哀伤演变。

2. 哀伤辅导的目标

① 帮助丧亲者接受丧失的事实：通过辅导，使丧亲者能够正视并接受丧失的现实，减少否认和逃避的行为。

② 缓解哀伤情绪：通过情感支持和认知重构，帮助丧亲者减轻悲伤、愤怒、焦虑等负面情绪。

③ 提升应对能力：培养丧亲者的应对技能，使其能够更好地处理哀伤情绪，并逐渐适应新的生活环境。

④ 促进心理康复：帮助丧亲者重建心理平衡，找回生活的意义和价值，实现心理康复。

3. 哀伤辅导的流程

① 建立信任关系：通过倾听、理解和支持，与丧亲者建立稳固的信任关系，为其提供一个安全、舒适的倾诉环境。

② 评估哀伤状况：使用标准化量表或临床访谈等方法，全面评估丧亲者的哀伤程度、持续时间以及伴随的负面情绪和行为。

③ 制订辅导计划：根据评估结果，结合丧亲者的具体情况和需求，制订个性化的辅导计划，明确辅导目标、任务和步骤。

④ 实施辅导干预：运用情感支持、认知重构、应对技能培养等策略，对丧亲者进行辅导干预，帮助其逐渐走出哀伤。

⑤ 评估辅导效果：定期对丧亲者进行跟进和评估，了解心理状态、生活质量和哀伤情绪的变化，判断辅导是否有效，并及时调整辅导计划和方法。

4. 哀伤辅导的策略

① 提供情感支持：倾听丧亲者的哀伤故事，表达共情和理解，为个体提供情感上的支持和安慰。

② 引导情绪表达：鼓励丧亲者表达内心的悲痛、愤怒、自责等情绪，通过宣泄情绪来减轻心理负担。

③ 认知重构：帮助丧亲者重新评估丧失事件的意义和影响，调整不合理的认知，建立积极的自我认知和生活态度。

④ 应对技能培养：教授丧亲者有效的应对技能，如深呼吸、放松训练、时间管理等，帮助个体更好地应对哀伤情绪和生活压力。

⑤ 建立社会支持网络：鼓励丧亲者参与社交活动，建立新的社会支持网络，与亲朋好友保持联系，共同面对哀伤情绪。

任务实施

表9-4　为丧亲者进行哀伤辅导服务

操作环节		操作程序	注意事项
操作前：准备		① 个人准备：工作人员做好自身准备 ② 环境准备：环境安全，室内温度、湿度、光线适宜 ③ 了解丧亲者：丧亲者的情绪反应、心理需求，家庭、心理及社会支持等情况	注意了解丧亲者的文化习俗、宗教信仰及对死亡的态度
操作中	（1）沟通与评估	① 自我介绍、核对丧亲者信息 ② 通过会谈、心理疏导等方式，与丧亲者建立基本关系，了解其基本情况 ③ 寻求共识，明确辅导的目的、内容及辅导节奏 ④ 根据丧亲者情况选择合适的哀伤评估工具	① 在进行哀伤辅导时，要尊重丧亲者的文化习俗和宗教信仰，避免触犯其忌讳 ② 避免打断或贬低丧亲者的情绪，给予其充分的表达空间 ③ 观察丧亲者生命体征变化 ④ 必要时为丧亲者提供心理咨询，帮助其正确面对和接受丧亲的事实 ⑤ 提供必要的健康指导和建议，帮助丧亲者保持良好的身心状态
	（2）评估实施	① 请丧亲者进行哀伤量表评估 ② 观察丧亲者生命体征变化 ③ 观察丧亲者的心理状态	
	（3）评估干预	① 根据评估结果，为丧亲者制订针对性辅导方案 ② 定期对丧亲者的情绪反应和心理需求进行评估，根据评估结果调整辅导策略	
操作后：整理记录		① 询问丧亲者对服务的满意度 ② 整理物品 ③ 洗手、记录	
风险防范		如果丧亲者出现严重的心理问题或自杀倾向，要及时寻求专业心理咨询或危机干预服务	

资料卡

对逝者Say hullo again

由澳大利亚临床心理学家麦克·怀特创立的Say Hullo Again的叙事对话是指将生命中失落的故事用叙事的方式捡回来。当失落的故事有机会重新被看见、被理解，就会让人与故事重新联结，从断裂到联结总会带来疗愈和安定的力量。"Say Hullo Again"技术，强调的不是遗忘和逃避，而是面对和接纳。整合丧失的关系，意味着我们要学会与悲伤共处，还需要我们学会重新诠释过去，更需要我们学会在内心保留一份美好的回忆。

任务练习

扫码完成在线练习。

在线练习

项目十

安宁疗护照护者支持

照护者是指为需要帮助的对象提供关怀、支持与照料的人员，根据是否经过正规教育和培训分为专业照护者和非专业照护者。其中，专业照护者是安宁疗护的服务主体，非专业照护者是重要补充，两者相辅相成，相互促进。安宁疗护是一项极具挑战性的工作。从事安宁疗护的照护者经历多重压力，包括目睹老年人疾病的发展，执行看护任务，观察老年人的认知和行为变化，感到内疚和预期的悲伤，普遍工作压力大、照护负荷重，且存在种种情绪问题（如忧郁、焦虑、同情疲劳等症状）。这一群体存在多样的社会支持需求。因此，如何正确评估安宁疗护照护者的支持需求及如何给予安宁疗护照护者针对性的支持具有非常重要的意义。

任务1 专业照护者支持

任务情境

护理员小李，35岁，从养老区调入安宁疗护中心工作1年。近期，小李所在的安宁疗护团队接收了一位新的终末期老年人——张奶奶，69岁，诊断为结肠癌伴全身多发转移。给予禁食禁水、胃肠减压、制酸、止痛、静脉营养支持治疗，但仍经常腹痛腹胀难忍，呼吸困难，平时主要由其丈夫陪伴和照顾。张奶奶是小李重点照顾对象。小李和张奶奶是同乡，又特别投缘，因此她在照护的过程中与张奶奶产生了深厚的情谊，对其的遭遇深感同情。张奶奶去世后，小李很长一段时间情绪低落，时常想起张奶奶，食欲减退、入睡困难，已影响工作和生活。

【任务】护理员小李的心理状况是否正常？请为其制订支持方案。

任务目标

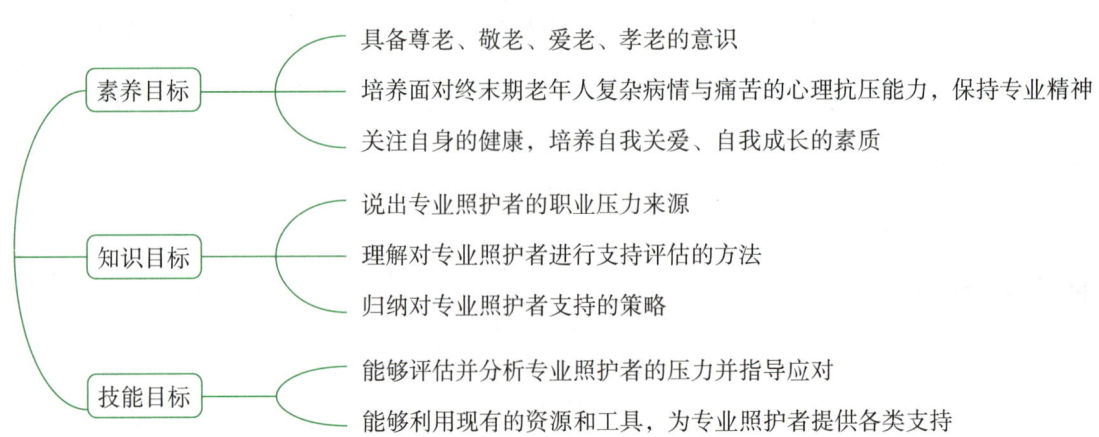

任务描述

一、专业照护者的职业压力

专业照护者作为跨学科团队中的核心成员,在终末期老年人及其家属全人照护中起到了十分重要的作用,同时也会承受较大的职业压力。具体表现为紧张、焦虑抑郁、哀伤、职业倦怠、共情疲劳等问题。大部分专业照护者在老年人死亡前会产生哀伤情绪,在老年人死亡后出现哀伤情绪,而这些不良情绪会对他们的职业生涯、日常生活、工作状态等产生影响。

二、专业照护者的职业压力来源

1. 外在因素

包括职业环境因素、人际关系因素、社会认同因素等。专业照护者是安宁疗护中与老年人接触最密切的成员,不仅承担了具体和实际的照护任务,而且还要直面老年人死亡、老年人家属的哀伤与痛苦。这些职业环境不仅会给专业照护者造成直接的冲击,还可能使其产生代入感,引发紧张、挫折、无助感等情绪反应。同时,安宁疗护以跨学科协助模式进行,专业照护者在工作中面临多种人际关系。不同个体价值观、理解力、行为方式等因素的差异都会引起团队间的争论。如果不能有效地分析和处理这些不同观点,势必会导致专业照护者产生压力甚至职业倦怠。另外,由于公众对安宁疗护理念认知不足,对安宁疗护的重要性和安宁疗护工作的职业价值的认识还有待进一步提升。专业照护者不仅需要面对其他专业人员的不认同、亲友及大众的不理解,会感到个人价值不能实现,容易引发疲惫、焦虑、沮丧等身心反应。

2. 内在因素

包括角色冲突、应对方式、岗位胜任等。首先,安宁疗护中专业照护者在工作中需同时兼任照顾者、教育者、研究者、心理咨询师等角色,在家里需同时兼任配偶、父母、子女等角色。当角色行为不能很好地满足特定角色期望,就容易导致角色冲突,引发焦虑、苦恼、效率下降等压力反应。

其次,在安宁疗护照护的过程中,专业照护者与终末期老年人联结最紧密,长时间面对病情危重、住院时间长、身体虚弱的老年人,不可避免地会产生代入感,容易产生失落与哀伤的情绪,这些负性情绪得不到有效管理就会慢慢转变成压力。另外,终末期是一个复杂的过程,安宁疗护专业照护者不仅需要为老年人提供身体层面的照料,还需全面评估心理、社会、精神上的需求,同时兼顾家属的需求。随着老年人病情的加重,面临的挑战就会越多,因此也会带来岗位胜任方面的压力。

三、专业照护者评估

1. 评估内容

(1)心理状态

使用焦虑自评量表、抑郁自评量表或筛查量表评估照护者有无焦虑、抑郁情绪及心理韧性。研究表明,长期接触终末期老年人的照护者易出现"替代性创伤",表现为失眠、情感麻木或过度共情。

(2)职业倦怠

使用照护者职业胜任力、职业倦怠相关量表评估照护者是否有情感耗竭,如下班后不想说话、对老年人冷漠、个人成就感低落、自我否定等。

(3)社会支持

使用社会支持评定量表评估照护者家庭支持(配偶、子女的理解),团队协作(跨学科配合度),

机构支持(心理咨询资源可及性)及社会网络(志愿者服务衔接)。

（4）应对方式

建议使用应对方式量表评估照护者的应对方式情况：是积极应对（如寻求同事帮助、参加培训），还是消极应对（如回避问题、过度使用药物）。

2. 评估方法

（1）访谈法

是指通过面对面的交谈来了解专业照护者的心理和行为的状态。根据访谈目标和对象的个性化特点，决定采用结构型访谈还是非结构型访谈。前者按定向的标准程序，采用问卷或调查表形式进行；后者则是非定向标准化程序的自由交谈。

（2）观察法

通过观察，记录专业照护者在交接班、照护场景、急救等情境下的表情、语言、肢体语言、行为表现（如手抖、回避眼神等）。

（3）量表法

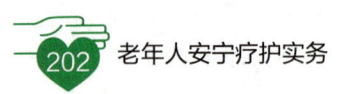
广泛性焦虑自评量表

① 广泛性焦虑自评量表：得分范围0～21分，用于筛查个体的焦虑症状。0～4分表示无焦虑，5～9分有轻度焦虑，10～13分为中度焦虑，14～18为中重度焦虑，19～21分为重度焦虑。

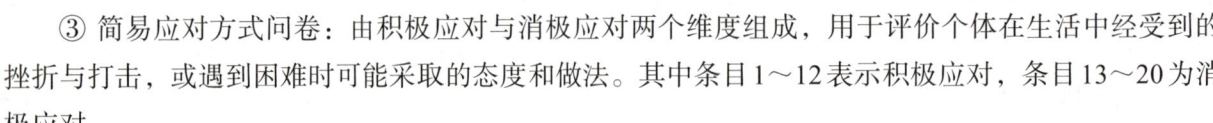
简易抑郁筛查量表

② 简易抑郁筛查量表：属于自评量表，主要用于筛查抑郁个体，得分范围0～27分。核心条目1、4、9，任何一项得分大于1分需关注；条目1、4为抑郁的核心症状，条目9有自伤意念。0～4分表示无抑郁，5～9分有轻度抑郁，10～14分为中度抑郁，15～19为中重度抑郁，10～27分为重度抑郁。

③ 简易应对方式问卷：由积极应对与消极应对两个维度组成，用于评价个体在生活中经受到的挫折与打击，或遇到困难时可能采取的态度和做法。其中条目1～12表示积极应对，条目13～20为消极应对。

四、对专业照护者支持的策略

1. 外部支持

（1）形成有效的激励机制

创建积极的组织文化，鼓励专业照护者更多参与组织发展，促进组织目标实现，比如激发共同愿景、帮助专业照护者应对临床工作上的挑战、促进多方合作、激励人心、树立榜样等。

（2）打造支持性的工作环境

在物理环境方面，确保工作场所安全舒适，配备必要的设施，应用智能化技术，提高工作效率并降低体力劳动强度。在人文环境方面，促进同事间的良好关系，建立互助小组，定期举办团队活动，增强集体凝聚力。在心理支持方面，设立专门的心理咨询服务，为照护者提供情感支持和专业指导；定期开展心理健康讲座或研讨会，提高专业照护者自我心理调节能力。

（3）提供培训与发展机会

提供最新的医学知识和技术培训，包括疼痛管理、症状控制等专业技能，提升岗位胜任力。一方面可以加强沟通技巧、冲突解决能力等软技能方面的培训，帮助照护者更好地处理复杂的人际关系。另一方面可以鼓励专业照护者参与科研项目，推动安宁疗护领域的进步和发展。

（4）提升公众认知与支持度

协助照护者链接当地的社会服务机构，获取外部的帮助和服务资源，如志愿组织、慈善团体等。通过媒体宣传和社会活动提高公众对安宁疗护的理解和支持，减少误解和偏见，增加社会认同感。为照护者的家庭成员提供信息和支持,让他们能够理解和支持照护者的职业选择和个人成长。

2. 自我支持

根据有关研究,压力源作用于个体,能否产生压力主要取决于以下重要的心理学过程,即认知评价和应对方式。对于专业照护者来说,他们经常面临高强度的工作压力,如老年人的病情恶化、死亡带来的哀伤以及职业倦怠等问题。因此,专业照护者可以通过改变自己的情绪、认知和应对方式,进行自我支持。

（1）增强自我认知

学习识别并挑战消极思维模式,用更积极、现实的观点替代它们。首先,有意识地识别和理解自身所面临的压力源及其对自身的意义;发展应对技能如问题解决技巧、沟通技巧、情绪管理等,以便有效地应对不同类型的挑战;保持乐观的态度,寻找工作中的积极元素,赋予日常照护活动更深的意义,从而增强职业满足感和个人成就感。其次,可以通过正念冥想等方式,培养对当下的关注,减少对未来或过去的过度担忧。

（2）调整认知评价

首先,明确安宁疗护的边界,认识到无法改变所有结局,但可通过专业照护提升老年人生命质量;其次,通过定期回顾工作案例,确认自身努力和专业贡献,减少因老年人离世产生的无意义感。也可以参与心理学认知相关培训,学习情绪调节、哀伤辅导等技能,增强对复杂情境的认知应对能力。还可以主动寻求心理咨询师或同辈支持小组的帮助,借助专业力量调整认知偏差。

（3）提升应对方式

① 调整工作与生活:保持均衡营养的饮食习惯,确保摄入足够的维生素和矿物质,支撑良好的体能和心理状态。重视睡眠质量,建立固定的作息时间表,保证每晚有足够的休息时间,帮助恢复体力和精神。学会合理设定工作和个人生活的边界,避免将工作压力带入家庭生活。

② 适度运动:运动可降低皮质醇（压力激素）水平,提升内啡肽、多巴胺等"快乐激素"分泌,清空"压力缓存",直接缓解焦虑情绪。运动通过激活副交感神经（负责"放松模式"）,抑制交感神经过度兴奋,帮助身体从"战斗或逃跑"的应激状态中解脱,进入放松模式。因此,安排一定时间进行适度的身体活动,如散步、瑜伽或其他形式的锻炼,可以促进身体健康和精神放松。

③ 宣泄放松:可以通过放松训练如深呼吸练习、正念冥想、渐进性肌肉松弛及芳香疗法等心理调节方法进行自我调节,增强适应能力。也可以参与绘画、写作、音乐等创造性艺术表达活动,作为一种非语言的情感宣泄途径。

任务实施

表10-1 为专业照护者进行心理状况评估并制订支持方案

操作环节	操作程序	注意事项
操作前:评估准备	① 评估人员个人准备: 确保评估人员具备相关培训和经历资格;准备好评估工具和材料,如问卷、量表等;向专业照护者解释评估的目的和重要性 ② 环境准备:环境安静、舒适,避免干扰 ③ 非专业照护者:专业照护者应处于放松状态,便于评估	

续表

操作环节		操作程序	注意事项
操作中	（1）沟通与评估	① 向专业照护者自我介绍，建立信任关系 ② 介绍评估内容、目的、步骤及注意事项，确保照护者理解 ③ 收集照护者的个人信息、询问照护者的感受和需求 ④ 根据照护者的情况选择合适的评估量表	① 在评估过程中，注意观察照护者的情绪变化 ② 尊重照护者的感受，提供情感支持 ③ 保持沟通的开放性和透明度，确保照护者理解和接受支持措施
	（2）评估实施	① 使用选定的量表对照护者进行评估 ② 观察照护者在评估过程中的行为和情绪变化 ③ 观察照护者的心理状态	
	（3）评估干预	根据评估结果，分析照护者的需求、压力、社会支持等，制订个性化的支持计划并实施干预，定期跟踪评估，调整支持措施	
操作后：整理记录		① 询问照护者对提供的支持和服务的满意度 ② 记录评估结果和干预措施	
风险防范		识别照护者可能面临的潜在风险，如过度疲劳、心理健康问题等。提供相应的预防措施和紧急预案	

资料卡

正念自我照护[①]

正念自我照护在提高安宁疗护从业者专业生活品质中起着重要作用，提高对自我照护的认识和参与是个人能够更好地管理生活压力源并达到最大潜力的一种方式。参与正念自我照护实践可以预防心理健康问题，减轻职业倦怠。

任务练习

扫码完成在线练习。

任务2　非专业照护者支持

任务情境

王阿姨，65岁，患有晚期肺癌，已经在家接受安宁疗护。她的女儿小张，35岁，是一名小学教师，平时工作繁忙，但为了照顾母亲，她不得不请假在家。小张虽然非常爱母亲，但缺乏专业的照护知识

---

① 段晴楠，王梓瑜，薛云珍，等.安宁疗护从业人员正念自我照护和专业生活品质的相关性研究进展［J］.护理研究，2023，37（14）：2557—2563.

和技能,感到非常焦虑和无助。她不仅要处理母亲的身体不适,还要应对自己的情绪压力,同时还要处理家庭的经济问题。

【任务】请对小张的状态进行评估,并给予支持。

任务目标

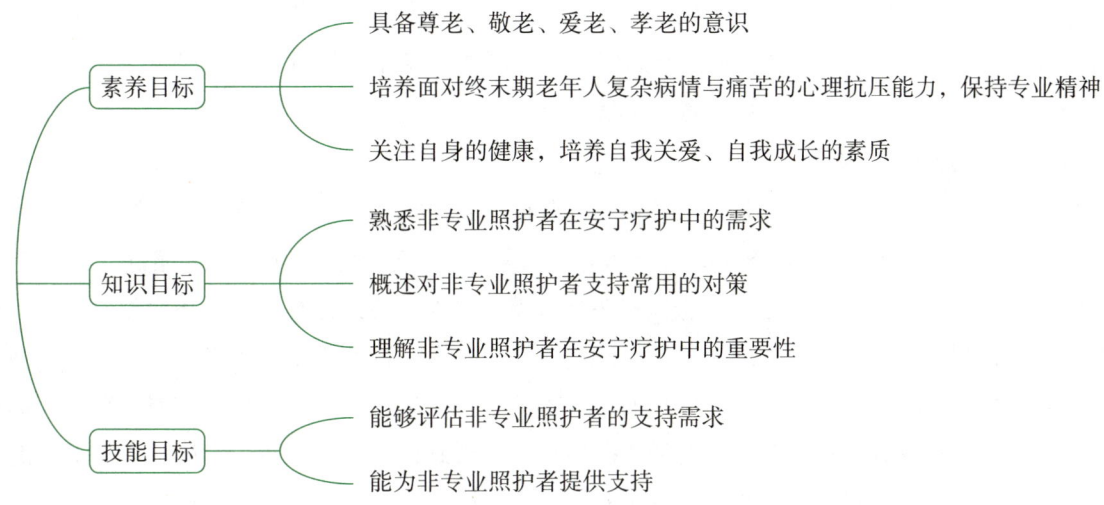

任务描述

一、非专业照护者支持的重要性

在安宁疗护中,非专业照护者(通常是老年人的家属、朋友或志愿者)承担着重要的照护任务。这些照护者在提供日常照顾的同时,还需要面对巨大的情感和心理压力。因此,对非专业照护者进行支持需求评估,是确保他们能够有效履行照护职责、提高照护质量和自身生活质量的关键步骤。

二、非专业照护者支持的需求

1. 对老年人照护能力提升方面的需求

(1)疾病知识需求

疾病知识需求最常见,涉及多个方面,包括疾病信息、疾病进展、目前的治疗方案和护理措施、治疗方案的变化和选择、治疗中有可能出现的问题及应对方法、老年人服药情况(如剂量、时间、作用和不良反应)等。另外,对终末期老年人疾病预期进展方面的知识需求也非常迫切,照护者迫切需要知道老年人疾病进展情况,接近死亡状态时的标志症状,以便他们可以做好准备。同时,照护者注重获取功能保持方面的知识,希望掌握一定的功能保持技巧,以维持老年人尊严,提高其生活质量。主要表现在肢体功能锻炼目的、项目、时机、风险因素管理、老年人出行方式以及注意事项,还有防护用品的使用等。

(2)照护技巧需求

随着老年人病情的进展,老年人的临床表现、用药和治疗方案可能会不断改变,主要照护者迫切需要掌握如何根据老年人的症状、体征及心理状况进行针对性照护的各种技巧,以使自己在出现新情

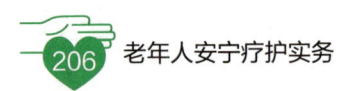

况时能够尽快适应，保证为老年人提供高质量的照护。其中，疼痛管理是主要照护者普遍关注的重点。照护者希望学习如何正确评估老年人的疼痛和缓解疼痛的方法。其次，合理营养与膳食是终末期老年人照护中的重要环节。照护者希望通过改善饮食，选择有食欲和有营养的膳食达到缓解老年人不适，保证老年人营养的目的。另外，如何进行疾病的观察、老年人临床症状的管理以及改善老年人的睡眠质量等也是主要照护者常见的照护技巧需求。

（3）资源链接需求

非专业照护者常需协助申请医疗救助、社保等经济支持，尤其在老年人家庭经济困难时，需链接政府救助资源（如民政部门、妇联）及公益慈善项目，同时非专业照护者还有志愿服务与人力资源调配、哀伤辅导、司法援助、心理咨询等资源链接需求。

2. 自我照护方面的需求

照护终末期老年人对家庭而言是一个长期且高强度的应激过程。老年人和家属的日常生活、心理状况、家庭角色、家庭计划甚至经济收入等都会受到影响。主要照护者不仅需要陪同老年人经历诊断、获取诊疗信息、共同参与治疗决策、承担医疗费用、多次入院治疗等过程，还要承担维系家庭生活等多种责任，加之恐惧疾病的进展、害怕可能随时失去亲人，这些都给照护者带来了包括心理、精神和社会等多个层面的压力。因此，他们在照护终末期老年人的过程中，不仅存在照护老年人信息需求方面，还包括他们自身自我照护方面的需求。需求无法得到识别和满足将会对照护者的身心健康产生不良影响，并且直接或间接影响终末期老年人的生活质量。

（1）身体需求

研究显示，长期搬运老年人是非专业照护者肌肉、骨骼损伤的主要诱因，因此如何降低体力负荷与进行运动系统保护、疲劳管理与睡眠恢复是非专业照护者的主要身体需求之一。

（2）心理需求

照护者角色或照护老年人的经历给照护者带来了各种形式的心理情绪困扰和症状。存在无助、无望、幸福感低等负性心理问题，严重者会出现抑郁及精神障碍。心理问题还会引起疲乏、失眠、食欲减退等一系列生理症状。长期的心理问题以及躯体症状困扰，使照护者迫切需要得到情感支持。照护者的心理支持需求主要包括管理自身消极情绪和缓解老年人痛苦心理。安宁疗护人员应主动了解终末期老年人照护者的心理支持需求，并给予适当的指导与帮助，以改善其心理健康水平。

（3）社会需求

照护终末期老年人使照护者不得不改变个人计划，甚至丧失工作机会，严重打乱了照护者的日常生活规律。长时间居家或住院照护终末期老年人，使照护者社会参与度明显减少，甚至出现社会隔离。此外，照护老年人占用了大量的精力和时间，照护者不能充分地去了解家庭、社区和政府中可以利用的资源，也不知道如何强化现有的社会支持网络。安宁疗护人员应该主动关心照护者，给他们提供可利用的社会资源以及利用社会支持的各种途径，以最大程度构建照护者的社会支持网络，满足其社会需求。

（4）精神需求

非专业照护者的精神支持需求是不可忽视的。照护终末期老年人消耗了主要照护者绝大多数时间和精力，使他们缺少与外界的交流，独自默默承受孤独和无助感，承受着精神上的痛苦。很多照护者在照顾终末期老年人的过程中，忽视了自身精神和信仰的需求。安宁疗护人员应该为照护者提供精神上的关怀，与照护者建立合作、信任的交流渠道和沟通平台，倾听照护者的叙述，鼓励其发泄悲痛，以帮助缓解其精神痛苦，满足照护者精神需要，使其保持良好的精神状态。

三、非专业照护者评估

1. 评估内容

（1）照护能力

评估是否掌握基础护理技能、是否对老年人常见症状具有识别与初步处理能力。

（2）身心状态

评估是否存在肌肉劳损，如腰背痛、睡眠剥夺或慢性疲劳综合征；是否有焦虑、抑郁情绪；是否有职业倦怠风险。

（3）社会支持状况

评估其家庭成员分工的合理性，如是否独立承担全部责任；评估亲属情感支持的有效性，如是否获得配偶或子女的理解。

（4）外部资源获取链接能力

评估是否了解社区医疗、法律权益、慈善援助等社会资源，并具备申请能力，如填写医疗补助表格、对接临终关怀机构。

2. 评估方法

（1）访谈法与观察法

参考专业照护者评估。

（2）量表法

① Zarit照护者负担量表（ZBI）：主要用于评估照护者负担，涵盖照护者在心理、生理、经济及社会交往方面的负担。得分范围0~88分，得分在0~20分表示轻度负担，得分在21~40分表示中度负担，得分41分以上为重度负担。该量表请扫码查看。

Zarit照护者负担量表（ZBI）

② 社会支持量表：用于反映个体在社会中所获得的社会支持。包括情感支持、物质支持、信息支持、社交支持4个维度。得分越高说明社会支持越好。

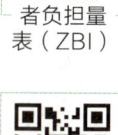

社会支持量表

3. 评估注意事项

① 选择合适的工具评估照护者的负担水平。
② 定期检查照护者的健康状况；评估照护者愿望、需求、优先事项、家庭护理时间。
③ 评估照护者继续工作、开始工作（或重返工作）及接受培训相关的意愿、现况和需求。
④ 评估照护者有无角色缺失问题，如照护者是否能意识到自身的护理人员属性。
⑤ 评估照护者家庭支持水平，如家庭中是否有其他照护者存在。
⑥ 了解照护者及老年人当前面临的护理问题，不要对照护者执行护理任务的意愿和能力做出假设。
⑦ 评估照护者家庭经济情况。

四、对非专业照护者的支持

1. 提升照护老年人的能力

（1）针对疾病知识宣教

针对老年人常见慢性病如高血压、糖尿病、认知障碍等，开展疾病特点、症状管理及药物使用的系统性宣教，帮助照护者理解疾病进展与日常护理要点。提供认知障碍老年人异常行为如攻击性、重复行为的应对策略，降低照护压力。指导照护者评估老年人的自我照护需求，分析能力与资源缺口，制订个性化照护计划

（2）培训照护技巧

① 基础技能：包括防压力性损伤护理、协助进食/排泄、体位调整、安全防护（如预防跌倒）、危机应对技能等。

② 沟通技巧：学习与失能、失智老年人的非语言沟通方法，化解冲突并理解情感需求。

③ 心理支持：掌握和识别焦虑、抑郁等心理异常的方法，通过语言鼓励、引导参与活动等方式改善老年人情绪。

④ 康复辅助：指导简单康复训练，如协助步行、使用辅助器具等。

（3）帮助链接资源

提供社区医疗、慈善援助、法律权益等社会资源信息，协助申请医疗保障或福利政策。引入志愿者团队或专业机构，分担生活照料、陪伴等服务，减轻照护负担。建立跨学科协作网络，协调医护人员、心理咨询师等提供技术支持。

2. 增强自我支持的能力

（1）身体适应

一方面，指导照护者学习正确的护理姿势，如搬运技巧，预防肌肉劳损。强调规律作息与健康管理，避免因长期疲劳引发自身健康问题。另一方面，指导照护者自我锻炼及身体放松，保证自身体魄健康才能更好地照顾老年人。

（2）心理调适

鼓励定期倾诉压力，通过家庭会议、支持小组等途径获得情感支持。提供应对照护倦怠的技巧，如正念减压、短暂休息，必要时引导其寻求心理咨询。

（3）社会支持

动员家庭成员共同参与照护，明确分工以减少孤立感。通过搭建社区或信息平台，促进经验分享与资源互通，为主要照顾者提供支持和帮助，主动为照顾者提供相关信息，如终末期照护机构介绍，提供居家、门诊照顾的安宁疗护机构信息，介绍政策福利、医保报销、低保、大病救助、特殊门诊等相关性政策和救助机构等。

（4）精神引导

协助照护者理解生命教育的意义，陪伴老年人回顾人生、完成心愿，做好"四道人生"，促进双方心灵安宁。尊重老年人宗教信仰，协调宗教人士或志愿者提供精神抚慰。

任务实施

表10-2 为非专业照护者进行评估并给予支持

操作环节	操作程序	注意事项
操作前：评估准备	① 评估人员个人准备：确保评估人员具备相关培训经历和资格；准备好评估工具和材料，如问卷、量表等，向非专业照护者解释评估的目的和重要性 ② 环境准备：环境安静、舒适，避免干扰 ③ 非专业照护者：非专业照护者应处于放松状态，便于评估	评估过程中保持尊重和同理心，注意隐私保护

续表

操作环节		操作程序	注意事项
操作中	（1）沟通与评估	① 向非专业照护者自我介绍，建立信任关系 ② 介绍评估内容、目的、步骤及注意事项，确保非专业照护者理解 ③ 收集非专业照护者的个人信息、询问其感受和需求 ④ 根据非专业照护者的情况选择合适的评估量表	① 在评估过程中，注意观察非专业照护者的情绪变化 ② 尊重非专业照护者的感受，提供情感支持 ③ 保持沟通的开放性和透明度，确保非专业照护者理解和接受支持措施
	（2）评估实施	① 使用选定的量表对非专业照护者进行评估 ② 观察非专业照护者在评估过程中的行为和情绪变化 ③ 观察非专业照护者的心理状态	
	（3）评估干预	根据评估结果，分析非专业照护者的需求、压力、社会支持等，提供具体的建议和支持措施，并定期跟踪评估，调整支持措施	
操作后：整理记录		① 询问非专业照护者对提供的支持和服务的满意度 ② 记录评估结果和干预措施	
风险防范		识别非专业照护者可能面临的潜在风险，如过度疲劳、心理健康问题等。提供相应的预防措施和紧急预案	

资料卡

喘息服务[①]

喘息服务又称间歇性护理服务，最早在美国、澳大利亚等国家提出，指将居家患者暂时送到社会服务机构或由服务人员上门服务，由专业人员提供短暂性、周期性、计划性照顾服务，使照护者得到短暂休整。喘息服务的实施对象虽为患者，但主要目的是为减轻家庭照护压力，照护者作为照护负担的承受者，在照护工作方面的能力、水平及耐受性是决定喘息服务是否介入的重要因素。因此，在进行喘息服务介入评定时，应当从照护者及患者双方角度出发，多层次、多角度、多方面地进行居家照护评估，确保患者家庭及时获取社会支持资源。

任务练习

扫码完成在线练习。

在线练习

---

① 孔晓倩，王婧怡，牛淑珍，等.居家式喘息服务对失智患者非正式照护者支持的证据总结［J］.中国护理管理，2024，24（09）：1377—1382.

项目十一

安宁疗护服务项目管理

安宁疗护服务项目管理是提升终末期老年人生活质量的重要实践，它系统整合了医疗、心理与社会支持力量，为老年人及其家庭带来温暖与尊严。科学的项目管理是保障其服务效果的核心，通过安宁疗护服务项目规划与设计，合理配置资源，满足老年人及其家属多方面需求。安宁疗护服务个案管理则为每位老年人提供个性化的照护方案，确保其得到精准照护。安宁疗护服务质量与绩效管理，能不断提升服务水平，保证服务质量。

任务1　安宁疗护服务项目规划与设计

任务情境

某医养结合机构，机构内有500个床位，主要收住卧床老年人。每月约有10位老年人处于生命终末期，并最终自然离世。目前机构提供基础护理服务，但对生命终末期老年人的疼痛管理、心理支持、精神支持等服务专业技术薄弱。老年人家属和老年人希望获得更专业的安宁疗护服务，避免痛苦和不必要的医疗干预。然而，机构现状与市场需求存在差距，目前需要加强安宁疗护服务能力以满足老年人及其家属的需求。

【任务】请帮助该机构规划和设计一个安宁疗护服务项目。

任务目标

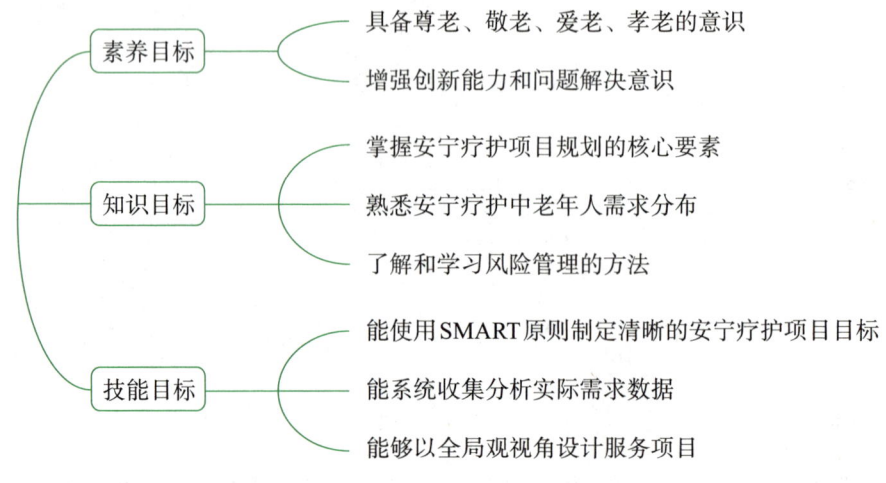

任务描述

要系统地策划一个安宁疗护项目,需要对项目进行全面分析和了解,确保各个要素协调运作,形成一个专业、高质量、可持续的服务体系。项目设计大体可以分为三部分内容,分别是需求调研、可行性分析和项目计划。

一、需求调研

需求调研是安宁疗护项目规划的首要阶段。充分的项目调研是成功项目规划的基础,旨在了解老年人、老年人家属以及相关利益方的需求和期望,为服务设计提供依据。利用5W1H(Who,What,Where,When,Why,How)明确调研问题,注意针对终末期老年人需求、家属支持需求、市场可行性和机构资源能力等方面进行调研,包括但不限于以下内容。

① 老年人:疼痛管理、心理支持、精神需求。
② 老年人家属:护理知识、情感支持、沟通需求。
③ 市场:安宁疗护的接受度、竞争对手服务模式。
④ 机构:设施、人员、资源是否匹配需求。

通过调研来了解当前机构服务能力与老年人实际需求,以及市场潜在需求与现有市场供给之间的差距。

二、可行性分析

对调研数据和结果进行可行性分析是安宁疗护项目前期规划的重要环节,具体包括以下内容。

1. 市场与需求可行性分析

① 明确目标客户以及对应需求:终末期老年人可能更加强调家属的支持作用、慢性病老年人更渴求身体需求的满足,而家属面对终末期老年人需要更多的心理支撑,帮助家属去以积极姿态面对老年人,给予老年人信心。
② 关注目标区域内潜在老年人数量以及需求增长趋势。
③ 研究区域内现有安宁疗护机构的服务内容、收费标准和市场份额。

2. 资源与组织可行性分析

① 分析人力资源是否充足:即机构现有医护人员是否具备安宁疗护相关资质,是否需要引入跨学科团队(如心理咨询师、药剂师)。
② 分析设施设备是否完善:即机构现有设施是否满足安宁疗护需求(如护理病房、氧气机、镇痛泵),是否需要新增或改造硬件设施(如家庭陪护房)。
③ 分析技术支持是否到位:即机构是否具备远程医疗、老年人监测等技术能力,IT系统是否支持老年人数据管理和反馈。

3. 经济可行性分析

① 成本分析:初期投入需要考虑场地改造、设备采购、人员培训费用,运营成本则需要考虑人力成本、药品耗材、设备维护。
② 收益分析:收入来源含护理套餐收费、增值服务收费(如愿望清单服务)、政府补贴、保险合作,定价策略则需要根据市场接受度和机构运营成本设计合理的收费标准。

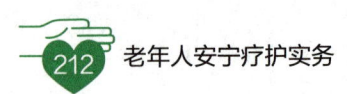

③盈利能力：短期盈利目标需要在3年内达到盈亏平衡，其间进行长期发展规划，5年后实现规模化盈利。过程需关注潜在风险，如老年人支付能力不足、运营成本过高，做好预案。此外，收费需达到透明，避免因定价过高导致客户不信任，脱落率高。

4. 政策与法律可行性分析

设计的安宁疗护项目需要符合安宁疗护相关政策支持（如政府补贴、医保报销）并融入国家或地方的健康服务体系。

5. 风险分析

合理评估和分析未来可预见的风险也至关重要。如需求不足、竞争激烈带来的市场风险；服务流程不完善、资源不足带来的运营风险；资金短缺、成本超支带来的经济风险；政策支持减少或法规调整带来的政策风险；等等。

通过需求、资源、经济、政策和风险多维度的分析，养老机构可以系统评估安宁疗护项目的可行性，并制订清晰、科学的实施计划，从而有效提升项目成功的可能性和可持续性。

三、项目计划

在安宁疗护项目的前期调研与规划阶段，项目计划与预算是核心环节，目的是明确项目的执行路径和资金需求，确保项目能按期、按质完成，同时具备经济可行性。

1. 制订项目计划

（1）明确项目目标

① 遵循SMART原则，具体如下。

S（Specific，具体性）：目标需清晰明确。

M（Measurable，可衡量性）：目标设定应有量化指标。

A（Achievable，可实现性）：目标需符合资源和能力范围。

R（Relevant，相关性）：目标需符合项目整体战略。

T（Time-bound，时限性）：设定明确的时间期限。

② 项目总目标：提供高质量的安宁疗护服务，满足老年人、老年人家属及相关利益方的需求。

③ 阶段性目标，具体如下。

短期目标（1～3个月）：完成调研与规划，准备项目启动。

中期目标（4～12个月）：开展试点服务，完善服务流程。

长期目标（1年以上）：全面推广服务，实现规模化运营。

（2）分解项目工作任务

将整体项目分解为具体任务，明确各阶段的重点工作。

① 前期调研（第1～3个月）：市场调研与需求分析，资源与设施评估，可行性分析与报告撰写。

② 项目启动（第4～6个月）：招募与培训团队，改造护理设施，开展试点服务。

③ 试点实施（第7～12个月）：实施服务流程，收集老年人与家属反馈，评估并优化服务内容。

④ 全面推广（第13个月起）：扩展服务范围，开展品牌营销。

（3）制订项目计划

利用工具来制订项目计划（见表11-1），其中，商业模式画布最为常用。

表11-1　项目计划制订工具

方法	侧重点	适用阶段
商业模式画布	全面梳理服务商业模式	服务整体规划
价值主张画布	深度挖掘客户需求与价值交付	产品定位与设计
服务蓝图	优化服务流程和细节	流程优化与实施
用户旅程图	提升老年人和家属的体验	服务优化与体验设计
设计思维	创新服务产品和体验	新产品开发与创新
SWOT分析	分析内外环境，明确战略方向	战略规划与市场分析
精益创业画布	快速试错，优化商业模式	初期产品开发与试点

商业模式画布（Business Model Canvas，BMC）是一种结构化工具，旨在帮助企业或项目系统性地分析和设计商业模式。BMC将复杂的商业模式拆解为9个关键模块，通过视觉化方式简洁地呈现企业如何创造、传递和获取价值（见图11-1）。

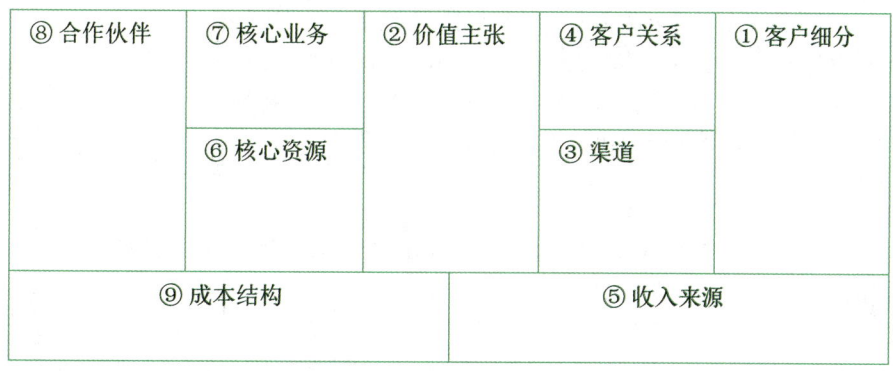

图11-1　商业模式画布

① 客户细分：定义企业服务的目标客户群体，如老年人群、终末期老年人（安宁疗护服务）。

② 价值主张：企业为客户创造的核心价值与独特卖点，体现在创新、性能、定制化、品牌地位、价格、便利性等方面，如尊严护理、个性化护理方案。

③ 渠道：企业如何将产品/服务交付给客户，如线上（官网、电商平台），线下（门店、合作渠道）。

④ 客户关系：企业与客户如何建立和维持关系，如自助服务、专属服务、社群互动。

⑤ 收入来源：企业如何获取收入，如销售收入、订阅费、使用费、增值服务收费。

⑥ 核心资源：支撑企业运作的关键资源，包括人力、有形资源、知识产权、资金，如专业护理团队、护理设备。

⑦ 核心业务：企业运作中关键的业务活动，包括生产、平台运营、问题解决。如护理服务、心理支持、疼痛管理。

⑧ 合作伙伴：企业与哪些合作方联合创造价值，包括战略联盟、供应链合作、渠道合作等，如医院转诊合作，与保险公司、慈善机构合作。

⑨ 成本结构：企业运作的主要成本来源，包括固定成本、变动成本、规模经济。

2. 制订项目预算

（1）确定预算范围

① 前期投入：场地改造费用，如护理病房、办公区域等；设备采购费用，如镇痛泵、护理床、氧气机等；人员招聘与培训费用，如跨学科团队的招聘与培训。

② 运营成本：人力成本、物资消耗、日常开销等。

③ 市场与宣传费用：宣传推广，包括线上（微信公众号、短视频平台）和线下（医院合作、公益讲座）。

④ 品牌建设：宣传材料、品牌定位设计。

任务实施

表11-2　规划和设计一个安宁疗护服务项目

操作环节		操作程序	注意事项
操作前	（1）需求调研	使用5W1H方法进行需求调研 ① 老年人需求：疼痛管理、心理支持、精神支持 ② 家属需求：护理知识、情感支持、沟通需求 ③ 市场需求：分析目标区域接受度、竞争对手模式 ④ 机构资源：评估现有设施和人员能力	① 确保调研工具（如问卷、访谈）设计合理，有助于收集全面和真实的需求信息 ② 重视老年人及其家属的意见，避免忽略潜在需求 ③ 警惕市场变化带来的风险，如需求不足或政策调整 ④ 对硬件设施的升级改造提前做好规划和成本估算
	（2）可行性分析	市场可行性 ① 分析目标客户群体和需求分布（身体、心理、精神需求） ② 研究市场规模和增长趋势 ③ 评估竞争机构的服务内容和收费标准 资源可行性 ① 评估医护人员是否具备安宁疗护资质 ② 检查现有设施设备是否满足需求，如护理病房、镇痛设备 经济可行性 ① 制订初期投资与运营预算，包括设备采购、人员培训费用等 ② 设计合理的收费标准并制订收益目标	
操作中	项目计划制订	使用SMART原则制订明确的目标 ① 短期目标（1～3个月）：完成调研，准备项目启动 ② 中期目标（4～12个月）：试点服务运行并优化流程 ③ 长期目标（1年以上）：全面推广服务 分解具体任务 ① 前期调研：资源评估与需求分析 ② 项目启动：团队招募与设施改造 ③ 试点实施：收集反馈并优化服务 使用工具：商业模式画布	① 明确每阶段目标和资源分配，确保任务具有可行性 ② 实施过程需定期评估和调整，保证目标进度

资料卡

项目管理指南

安宁疗护项目规划与开展是个系统工程，项目管理者要了解安宁疗护的服务内容及在不同场景可开展的服务（如居家、社区、独立机构或科室），明确项目最佳服务模式，还要熟知相关政策法规、财务及人力资源管理、质量控制及推广营销等，做出合理规划、整合资源、稳步运营，世界卫生组织（WHO）给出安宁疗护项目建设相应的指南，有如下建议。

① 政策先行：推动国家姑息治疗政策与法规修订，确保药物可及性。
② 分层服务：根据资源条件选择服务模式（家庭→社区→医院），优先覆盖最脆弱人群。
③ 能力建设：开展跨层级培训，强化基层医护的姑息护理技能。
④ 社区参与：动员志愿者和民间组织，建立可持续的资金与人力支持网络。
⑤ 数据驱动：定期评估需求与服务效果，优化资源配置。

任务练习

扫码完成在线练习。

在线练习

任务2　安宁疗护服务个案管理

任务情境

王奶奶，65岁，确诊乳腺癌伴骨转移。最近感觉晚上睡不着觉，身体疼痛。每天心情郁郁寡欢，对什么东西都提不起兴趣。王奶奶与丈夫和儿子同住。丈夫是主要照护者，但存在高血压和焦虑问题。儿子工作繁忙，参与照护较少。尽管王奶奶家庭经济稳定，但对长期护理费用感到担忧。王奶奶提到她信奉佛教，希望在生命末期能够完成念经仪式。

【任务】请为王奶奶提供安宁疗护个案管理服务。

任务目标

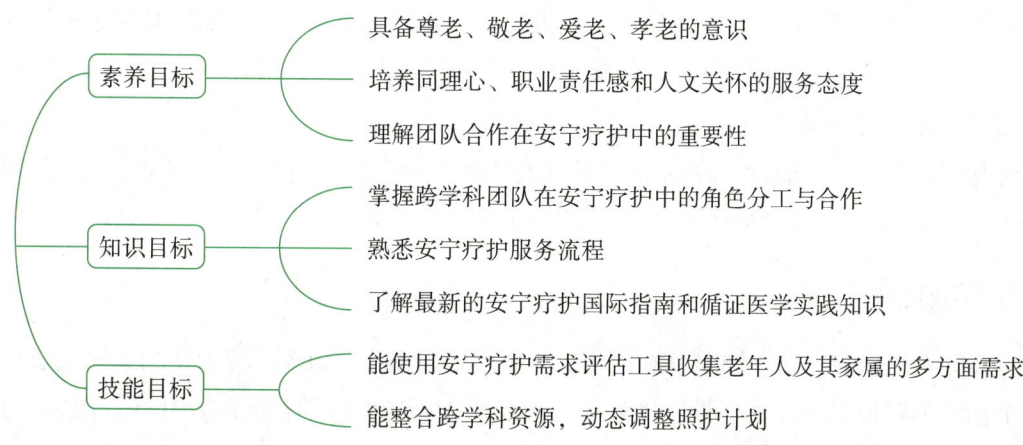

任务描述

一、个案管理

个案管理是一种以服务对象为中心的综合性专业服务方法，强调通过评估、计划、协调、实施和监测，整合多领域资源，为个体提供个性化和连续性的支持。安宁疗护个案管理是将个案管理方法与安宁疗护理念相结合的实践模式，旨在通过跨学科合作和全面的资源协调，为终末期老年人及其家属提供个性化的支持与关怀。安宁疗护服务采用个案管理有不少优势。

1. 提供个性化服务

个案管理能够根据老年人的具体需求制订个性化的安宁疗护计划，包括身体症状管理、心理支持以及社会和精神层面的照护。这能确保老年人的需求得到全面满足，提升其生命末期的生活质量。

2. 促进跨学科团队的协作

个案管理师作为协调者，将医生、护士、社会工作者、心理咨询师和宗教顾问等资源整合起来，确保团队协作高效。这能减少团队成员间的沟通障碍，优化资源配置，避免重复工作。

3. 改善资源利用效率

通过评估和规划，个案管理能够有效减少老年人不必要的住院次数，避免医疗资源浪费。这能降低医疗成本，同时确保老年人得到及时、适当的照护。

4. 提高老年人及其家属满意度

个案管理在服务过程中注重老年人及其家属的心理和情感需求，提供全面的支持和关怀。这能让老年人及其家属感受到被尊重和支持，增强对安宁疗护服务的信任与满意度。

二、应用情景

1. 在医院环境中的应用

在医院环境中的应用可以帮助老年人获得及时的安宁疗护服务。例如，某三级医院设立安宁疗护病房，由个案管理师协调各科室，确保老年人在专科治疗和安宁疗护之间实现平稳过渡。

2. 在社区和家庭中的应用

在社区和家庭护理中的应用可为老年人提供居家照护，避免频繁住院，提升老年人家庭的参与度。例如，某社区卫生服务中心通过个案管理，将照护团队派遣到老年人家中，提供药物管理、疼痛控制和心理支持。

3. 在养老院中的应用

在养老院中的应用可为入住养老院的老年人提供生命末期照护服务。例如，某养老机构设立专职个案管理师，评估入住老年人的需求，整合安宁疗护资源，提升服务质量。

4. 在远程医疗中的应用

在远程医疗中的应用可通过远程技术解决偏远地区老年人的安宁疗护需求。例如，某偏远地区的安宁疗护项目通过视频会议，由个案管理师在线提供护理指导和心理支持，减少老年人往返医院的负担。

三、个案管理师

个案管理师在安宁疗护个案管理中扮演关键的协调者和支持者角色，致力于为老年人及其家属提供全面、个性化的照护服务。他们是连接老年人、老年人家属、跨学科团队及社区资源的核心纽带，该角色在安宁疗护个案管理中发挥重要作用。

① 协调者：整合和协调医疗、护理、心理、社会和精神支持等多方面资源。

② 倡导者：代表老年人及其家属表达需求和意愿，确保服务的个性化和尊严。

③ 教育者：向老年人及其家属提供疾病管理、症状控制及资源获取的相关知识。

④ 支持者：为老年人和老年人家属提供心理和情感支持，帮助他们应对终末期阶段的压力和挑战。

四、总体流程

表11-3　个案管理流程

步骤	具体内容	实施要点	示例
第一步：老年人需求评估	使用评估工具全面了解老年人病情、症状、心理状态、社会支持和文化背景，从病情与症状、心理状态、社会支持、文化背景等方面细化	生理需求评估 心理需求评估 社会需求评估 精神需求评估 生存期评估	通过疼痛评分工具（NRS）和症状评估量表（ESAS）了解生理需求；使用焦虑抑郁量表（HADS）了解心理需求；记录主要照护者信息及社区支持资源；通过面谈了解文化信仰对医疗决策的影响
第二步：明确老年人的优先需求和照护目标	根据目标设定原则确定具体照护目标，包括生理、心理、社会、文化需求等方面	确定各需求优先次序 按照"轻重缓急"综合安排需求 设定照护目标	控制疼痛，将疼痛评分降至3分以下；通过心理咨询缓解焦虑情绪；为老年人链接家庭和社区资源；尊重老年人宗教信仰，制订护理计划；某安宁疗护中心明确老年人首要需求为疼痛控制和家属沟通问题，制定3天内控制疼痛、7天内改善家属沟通的阶段性目标
第三步：制订与实施照护计划	组织协调团队制订涵盖身体、心理、社会和精神层面的综合性照护计划	身体层面：定期监测症状，必要时引入专科医生会诊；心理层面：个案管理师定期与老年人交流，邀请心理咨询师参与团队讨论；社会层面：定期与家属沟通，协助申请社会福利或社区支持项目；精神层面：根据老年人信仰邀请相关宗教人士参与，倾听老年人困惑	身体层面：为晚期肺癌老年人制订每日吸氧和低剂量镇静剂联合治疗方案缓解呼吸困难；心理层面：通过认知行为疗法缓解老年人因病情恶化产生的极度焦虑；社会层面：为独居老年人安排居家护理和营养餐配送服务；精神层面：为希望在家中举行宗教仪式的老年人联系相关宗教人士
第四步：协调团队成员分工，确保计划的无缝实施	明确团队成员职责，优化沟通机制	明确职责：通过定期会议讨论老年人状况和任务进展，利用电子健康记录共享信息；优化沟通机制：团队成员及时报告老年人病情变化，确保家属了解护理计划的每一步	明确职责：个案管理师组织安宁疗护团队通过每日例会更新老年人情况；优化沟通机制：通过SBAR工具高效传递老年人疼痛评分和药物调整建议，缩短决策时间

续表

步骤	具体内容	实施要点	示例
第五步：提供持续的照护服务	制定长期照护目标并定期检查进展，根据老年人病情调整照护计划	建立后续护理机制，如出院后电话随访；确保护理服务连续性	
第六步：动态调整照护计划	通过定期评估老年人需求，调整照护内容和优先级，保持照护计划灵活性	建立反馈机制，收集老年人及其家属意见，适时调整方案并执行	
第七步：定期与老年人及其家属沟通，评估计划的效果	与老年人和老年人家属保持定期沟通，使用结构化评估工具获取客观数据，针对老年人身体症状、心理状态和生活质量进行系统性评估	通过每周家庭探访、电话随访或视频会议等方式沟通，确保信息透明，解释照护措施及其效果	某安宁疗护团队每周与家属沟通，了解老年人症状控制情况和心理需求，调整照护策略
第八步：及时发现老年人的变化需求，调整照护计划	通过动态评估工具监测老年人病情变化，在需求变化时召集跨学科团队会议更新照护计划，加强对家属需求的评估	建立老年人需求预警机制，记录突发状况并快速响应；与家属讨论调整计划的必要性	晚期癌症老年人因急性疼痛增加，照护团队迅速调整药物剂量和镇痛方法，24 h内完成计划修改
第九步：确保老年人的舒适和尊严	优化症状管理，注重老年人个性化需求，保持老年人尊严	定期询问老年人优先需求，提供环境舒适、注重隐私的护理场所	老年人希望在家中度过生命最后阶段，个案管理师组织团队安排家庭医疗设备并提供24 h支持
第十步：建立社区服务资源清单，链接志愿组织和社会机构	制定资源清单，提供资源匹配服务，建立资源数据库	定期更新资源清单，建立与社区机构合作机制，动员社区志愿者	某安宁疗护团队创建在线资源平台，老年人及其家属可查找社会服务和志愿者支持

任务实施

表11-4 为老年人提供安宁疗护个案管理服务

操作环节		操作程序	注意事项
操作前：准备		① 评估人员个人做好准备 ② 环境准备：环境安全，室内温度、湿度、光线适宜 ③ 老年人准备：老年人状态平稳，适合评估	
操作中	（1）需求评估	① 初步访谈：与老年人及其家属沟通，了解老年人的身体、心理、社会和精神需求 ② 使用工具：采用安宁疗护需求评估工具（Palliative Care Needs Assessment Tool，PC-NAT）对需求进行系统评估，包括疼痛、抑郁、社会支持和精神信仰方面 ③ 整理优先级：基于评估结果，列出老年人的优先需求	① 确保访谈环境安静且尊重老年人隐私 ② 在评估过程中使用同理心，鼓励老年人表达感受和需求

续表

操作环节		操作程序	注意事项
操作中	（2）制订照护计划	① 跨学科协作：召集医生、护士、心理咨询师、社会工作者等，制订综合性照护计划 ② 涵盖四大需求 身体需求：调整疼痛管理方案，增加长效阿片类药物，并配合抗恶心药物和助眠药 心理需求：安排心理咨询师进行定期心理支持，提供正念冥想或情绪管理课程 社会需求：协调社会工作者帮助申请经济支持；动员社区志愿者提供照护支持 精神需求：联系宗教团体安排家庭探访，为老年人完成宗教仪式 ③ 沟通计划：将照护计划详细告知家属，明确各方角色和责任	③ 注意老年人及其家属的非语言信号，了解潜在的隐性需求 ④ 在制订计划时，确保团队成员清楚各自的分工与目标 ⑤ 在沟通中尊重老年人及其家属的文化信仰和生活习惯 ⑥ 避免让老年人及其家属对照护计划产生不切实际的期望 ⑦ 保持与团队成员的实时沟通，确保所有调整及时执行 ⑧ 关注王奶奶丈夫的健康状况，避免其因高血压或焦虑加剧而影响照护能力 ⑨ 确保调整计划符合老年人和老年人家属的接受能力
	（3）照护计划的实施	① 身体照护 监测疼痛评分并动态调整药物剂量 提供低流量吸氧和指导老年人进行简单的呼吸训练缓解呼吸困难 ② 心理照护 心理咨询师每周与王奶奶沟通，缓解其对死亡的恐惧 为其丈夫提供心理辅导，缓解其焦虑症状 ③ 社会照护 社会工作者协助家属申请医疗补助，减轻长期护理费用压力 志愿者每周2次上门提供陪护支持 ④ 精神照护 鼓励老年人通过写作或录音完成生命回顾	
	（4）服务监测与调整	① 动态监测：每周更新王女士的疼痛、心理状态和家属满意度数据 ② 调整计划：根据症状变化，调整疼痛管理、心理支持和社会资源分配 ③ 定期家庭会议：每两周与老年人家属召开一次会议，讨论照护计划的执行效果和改进意见	
操作后：整理记录		① 询问老年人对服务的满意度 ② 整理物品 ③ 洗手、记录	
风险防范		终末期老年人病情变化快，需要做好发生意外的紧急预案	

资料卡

个案管理师

个案管理师在参与个案照护时掌握必要的评估工具和一定的沟通管理能力，具备评估患者的需要与关切的能力、加强医患关系设立护理目标的能力、疼痛与症状管理的能力、预防危机并协助患者提前规划的能力，需要掌握症状评估、焦虑与抑郁筛查、功能评估、社会需求评估、精神评估、疼痛及认知评估等工具，同时要具备一定的沟通能力和技巧，包括面对面沟通、电话沟通，并能够澄清问题、进行情感回应，有能力处理困难对话。

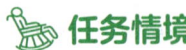 **任务练习**

扫码完成在线练习。

任务3 安宁疗护服务质量与绩效管理

任务情境

某安宁疗护机构，成立初期定位为提供终末期老年人的姑息治疗及生命末期护理，目标是成为区域内领先的安宁疗护服务提供者。然而，机构在运行过程中出现以下问题：①医护人员对姑息治疗的核心技能（如疼痛管理、心理支持）掌握有限；②缺乏跨学科协作能力，导致老年人综合需求得不到全面解决。③上级医院认为机构无法满足终末期老年人的复杂需求，不愿将老年人转诊至该机构。④低入住率：由于服务能力不足，老年人和家属对机构信任度低，导致机构入住率长期徘徊在30%~40%之间。目前机构收入低，运营逐渐陷入困境。

【任务】根据该机构的问题，制订一个质量保障与绩效提升的实施方案。

任务目标

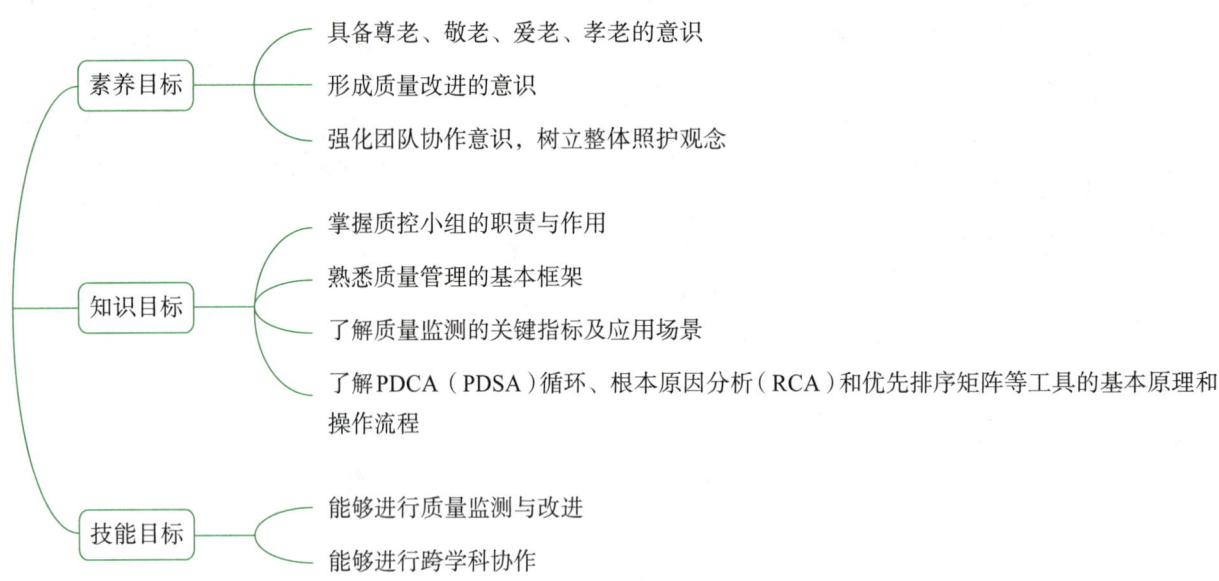

任务描述

质量与绩效管理分为两个部分：质量保障和绩效提升。在终末期关怀领域，质量保证专注于监控和评估提供给老年人的照护水平。它涉及对流程、政策和程序的持续评估，以确保它们符合既定的标准和指南。绩效提升则包括根据质量保证活动获得的发现和见解实施措施，以提高护理质量。绩效提升工作旨在解决存在的问题，优化流程，并在终末期关怀组织内推广持续改进的文化。质量与绩效管理体系建设包括质控小组、质量标准与绩效提升三个部分。

一、质控小组

在安宁疗护机构中,质控小组是服务质量管理的重要组成部分。其主要职责是监测、评估和改进服务质量,确保老年人和老年人家属的需求得到满足,同时提高机构的运营效率。

1. 核心成员

① 质量管理负责人:负责协调质控工作,推动实施。
② 临床护理代表:如护士长或高级护理人员,确保临床实践符合标准。
③ 医疗代表:如主治医生,提供医学专业支持。
④ 社会工作者或心理咨询师:负责老年人及其家属的心理支持。
⑤ 行政管理人员:确保资源调配和运营支持。
⑥ 其他成员(根据需要):护理员、志愿者协调员、IT数据分析员。

2. 小组结构

① 组长:由质量管理负责人或医疗总监担任,负责统筹全组工作。
② 秘书/记录员:负责会议记录、文件管理及数据整理。
③ 专题小组:针对具体质量改进项目(如疼痛管理)设立临时工作小组。

3. 组建原则

① 跨学科性:确保涵盖医疗、护理、心理、社工等不同领域。
② 层级合理:既有决策层领导,又有一线执行人员。
③ 灵活性:根据工作任务,调整成员组成。

4. 工作职责

表11-5 工作职责及具体工作内容

职责	具体内容
(1)质量监测与评估	定期收集和分析服务质量数据,如老年人症状缓解率、家属满意度等 识别潜在问题,评估改进的优先级
(2)制定质量目标和标准	制定机构的年度质量目标和具体服务标准 确保目标符合行业规范
(3)组织绩效改进项目	针对关键问题(如急诊使用率高)设计改进措施 使用PDCA循环测试和验证改进方案的有效性
(4)推动员工培训	组织相关培训,确保团队熟悉质量标准和操作流程 提供技能提升课程,如症状管理、沟通技巧等
(5)监督法规合规性	确保机构符合地方、国家法规
(6)报告与沟通	定期向机构领导层和全体员工汇报质量监测结果和改进进展 促进团队内部沟通,分享质量改进的成功经验

5. 工作流程

质控小组是安宁疗护机构质量管理的核心,通过系统化的监测、分析、改进和培训,可以有效提升服务质量和老年人满意度。其跨学科的团队构成、多样化的职责和科学的工作流程,确保机构服务质量达到行业最高标准。

表11-6　质控工作步骤及内容

步骤	具体内容
（1）数据收集与分析	收集老年人疼痛管理、症状缓解率等老年人数据，家属满意度调查问卷的反馈数据，以及资源使用效率、护理计划完成率等运营数据；使用根本原因分析（RCA）、帕累托图（Pareto Chart）等工具定位问题，并对数据进行趋势分析，发现质量问题的根源
（2）制订和实施改进计划	根据分析结果，制订具体的改进计划；小范围试点新方案，收集试点数据评估有效性；成功后在全机构推广改进措施
（3）持续监测和评估	定期监测质量指标，确保改进措施长期有效；如果发现新问题，重新启动质量改进循环
（4）员工培训和支持	针对特定问题（如用药错误）组织专项培训，提供标准化操作流程等工作支持
（5）外部审核与认证	准备迎接外部审核，确保机构质量符合标准

二、质量标准

在质控小组的组织和参与下，制定符合本机构的安宁疗护服务质量标准，具体标准可按表11-7的流程制定。

表11-7　质控标准制定流程

步骤	具体内容	操作要点
明确目标和关键利益相关方	目标：定义机构通过质量指标欲达成的目标，确定优先服务领域。利益相关方：涵盖内部组织领导层、临床团队等，以及外部合作伙伴、支付方等	回答服务目标、指标结果使用者及感兴趣利益相关方相关问题
确定指标类型	选择结构性指标描述服务资源和能力，过程性指标衡量服务实施过程，结果性指标反映服务最终效果	确保选定指标覆盖结构、过程和结果三类
评估可行性	评估数据获取的难易度，包括数据来源及质量；评估收集和分析的难度	回答数据收集现状、额外工作量及参与团队成员相关问题
外部资源和同行学习	参考国内如昆明市、南京市安宁疗护相关地方标准，筛选适合本机构的外部指标，并借鉴同行案例	搜索筛选外部指标，学习同行有效指标
制定优先级并形成平衡组合	确保指标涵盖运营、筛查与评估等关键领域，平衡指标难易程度	综合考量指标，根据重要性和可行性排序
设计指标的评估与反馈流程	定义数据报告的时间间隔和格式，设计结果反馈和反应机制	创建数据共享和沟通计划，定期召开团队会议讨论指标结果
附常用示例指标	运营指标：老年人入住率及流失率、成本及毛利率。筛查与评估指标：完成症状评估（如ESAS量表）的老年人比例、住院后72 h内完成药物核对的老年人比例。结果指标：在首选地点去世的老年人比例、老年人疼痛缓解分数的改善幅度	

三、绩效提升

质控小组根据机构质量标准，针对质控活动中发现的服务中的不足或缺陷，开展绩效提升。

1. 绩效提升流程

绩效提升流程见表11-8。

表11-8　绩效提升工作流程

步骤	描述
（1）确定改进指标	审核当前数据指标，确定优先级 选择与老年人护理、安全和服务质量密切相关的高风险或高频问题
（2）选择项目	使用绩效改进的轻重缓急对潜在项目进行优先排序 评估问题的重要性及其对老年人和家属的影响，并确保与机构使命一致
（3）建立团队	组建由跨学科成员组成的团队，包括护理人员、医生和管理者等 确保团队成员具备领导能力并熟悉相关流程
（4）制定目标	使用SMART目标（具体、可衡量、可实现、相关且有时间限制）制定明确的改进目标
（5）数据收集和分析	收集根据绩效提升相关的数据和指标，如每月数据，同比和环比数据等 定期分析数据以监测项目进展
（6）采用PDCA/PDSA循环	计划（Plan）：制订行动计划和数据收集计划 执行（Do）：在小范围内测试变化并记录观察结果 检查（Check/Study）：分析数据，评估改进措施的效果 行动（Act）：根据结果调整计划并推广改进措施
（7）监控和报告	持续监测项目进展，并至少在项目实施后的12个月内跟踪改进效果 将结果报告给决策层级利益相关者

2. 实施绩效提升的工具和方法

① 根本原因分析：分析导致问题的潜在原因并制定纠正措施。

② 鱼骨图：图形化工具，用于识别问题的主要原因及其关联因素。

③ 成功实施绩效提升的建议：

一是确保领导层对项目的支持，并将绩效提升纳入机构的长期目标。

二是定期与员工分享项目进展，增强他们的参与感和责任感。

三是记录所有的改进过程和结果，以便于未来的项目参考和持续学习。

四是通过庆祝项目成功来激励团队士气。

绩效提升通过系统性、数据驱动的改进过程，可以有效提升安宁疗护机构的服务质量和老年人满意度。这些项目需要明确的目标、充分的团队合作以及持续的监测和调整，以确保其长期有效性。

任务实施

表11-9 制订质量保障与绩效提升实施方案

操作环节	操作程序	注意事项
（1）现状评估与问题识别	① 收集老年人、老年人家属及上级医院对机构的反馈，使用问卷或访谈了解满意度和问题点 ② 分析入住率、症状管理质量、转诊流程等关键数据或信息 ③ 召集团队讨论，明确主要问题和优先级	① 数据收集需全面，覆盖老年人满意度、家属体验、转诊数量等关键领域 ② 访谈时采用开放式问题，获取具体改进建议
（2）制定改进目标	① 提升入住率：在6个月内将入住率从40%提高至70% ② 优化疼痛管理：将老年人疼痛缓解率提升至90% ③ 改善转诊服务：与3家上级医院建立长期合作关系	① 确保目标符合SMART原则 ② 目标应与机构战略方向一致，并获得团队认可
（3）设计改进计划	① 人员培训：为照护团队提供专业技能培训（如姑息治疗、沟通技巧） ② 优化转诊流程：设计标准化转诊协议，增加转诊协调员 ③ 提升老年人体验：改善照护流程，优化症状评估和管理工具	① 分配每项任务的负责人和完成时间，确保责任明确 ② 针对培训需求与外部专家或机构合作，确保内容高质量
（4）试点实施改进措施	① 新的转诊流程：转诊协调员与上级医院实时对接，试点快速转诊机制 ② 新的老年人评估工具：使用标准化评估表对症状进行量化记录 ③ 加强家属沟通：为家属提供照护培训课程和心理支持服务 ④ ……（视情况）	① 确保试点团队具备必要的资源和能力 ② 定期监测试点数据（如转诊时间、老年人反馈），发现问题及时调整
（5）数据监测与评估	① 老年人疼痛管理的效果数据（如疼痛评分降低率） ② 入住率变化情况 ③ 上级医院转诊意愿和转诊数量的变化，对比试点数据和改进前的数据，分析成效并识别不足之处	① 确保数据采集的准确性，避免遗漏关键指标 ② 数据分析应结合定量数据和定性反馈（如老年人、老年人家属的具体建议）
（6）全面推广改进措施	① 制定标准化操作流程，涵盖转诊、护理评估、老年人沟通等内容 ② 召开团队会议，分享试点成功经验并进行全员培训 ③ 持续跟进实施效果，收集机构数据	① 确保推广措施经过试点验证，避免仓促实施导致混乱 ② 在推广过程中设置反馈机制，及时调整流程以适应不同团队的实际情况
（7）持续改进与优化	① 定期召开质量评估会议，审查服务数据和改进进展 ② 引入外部评审或专家咨询，持续发现改进机会 ③ 开展定期员工培训，确保团队能力保持更新	① 避免质量改进流于形式，应结合实际问题动态调整目标和措施 ② 鼓励员工积极提出改进建议，培养机构的持续改进文化

资料卡
安宁疗护质量评估标准

英国护理质量委员会（Care Quality Commission）对安宁疗护机构的质量评估是根据统一的五大评估标准进行的，分别是：是否安全（Is it Safe?）、是否有效（Is it Effective?）、是否关爱（Is it Caring?）、是否响应需求（Is it Responsive?）、是否治理良好（Is it Well-led?）。

护理质量委员会根据上述五大领域的评估结果，可对安宁疗护机构给予评价：卓越（Outstanding）、良好（Good）、需要改进（Requires Improvement）、不合格（Inadequate）。

国内有安宁疗护服务质量地方评价标准。例如，昆明市地方标准《安宁疗护 服务质量评价》中针对安宁疗护机构（病区）的服务基础能力评价、医疗服务评价、管理评价、满意度调查评价、服务质量评价结果给出具体要求；在《南京市安宁疗护医疗服务机构评审标准（试行）》中也能找到质量管理方面的具体规定，并且该部分的分值为所有评审项目中最高（总分100分，质量管理占40分）。

任务练习

扫码完成在线练习。

在线练习

主要参考文献
References

标准或文件

［1］ 广州市卫生健康委员会.医疗机构安宁疗护服务规范（试行）［S］，2024.
［2］ 广州市卫生健康委员会.安宁疗护护理技术规范（试行）［S］，2024.
［3］ 广州市卫生健康委员会.居家安宁疗护服务规范（试行）［S］，2024.
［4］ 广州市卫生健康委员会.医养结合机构安宁疗护服务规范（试行）［S］，2024.
［5］ 国家卫生计生委.安宁疗护中心管理规范（试行）［S］，2017.
［6］ 国家卫生计生委.安宁疗护中心基本标准（试行）［S］，2017.
［7］ 国家卫生健康委办公室，国家中医药局办公室.癌症疼痛诊疗规范（2018年版）［S］，2018.
［8］ 昆明市卫生健康委员会.安宁疗护 服务质量评价［S］，2024.
［9］ 山东省卫生健康委员会.山东省安宁疗护服务规范（试行）［S］，2024.
［10］ 中国医师协会肛肠医师分会.便秘外科诊治指南（2017）［S］，2017.
［11］ 中国医师协会皮肤科医师分会.慢性瘙痒管理指南（2024版）［S］，2024.
［12］ Care Quality Commission (CQC). Monitoring questions for hospices [S], 2022.
［13］ National Hospice and Palliative Care Organization (NHPCO). Standards of Practice for Hospice Programs [S], 2021.
［14］ World Health Organization (WHO). Palliative Care: Key Facts [S], 2022.

图书

［1］ 陈晓莉，张青，王蕙芬.安宁疗护［M］.北京：社会科学文献出版社，2024.
［2］ 谌永毅，刘翔宇.安宁疗护专科护理［M］.北京：人民卫生出版社，2020.
［3］ 谌永毅，杨辉.安宁疗护［M］.北京：人民卫生出版社，2023.
［4］ 邸淑珍，陆静波.安宁疗护［M］.北京：中国中医药出版社，2023.
［5］ 董碧蓉，莫莉.老年缓和医学与安宁疗护临床技术精要［M］.成都：四川大学出版社，2021.
［6］ ［美］维克多·弗兰克尔.活出生命的意义［M］.吕娜译.北京：华夏出版社，2018.
［7］ 高浩美，王峥，施永兴.安宁疗护管理服务流程［M］.上海：复旦大学出版社，2021.
［8］ 胡秀英，肖惠敏.老年护理学［M］.5版.北京：人民卫生出版社，2022.
［9］ 蒋伟国.百世风骨：言子家族文化及其遗产［M］.上海：上海人民出版社，2023.
［10］ 刘建军，徐明明.中医护理技术临床实务［M］.北京：中国中医药出版社，2021.
［11］ 刘承云，戚本玲，何平.临床老年病学［M］.北京：科学出版社，2024.

［12］龙艳芳，曹立.老年人安宁疗护技术规范［M］.长沙：中南大学出版社，2023.

［13］陆宇晗，陈钒.肿瘤姑息护理实践指导［M］.北京：北京大学医学出版社，2017.

［14］曲长海.大学生心理健康教育教程［M］.北京：化学工业出版社，2018.

［15］孙建萍，张先庚.老年护理学［M］.4版.北京：人民卫生出版社，2018.

［16］涂炯.如何有尊严地离去？关于临终、死亡与安宁疗护的社会学研究［M］.北京：社会科学文献出版社，2024.

［17］童莺歌，田素明.疼痛护理学［M］.杭州：浙江大学出版社，2017.

［18］王美鑑，洪金花.安宁疗护实践手册［M］.南昌：江西教育出版社，2021.

［19］吴熙珺.创意叙事与心灵疗愈［M］北京：电子工业出版社，2023.

［20］郑锐锋，张艳.安宁疗护理论与实践［M］.郑州：郑州大学出版社，2021.

［21］曾铁英，陈凤菊.安宁疗护症状管理实践［M］.北京：人民卫生出版社，2023.

［22］Worden, J W. Grief counseling and grief therapy: a handbook for the mental health practitioner [M]. 5th ed. New York: Springer Publishing Company, 2018.

期刊论文

［1］陈廷廷，彭小兵."四全"照顾：院舍老人临终关怀的社会工作模式研究［J］.医学与哲学，2020，41（18）：28—32.

［2］高晓艺，胡利萍，赵越，等.新加坡安宁疗护服务发展经验及其对我国的启示［J］.中国全科医学，2024，27（22）：2745—2751.

［3］卢美玲，罗志芹.终末期癌症病人安宁疗护需求研究进展［J］.护理研究，2022，36（5）：850—857.

［4］孔晓倩，王婧怡，牛淑珍，等.居家式喘息服务对失智患者非正式照护者支持的证据总结［J］.中国护理管理，2024，24（09）：1377—1382.

［5］彭梦云，原田奈穂子，齋藤信也.日本心血管疾病患者的安宁疗护及启示［J］.中华护理杂志，2024，59（05）：533—539.

［6］邱怡玮."五全"照护服务模式在安宁疗护社会工作中的应用［J］.社会与公益，2024，（12）：24—28.

［7］汪志刚，陈传勇.安宁疗护的正当性及实施条件［J］.民商法论丛，2022，73（01）：52—77

［8］赵苇苇，郭辰阳，杨俊侠，等.安宁疗护实践研究新进展［J］.医学与哲学，2024，45（05）：32—37.

［9］周英华，李俏.安宁疗护实践中伦理困境的探讨［J］.医学与哲学，2022，43（05）：34—39.

［10］Duncan H.How to Drive Project Success Using SMART Goals [EB/OL]. (2021-10-26) [2025-5-04]. https://www.projectsmart.co.uk/smart-goals/smart-goals.php.

［11］Institute for Healthcare Improvement (IHI). SBAR Toolkit [EB/OL]. (2017-8-15) [2025-5-04]. https://www.ihi.org/resources/tools/sbar-tool-situation-background-assessment-recommendation#downloads.

［12］World Health Organization (WHO). Planning and implementing palliative care services: a guide for programme managers [EB/OL]. (2016-2-16) [2025-5-04]. https://www.who.int/publications/i/item/planning-and-implementing-palliative-care-services-a-guide-for-programme-managers.

图书在版编目(CIP)数据

老年人安宁疗护实务 / 黄玉莲, 许景灿, 程亮主编.
上海：复旦大学出版社, 2025.7. -- ISBN 978-7-309-18060-2

Ⅰ. R473.74

中国国家版本馆 CIP 数据核字第 2025K7L410 号

老年人安宁疗护实务
黄玉莲　许景灿　程　亮　主编
责任编辑/朱建宝　高丽那

复旦大学出版社有限公司出版发行
上海市国权路 579 号　邮编：200433
网址：fupnet@fudanpress.com　http://www.fudanpress.com
门市零售：86-21-65102580　团体订购：86-21-65104505
出版部电话：86-21-65642845
上海华业装潢印刷厂有限公司

开本 890 毫米×1240 毫米　1/16　印张 14.75　字数 415 千字
2025 年 7 月第 1 版第 1 次印刷

ISBN 978-7-309-18060-2/R·2192
定价：59.00 元

如有印装质量问题，请向复旦大学出版社有限公司出版部调换。
版权所有　侵权必究